病の皇帝「がん」に挑む

人類4000年の苦闘

シッダールタ・ムカジー　田中 文〔訳〕

上

The Emperor of All Maladies

A Biography of Cancer

Siddhartha Mukherjee

早川書房

腫瘍のなかの体液

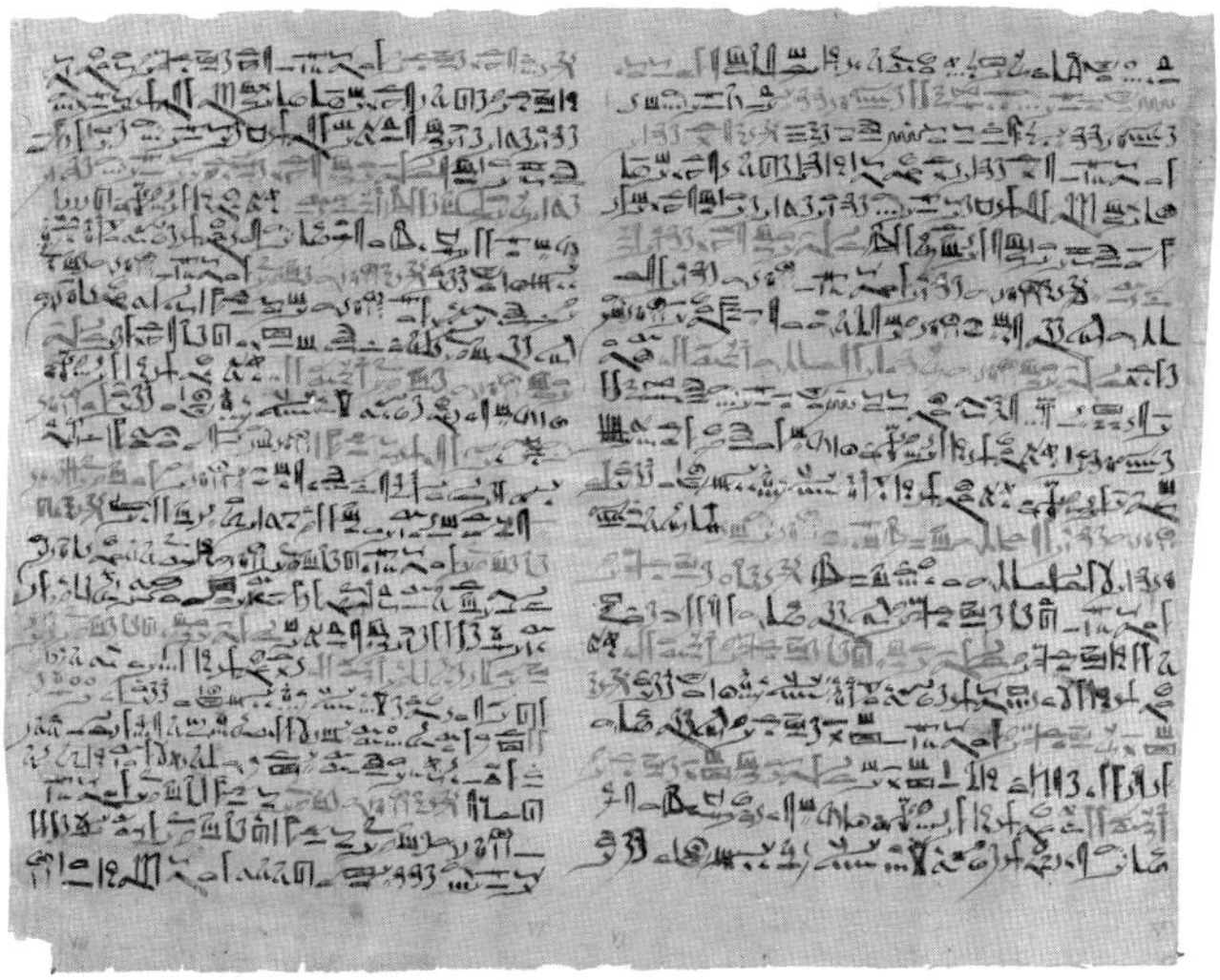

がんの医学的な描写が初めて登場するのは紀元前2500年に書かれたエジプトの文書である。「乳房の隆起するしこり……手で触れた感じは球形に丸めた梱包用の布のようだ」治療に関しては、その古代の筆者人はこう記している。「（治療法は）ない」
［Edwin Smith Papyrus. Wikipedia］

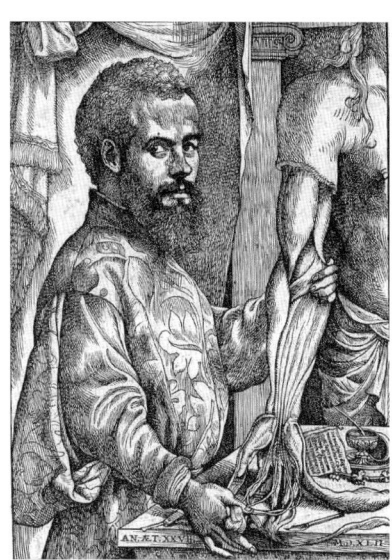

解剖学者のアンドレアス・ヴェサリウス（1514〜1564）は、がんの原因と考えられていた黒胆汁の源を見つけようと努力した。しかし結局見つからないとわかると、がんの真の原因と治療法を追い求める新たな探求に乗り出した。［Public Domain］

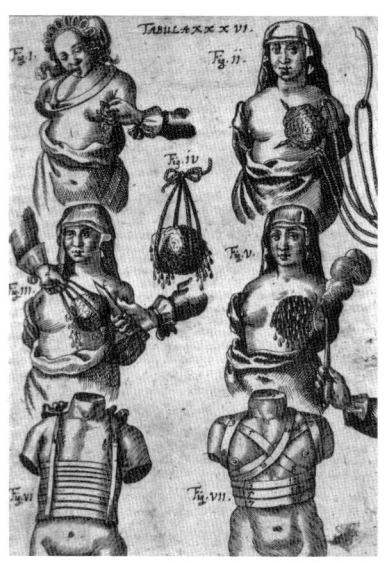

中世の外科医は原始的な手術法でがんを攻撃した。ヨハネス・スクルテタス（1595〜1645）は、火と酸と革帯を用いた乳がんの外科的切除法（乳房切除術）を描いている。
［Public Domain］

根治手術の隆盛

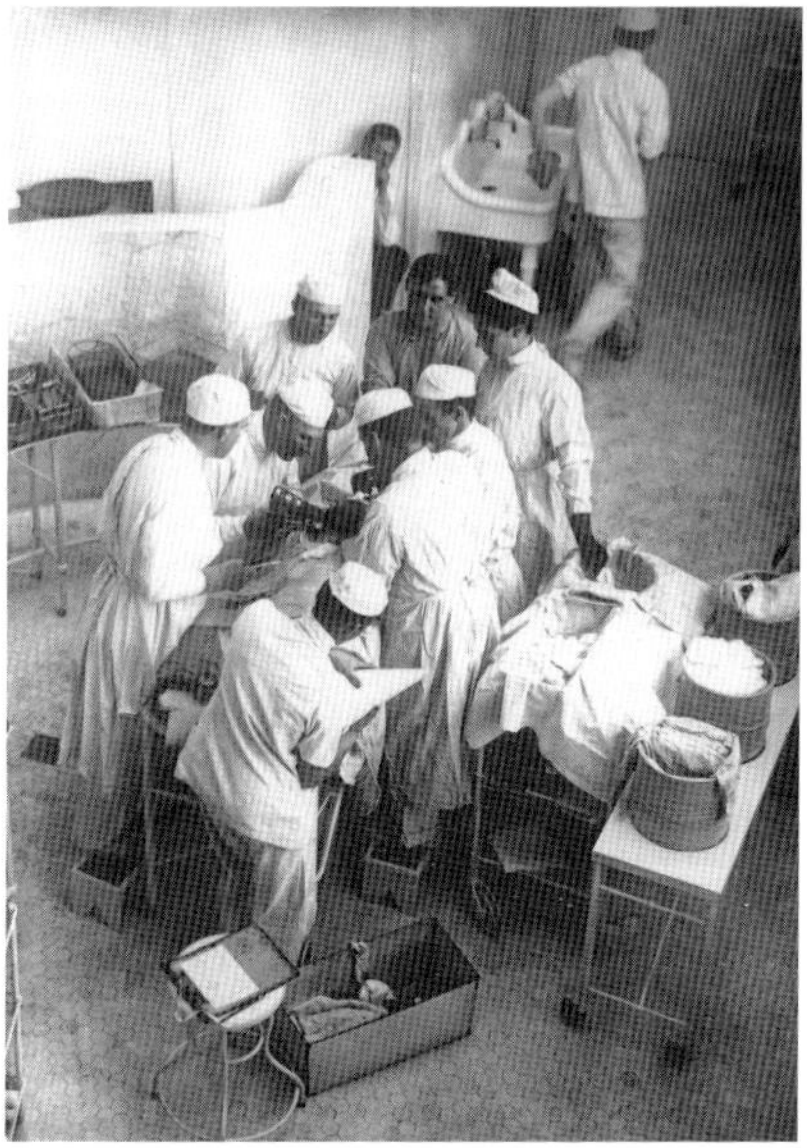

19世紀から20世紀にかけて、外科医はがんを根こそぎにすべく、手術法をしだいに攻撃的なものに変えていった。1890年代には、ジョンズ・ホプキンス大学のウィリアム・スチュアート・ハルステッドが根治的乳房切除術——乳房と乳房の下の筋肉と所属リンパ節を切除する手術——を考案した。

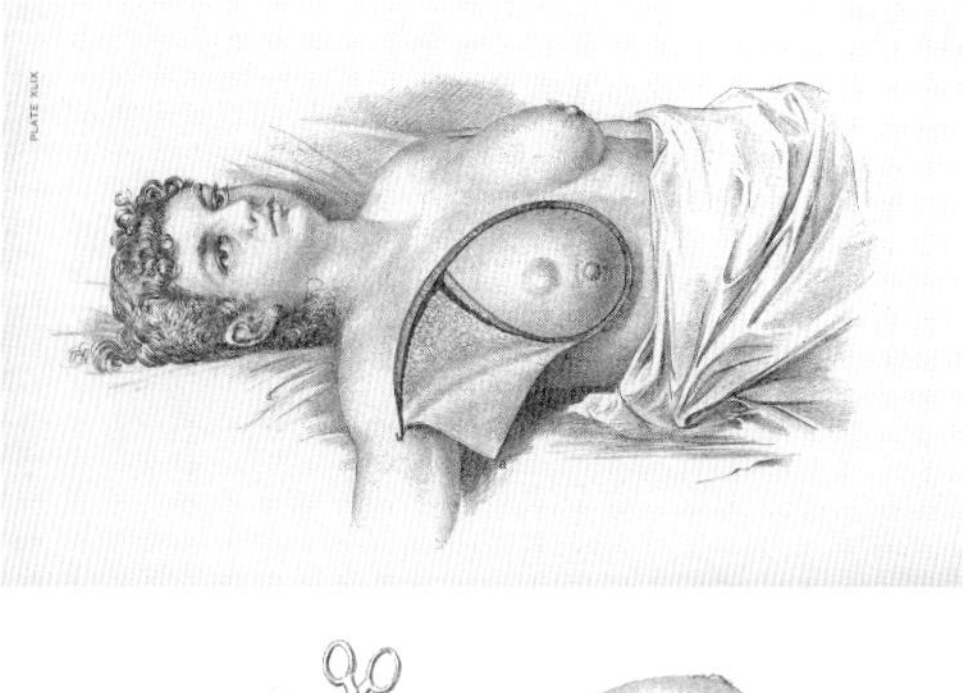

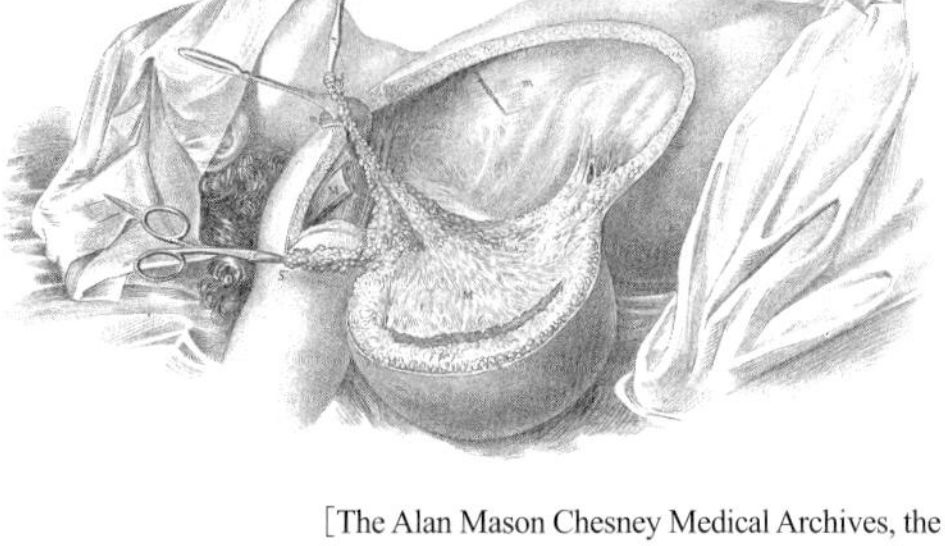

「患者は若い女性であり、その体を醜くしたくはなかった」とハルステッドは書いている。この銅版画にハルステッドが登場させたのは理想化した患者である。実際のがん患者はより高齢で、腫瘍もより大きい場合が多く、このような徹底的な攻撃に耐える体力はずっとおぼつかなかった。

[The Alan Mason Chesney Medical Archives, the Johns Hopkins Medical Institutions (three images)]

新しい武器

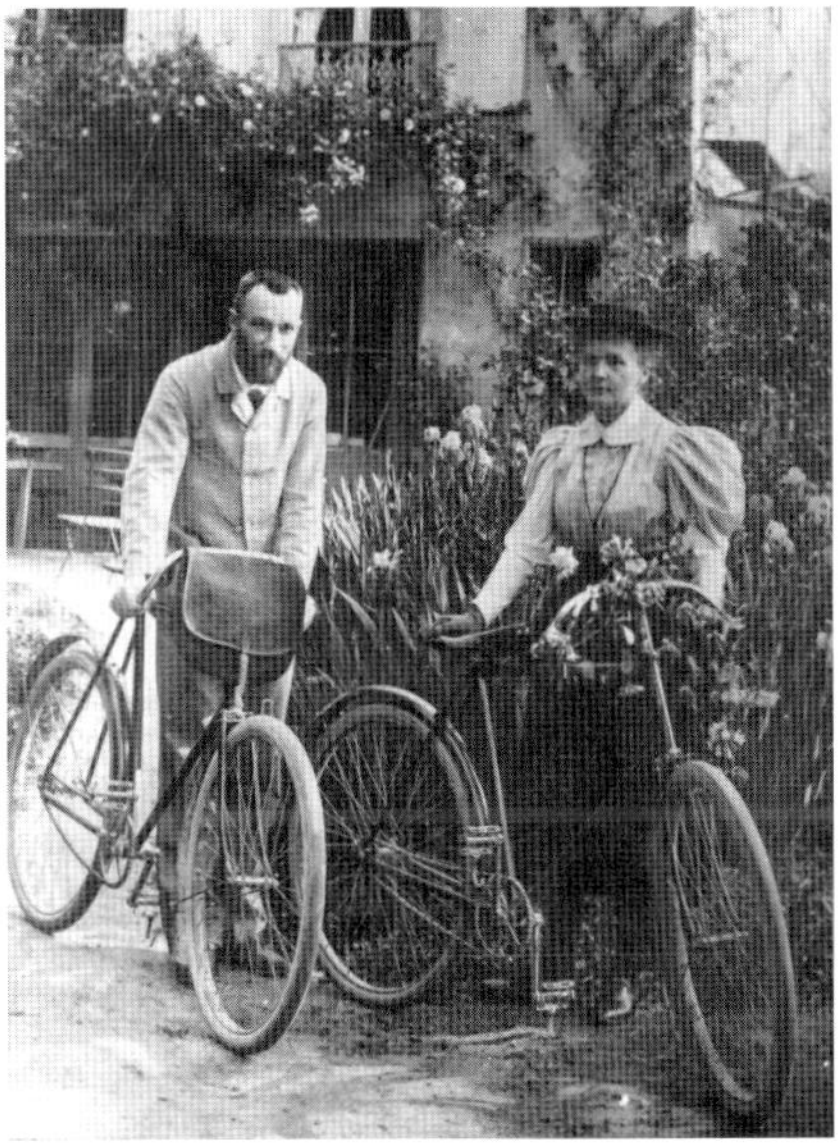

マリとピエールのキュリー夫妻によってラジウムが発見されると、腫瘍医と外科医は腫瘍に高線量の放射線をあてはじめた。しかし放射線自体に発がん性があり、マリ・キュリーは数十年にわたるX線への暴露によって誘発された白血病のために亡くなった。
［Photo from Laboratoire Curie, Institut de Physique Nucléaire］

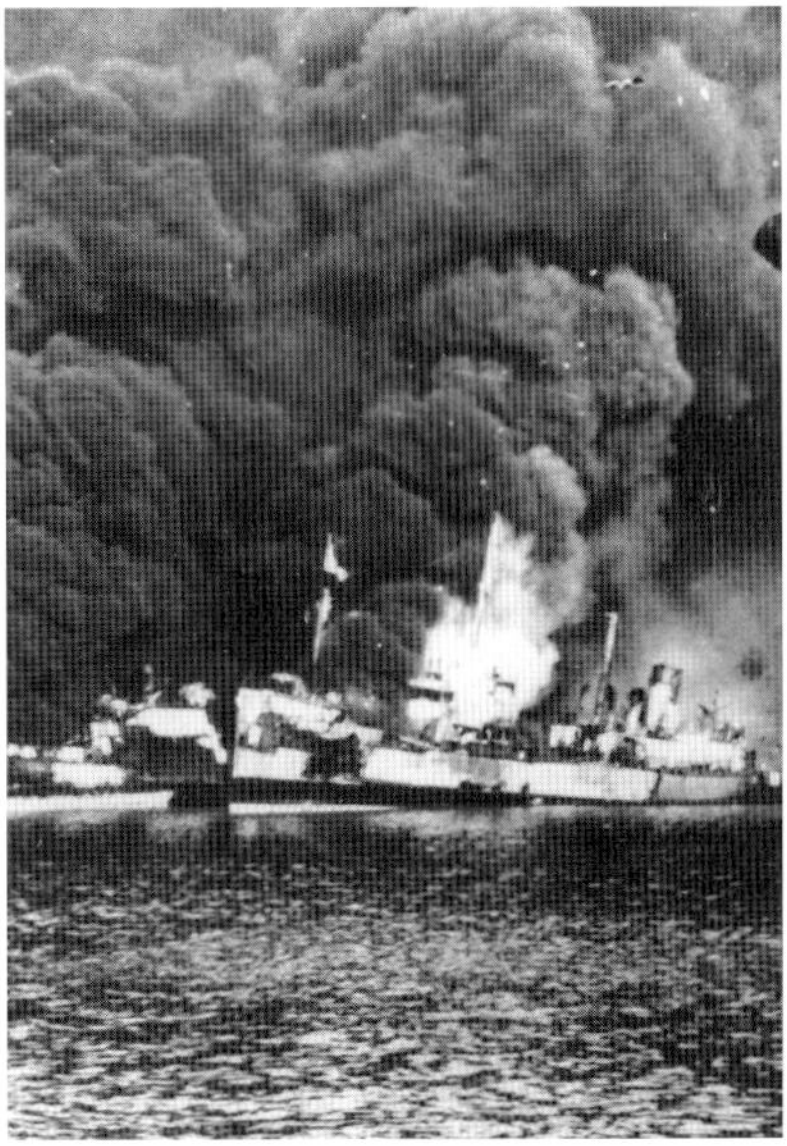

第２次世界大戦中、イタリアのバーリ港の空襲によって何トンものマスタードガスが漏れ出した。マスタードガスが体内の正常白血球を大量に破壊することを知った薬理学者は、同様の化学物質を白血球のがんの治療に使えないかと考えた。化学療法――がん細胞に対する化学戦争――は文字どおり、戦争にヒントを得て生まれたのだ。
［Courtesy of AIP Emilio Segrè Visual Archives］

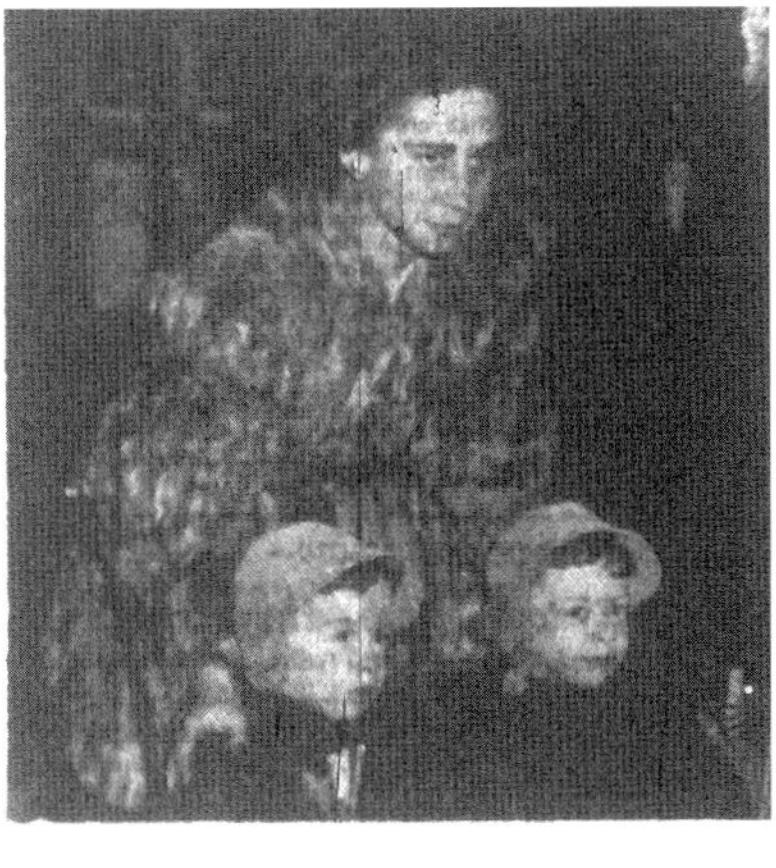

1947年、シドニー・ファーバーは、アミノプテリンという名の葉酸類似体が骨髄でさかんに分裂する細胞を殺すことを発見した。ファーバーはアミノプテリンを用いて急性リンパ性白血病の患者を治療し、患者にはかない、つかのまの寛解をもたらした。ファーバーの最初の患者の一人は二歳のロバート・サンドラーだった。
［© Keystone/Getty Images; *Boston Herald*］

殿堂を建てる

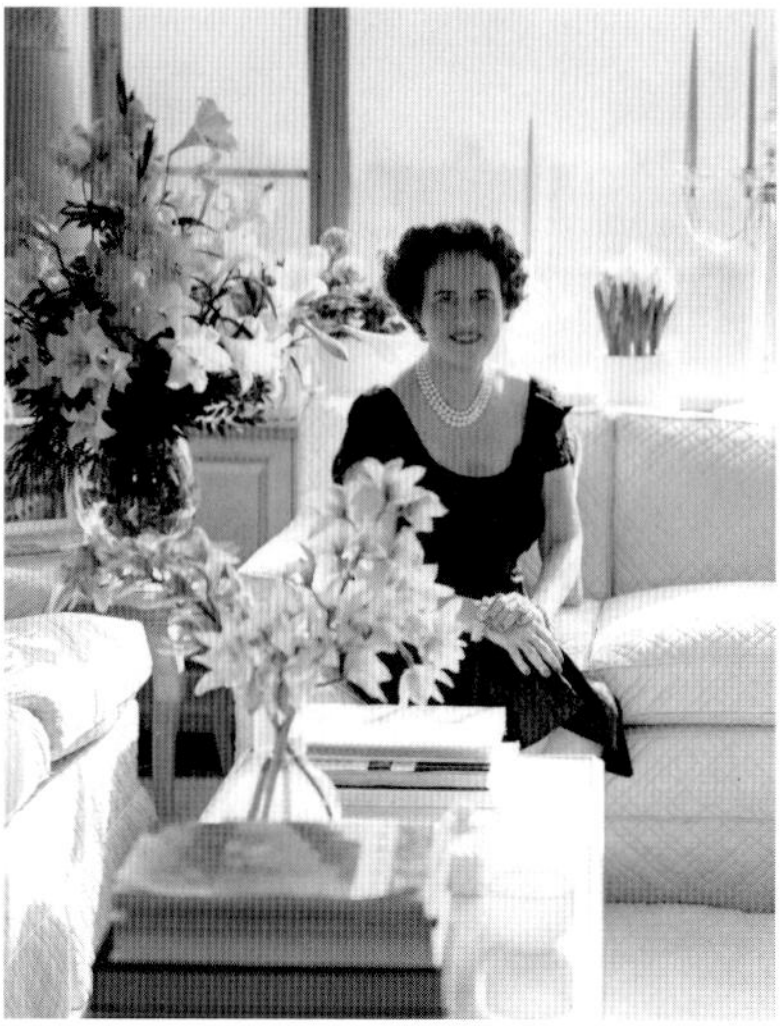

白で統一したニューヨークのアパートメントから。伝説的な起業家であり、名士であり、ロビイストであり、患者支援者でもあったメアリ・ラスカーは、がんに対する国家的な戦争の開始に向けて尽力した。ラスカーはやがて、がん研究を助ける「やさしい妖精《フェアリー・ゴッドマザー》」となり、国を説得したり、説き伏せたりして、がん戦争を開始させる。
［Courtesy of the Albert and Mary Lasker Foundation］

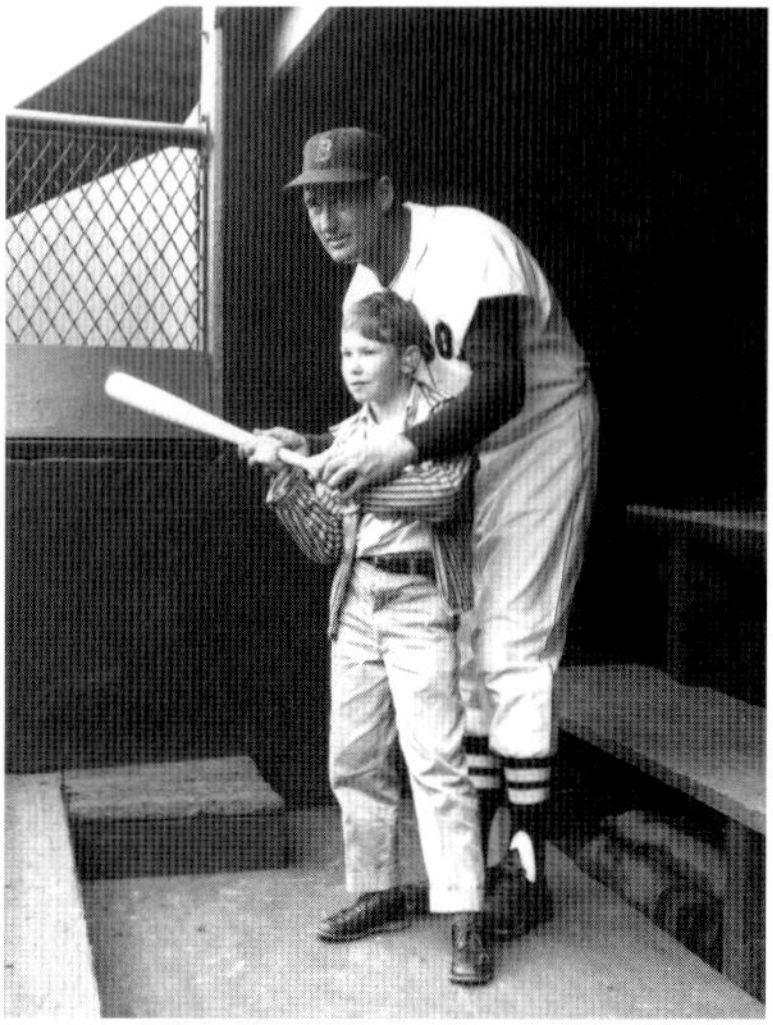

ファーバーの患者のエイナル・グスタフソン――「ジミー」として知られている――は野球のファンで、小児がんの非公式マスコットになった。1948年に設立されたジミー基金は、もっとも強い影響力を持つがん患者支援組織のひとつであり、その頼りになるサポーターの一人がテッド・ウィリアムズだった。
［The Jimmy Fund］

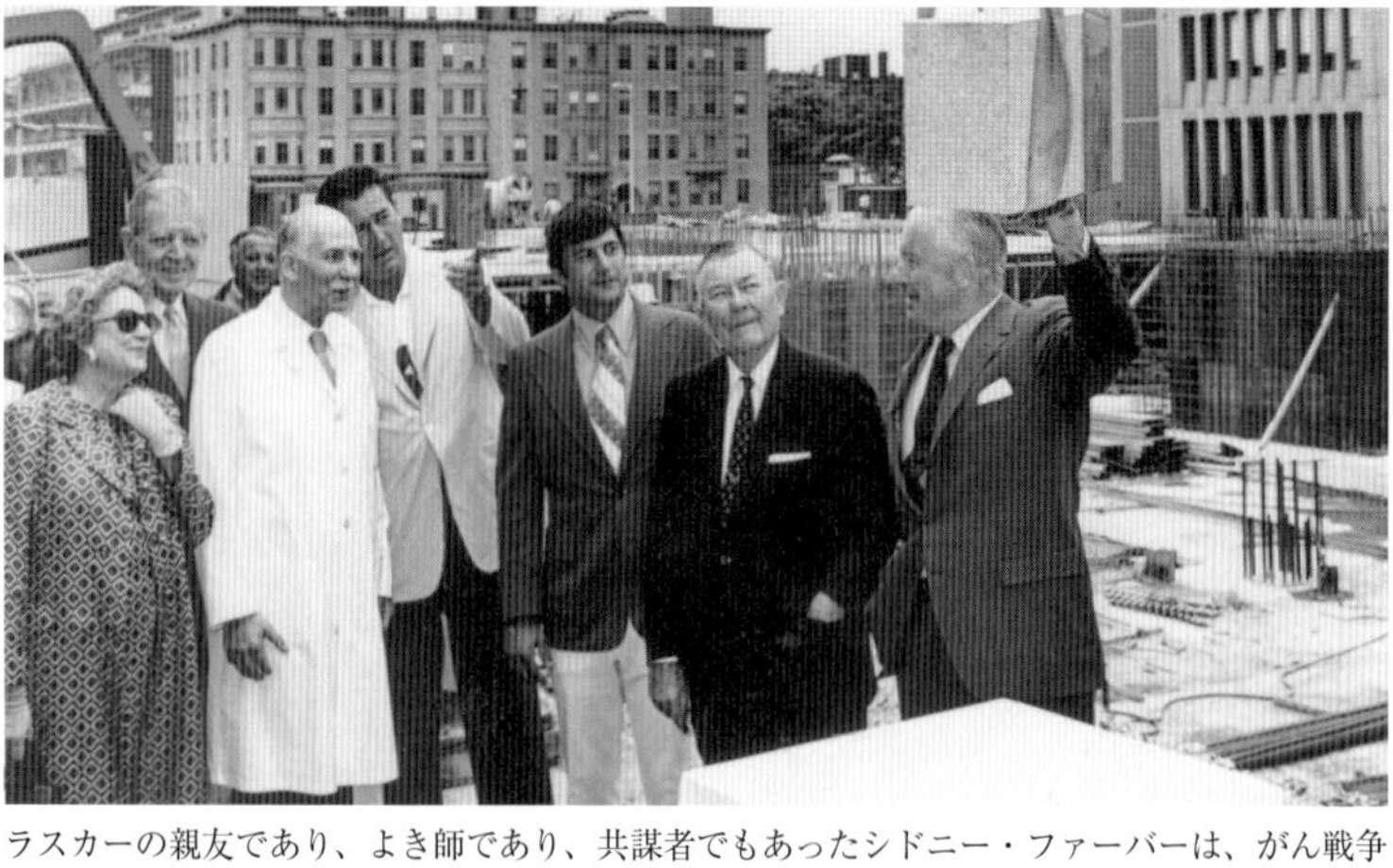

ラスカーの親友であり、よき師であり、共謀者でもあったシドニー・ファーバーは、がん戦争に医学的な正当性をもたらした。これは彼がボストンで建設中の新しいがん病院を視察した際の写真である。
［Courtesy of the Brearley Collection］

病の皇帝「がん」に挑む

――人類4000年の苦闘

〔上〕

THE EMPEROR OF ALL MALADIES
A Biography of Cancer
by
Siddhartha Mukherjee

Translated by
Fumi Tanaka
First published 2013 in Japan by
Hayakawa Publishing, Inc.
This book is published in Japan by
arrangement with
The Wylie Agency (UK) Ltd.
through The Sakai Agency.

ロバート・サンドラー（一九四五〜一九四八）と、
彼の前の、そして彼のあとの患者たちへ。

病気とは人生の夜の側面で、迷惑なものではあるけれども、市民たる者の義務のひとつである。この世に生まれた者は健康な人々の王国と病める人々の王国と、その両方の住民となる。人は誰しもよいほうのパスポートだけを使いたいと願うが、早晩、少なくともある期間は、好ましからざる王国の住民として登録せざるをえなくなるものである。★

——スーザン・ソンタグ

二〇一〇年には、六〇万人のアメリカ人ががんで亡くなり、地球全体では七〇〇〇万人以上の人が、がんで亡くなると予想される。アメリカ人の女性の三人に一人が、男性の二人に一人がその生涯においてがんになる。アメリカ人の死因の四分の一が、世界の人々の死因の一五パーセントががんとなり、いくつかの国では、がんは心疾患を追い抜いて死因の第一位になるだろう。

はじめに

本書は、がんの歴史書であり、がんという太古からの病――かつて「陰で囁かれた」秘密の病――の年代記である。隠喩的、医学的、科学的、政治的な潜在力に満ちた、絶えず形を変える致死的疾患であるがんは、しばしば、われわれの世代を特徴づける疫病だと表現される。本書は、真の意味での「伝記」であり、この不死の病の思考のなかにはいり込んでその性質を理解し、その挙動を解明しようとする試みである。しかし、私の究極の目標は、伝記を越えた先に一つの疑問を投げかけることにある。いつか、がんが終焉を迎える日は来るのだろうか？　この病をわれわれの体と社会から永遠に消し去るのは可能なのだろうか？

　がんは単一の疾患ではなく、多くの疾患の集まりである。われわれがそれらを一緒くたにして「がん」と呼ぶのは、そこに細胞の異常増殖という共通の特徴があるからだ。その生物学的共通点以外にも、がんという名前のついたさまざまな病気の根底には、文化的、政治的テーマが流れていて、それらのテーマが、がんを一つの疾患として扱うのを正当化している。すべての種類のがんにまつわる物語を残らず語るのは不可能だが、本書では、がんの四千年の歴史を流れる、そうした大きなテーマを取り上げようと思う。

　この途方もなく大がかりなプロジェクトは、最初はもっとささやかな企てだった。二〇〇三年の夏、レジデントプログラムを終了し、腫瘍免疫学をテーマにした大学院での研究を終えたあと、私はボストンのダナ・ファーバーがん研究所とマサチューセッツ総合病院でがん医療（腫瘍内科学）の専門研修を開始した。最初はその年の日記——がん医療の最前線から見た世界、といったようなもの——を書こうと思っていたのだが、その思いつきはほどなく、科学や医学ばかりでなく文化や歴史や文学や政治の奥深くまで、さらには、がんの過去や未来まで私をいざなう、大がかりな探求の旅になった。

二人の人物がこの物語の中心にいる——同世代人であるその二人は、どちらも理想家で、どちらも戦後アメリカの科学技術ブームの影響を強く受け、どちらも国家規模の「がん戦争」を開始するための必死の努力の渦中にあった人物だ。一人は近代化学療法の父、シドニー・ファーバー。強力な抗がん作用を持つ葉酸類似体を偶然発見し、それをきっかけに、がんの普遍的な治療法を夢見はじめた人物だ。もう一人はメアリ・ラスカー。伝説的な社会的、政治的バイタリティーの持ち主として知られるマンハッタンの社交界の名士で、数十年におよぶファーバーの旅の道連れとなった人物だ。しかしラスカーもファーバーも、四千年にわたってがんに挑みつづけた、何世代にもわたる男女の根性と、想像力と、創意と、楽観主義を代表しているにすぎない。ある意味、これは軍事史でもある——時間を超越した、どこにでもいる、不定形の敵を相手にした闘いの歴史なのだ。この闘いにもやはり勝敗があり、キャンペーンに次ぐキャンペーンがあり、英雄と傲慢、生存と回復があり——そして避けがたく、負傷者や、死刑を宣告された人や、忘れ去られた人や、死者がいる。そして最終的に浮かび上がってくるのは、一九世紀の外科医が本の口絵に書いたような、「あらゆる病の皇帝としての、恐怖の王としての」がんの姿だ。

ここでお断りを一つ。卓越した発見が至上の価値を持つ科学や医学の世界では、いちばん最初に発明あるいは発見したのは誰かを決めるのは、科学者や研究者のコミュニティーだ。本書のなかには発見や発明にまつわる数多くの物語が登場するが、どれ一つとして、その第一順位に関する法的主張をするものではない。

本書を書くにあたっては多くの本や、研究や、記事や、論文や、回想録や、インタビューを参考にさせていただいた。また、本書の最後に謝辞のなかで名前をあげさせていただいた多くの個人や、図書館や、コレクションや、文書や、論文にもお世話になった。

しかし、一つだけ、どうしても最後までとっておけない謝辞がある。本書はがんの過去への旅というだけでなく、一人前の腫瘍医になるまでの私の個人的な旅でもあり、その二番目の旅は、患者さんの存在なくしては終えることができなかった。本書を書くあいだ、ほかの誰よりも患者のみなさんが私を導き、鼓舞してくれた。そんな患者さんたちに対して、私には永遠の恩義がある。

この恩義は責任を伴う。本書を書くにあたって私は、患者のみなさんのプライバシーと尊厳を守ることに配慮した。これまでに掲載されたインタビューや記事などで病気に関する情報がすでに公になっている場合には本名を使わせていただいたが、公になっていない場合や患者さん本人からプライバシーの尊重を求められた場合には偽名を使い、日付や固有名詞などを変えて本人とわからないようにした。しかし本書に登場する患者の方々はみな実在の人物で、彼らとの出会いも本物だ。読者のみなさんには、一人一人の患者のアイデンティティとプライバシーを尊重していただけるようお願いしたい。

目次

第二部　せっかちな闘い

第三部　「よくならなかったら、先生はわたしを見捨てるのですか？」

下巻　目次

プロローグ

むつかしい病気はむつかしい手段によってしか癒《いや》されぬもの、
ほかに道はないのだ。*1

――ウィリアム・シェイクスピア『ハムレット』

がんは人に始まり、人に終わる。病の科学的側面にばかり没頭するあまり、このもっとも基本的な事実を忘れてしまうことがある……医師は病気に向き合うが、それと同時に人間にも向き合わねばならない。医師という職業の前提条件であるこの事実こそが、ときに医師をジレンマに陥らせる。*2

――ジューン・グッドフィールド

二〇〇四年、五月一九日の朝、マサチューセッツ州イプスウィッチに住む、三人の子供を持つ三〇歳の保育士、カーラ・リードは頭痛を覚えて目を覚ました。「ただの頭痛じゃなかった」と彼女はのちに語っている。「頭がしびれているような感じがしたの。これはただごとじゃないとすぐにわかるような、そんなしびれだった」

実のところ、ただごとじゃない状態はもう一カ月近く続いていた。四月の末、カーラは背中に数個の痣ができているのに気づいた。痣はある朝突然、風変わりな烙印のように現われ、それから一カ月のあいだにだんだん大きくなっては薄くなり、最終的には地図のような跡が残った。いつのまにか歯ぐきが白っぽくなっていた。五月の初めころまでには、これまで日に何時間も五歳児や六歳児を追いかけて教室のなかを走りまわっていた快活でエネルギッシュなカーラが、階段の踊り場にたどり着くのすらやっとの状態になっていた。朝が来ても体がだるくて立ち上がれず、四つん這いになって部屋から部屋へ廊下を移動した。うつらうつらしながら一二時間から一四時間も眠りつづけ、目を覚ましてもまだ疲れ果てていて、もう一度ソファに身を投げ出して眠らなければならないこともあった。

その四週間のうちに、カーラは夫とともに二度、小さなクリニックを受診したが、二度とも検査を受けることはなく、はっきりとした診断がくだされることもなく帰宅した。ときどき骨にかすかな痛みを感じるようになった。クリニックの医師はどうにかカーラの症状を説明しようとし、おそらくは偏頭痛でしょう、と言ってアスピリンを飲むよう勧めた。だがアスピリンは、カーラの白っぽい歯ぐきからの出血をさらに悪化させただけだった。

見え隠れする自分の病状に対してカーラが感じていたのは、心配というよりむしろ戸惑いだった。彼女は社交的で人付き合いのいい活発な女性だった。重い病気にかかったことは一度もなく、大きな病院というのは漠然とした場所でしかなかった。専門医になどかかったこともなければ、会ったこともなかった。ましてや、腫瘍医になんて。自分の症状を説明するさまざまな理由を彼女なりに思い浮かべたりこしらえたりした――過労、うつ、消化不良、神経症、不眠症。でも最終的に、説明のつかない何か――第七感とでもいうべきもの――が彼女のなかでわき上がってきた。そしてその何かは、急を要するとんでもなく深刻なことが、体のなかで起きていると告げていた。

五月一九日の午後、カーラは三人の子供を近所の人にあずけ、自分で車を運転してふたたびクリニックを受診し、血液検査をしてほしいと訴えた。医師は血球数を調べるための一般検査をオーダーした。カーラの静脈から採血しながら、検査技師は明らかに驚いた様子で採血管のなかの血液に見入っていた。カーラの静脈から取り出されたその薄い色の液体は、およそ血液とは似ても似つかないものだったからだ。

その日、カーラは検査結果を待ちながら過ごした。だがクリニックからは結局、なんの知らせもなかった。翌日の午前中、魚市場で携帯が鳴った。

「もう一度血液検査をさせてください」とクリニックの看護師が言った。

「いつ行けばいいですか?」頭のなかで、慌ただしくなりそうな一日の計画を立てながら、カーラは訊いた。そのときの自分が壁掛け時計を見上げたことを、彼女は記憶している。買い物かごのなかでは半ポンドのサーモンが温まりつつあって、このままだと腐ってしまうと思ったことも。

結局、病気についてのカーラの記憶を形作ったのは、些細な、つまらない事柄ばかりだった。時計、車の相乗り《カープール》、子供たち、採血管のなかの薄い血液、浴びずに終わったシャワー、陽射しのなかの魚、受話口から聞こえる緊迫した口調。看護師がなんと言ったのかはあまり覚えておらず、覚えているのはそのときの差し迫った雰囲気だけだった。「すぐ来てください」と看護師に言われたように思う、とカーラは言った。「今すぐ」と。

私がカーラという症例について知ったのは、五月二一日の午前七時、ボストンのケンドール・スクエアからチャールズ・ストリートに向かう列車のなかでのことだった。ポケベルに浮かび上がった文章は、現場の紛れもない緊張感をそのまま伝える、ぶっきらぼうで無表情なものだった。「カーラ・リード/白血病の新患/一四階/着いたらすぐに診察してください」列車が長く暗いトンネルを抜けると、マサチューセッツ総合病院のガラス張りのタワーが突如その巨大な姿を現わした。私には一四階の窓を見分けることができた。

カーラはおそらく、あの病室のどれかのなかに一人で、一人きりで、恐怖に怯えながら座っているのだろう、と私は思った。病室の外ではすでに慌ただしい動きが始まっているにちがいない。病棟から二階の検査室へと大急ぎで運ばれていく採血管。検体を持って歩きまわる看護師。朝の症例報告会に備えてデータを集めるインターン。アラームが鳴り、カルテが送り出される。病院のどこか奥まった場所では、今まさに顕微鏡のスイッチが入れられ、レンズの下のカーラの血球に焦点が合わせられようとしている。

こうしたことに関して、私にはほぼ確信があった。なぜなら急性白血病の患者が入院すると、病院の背筋に――上階のがん病棟から地下深くに埋もれる臨床検査室まで続く背筋に――必ずと言っていいほど、悪寒が走るからだ。白血病は白血球のがんであり、もっとも深刻でもっとも暴力的ながんの一つだ。がん病棟のある看護師が患者に念を押すために言う、こんなことばからもわかるように。

「紙で切っただけで、大ごとになりますからね」

研修中の腫瘍医にとってもまた、白血病はがんのなかでも特別だ。その増殖の激しさと息を呑むほど容赦のない急速な進行は、迅速かつときに思い切った決断を医師に強いる。経験する者にとっても、見守る者にとっても、治療する者にとっても、恐怖をかき立てられる疾患だ。白血病に侵された体は、生理機能の限界まで追いやられ、あらゆる系が、心臓も、肺も、血管系も、ぎりぎりの状態で機能する。

看護師がカーラの病歴の穴を埋めてくれた。カーラの主治医がおこなった血液検査によって、カーラの赤血球数が正常の三分の一以下まで激減していることが判明し、血液には正常な白血球ではなく多数の巨大な悪性の白血球——医学用語で「芽球《がきゅう》」と呼ばれる血球——が充満していた。ついにほんとうの診断にたどり着いた主治医は、マサチューセッツ総合病院に彼女を紹介したのだった。

希釈された漂白剤でモップがけされたばかりの無菌の輝きのなか、カーラの病室へと続く殺風景な長い廊下を歩きながら、私は必要な血液検査の項目を頭のなかでざっと並べ、これからカーラと交わすことになる会話を予習した。彼女を気の毒に思う自分の気持ちにすら、どこか練習したようなところが、どこかロボットじみたところがあるのに気づき、気落ちした。腫瘍学のフェローシップ——がんの専門医を育てるための二年間の没入型研修プログラム——が始まって一〇カ月。私はまるで自分が人生最悪の時期にどっぷりと沈み込んでしまったように感じていた。言語に絶するほどつらく、苦しみに満ちたその一〇カ月のあいだに、担当患者のうち数十人が亡くなっており、死や悲しみといったものに対して自分が少しずつ慣れてきているのを感じていた——絶え間なくさらされる過酷な局面に対して、感情に免疫ができていくのを。

この病院で働く腫瘍内科学のフェローは全部で七人。履歴書だけ見れば、私たちは強力なメンバーだった。卒業したメディカルスクールの数は、合計五校、研修した教育病院は、合計四機関、医学と科学分野におけるトレーニングの期間の合計は六六年、博士号の数は一二にもなった。しかしそれらの時間も、博士号も、いったんこの研修プログラムが始まってしまえばもはやなんの意味も持たなかった。メディカルスクールも、インターンシップも、レジデンシーも確かに精神的肉体的に過酷なものだったが、フェローシップの最初の数カ月を経験したころにはもう、それらがまるで子供の遊びのように、医学研修における幼稚園時代のように思えてきて、過酷だったなどという記憶はあっさり吹き飛んでいた。

がんは私たちの人生のすべてに襲いかかる。想像のなかにはいり込み、記憶を占拠し、あらゆる会話とあらゆる思考に浸潤してくる。だが、私たち医師がいつのまにかがんにどっぷり浸かっているように感じたとしたら、患者は、自分たちの人生がいつのまにかがんによって事実上消し去られてしまったように感じていたにちがいない。アレクサンドル・ソルジェニーツィンの小説『ガン病棟』[*3]のなかで、首の腫瘍に気づいた四〇代半ばのロシア人、パーヴェル・ニコラーエヴィチ・ルサノフはただちに極寒の北の地にある名もなき病院のがん病棟に送られる。がんの診断が——病気そのものではなく、がんという存在自体の汚点が——ルサノフにとっての死刑宣告になる。がんは彼から個性を奪い、患者用のスモックを彼に着せ（悲喜劇的に残酷なその服は、囚人服と同じくらい希望をくじくものだった）、彼の行動を完全に支配する。ルサノフは気づく。がんと診断されるということは、境界線のない強制労働収容所に足を踏み入れるのと同じなのだと。自分があとにしてきた国家以上に侵略的で、よりいっそう人間を無力化する国家に。（ソルジェニーツィンはもしかしたら、その滑稽なまでに全体主義的ながん病院を、その外側にある、滑稽なまでに全体主義的な国家の比喩として描こうとしたのかもしれない。だが以前に一度私が、進行した子宮頸がんを患った女性にその比喩について尋ねたとき、彼女は冷笑を浮かべてこう言った。「あいにく、わたしには比喩なんて要らなかった。がん病棟はまぎれもなく、わたしを閉じ込める国家だったし監獄だったから」）

　がん患者の治療を学ぶ医師の一人として、私はその監獄のほんの一部を垣間見たにすぎない。だが周辺にいながらも、私にはその力——あらゆるものを、あらゆる人をその軌道に引きずり込もうとする濃密で執拗な引力——を感じずにはいられなかった。フェローシップの最初の週に、フェローシップを終えたばかりの先輩医師が私を脇に引っぱっていってこう助言した。「これは〝没入型研修プログラム〟って呼ばれているけど」と彼は言い、声を落として続けた。「〝没入型〟のほんとうの意味は〝溺れる〟なんだ。いいか、仕事を忘れる時間をつくるんだ。いったん病院を出たら、人生を愉しまなくちゃだめだ。そうしないと、呑み込まれてしまうぞ」

しかし、呑み込まれないようにするのは不可能だった。ネオンの投光照明に照らされた、ひんやりとしたコンクリートの箱のような病院の駐車場で、私は毎晩、途方もない矛盾に呆然としながら一日の終わりを迎えた。カーラジオから流れる虚ろな音を聴きながら、その日の出来事を頭のなかで再現せずにはいられなかった。患者一人一人の経過に心を消耗させられ、自分のした決断が頭から離れなかった。どの抗がん剤も効かなかった六六歳の薬剤師の肺がん患者に、化学療法をもう一クール続ける意味はあるだろうか？　ホジキンリンパ腫の二六歳の女性には、効果は確立されているが不妊になる危険性のある抗がん剤の併用療法を試すべきだろうか？　それとも、効果はまだ確立されていないが不妊にならずにすむ可能性の高い併用療法を選択すべきだろうか？　スペイン語が母国語で、三人の子供を持つ大腸がんの女性を、新しい臨床試験に参加させてもいいのだろうか？　同意書に書かれている堅苦しくて不可解なことばを、本人がほとんど読めないというのに？

日々のがん治療に没頭していた私は、患者の人生や運命を、あたかもコントラスト比の高すぎるテレビを見ているかのように、詳細に描き出された純色の映像としてしか見ることができなかった。画面から一歩引いて眺めることができなかったのだ。自分が今している経験は、もっとずっと大きながんとの闘いの一部なのだということは本能的にわかっていた。だが、その輪郭線は私の手の届く範囲のはるか彼方にあった。歴史を知りたいという新参者ならではの渇望を感じつつも、それと同時に、歴史に思いをめぐらすことなどできないという、新参者ならではの無力さも感じていた。

しかし、そんな二年間のいかにも荒涼としたフェローシップの日々から抜け出たあと、よりスケールの大きながんの歴史についての疑問がいっきにわき上がってきた。がんはいつから存在したのだろう？　がんとの闘いのルーツは？　（それと、これはよく患者さんに訊かれるのだが）私たちは今、がんとの「闘い」のどこにいるのだろう？　どうやってここにたどり着いたのだろう？　この闘いに終わりはあるのだろうか？　そもそも勝てる闘いなのか？

本書はこれらの疑問に答えようとする試みから生まれた。自分が対峙している、この刻一刻と姿を変える病に輪郭を与えようと、私はがんの歴史を徹底的に調べた。現在を説明するために過去を用いた。三六歳のステージⅢの乳がんの女性が感じている孤立感と怒りは、ペルシアの王妃アトッサ[*4]の心と共鳴し合う。病に侵された胸を細長い布でくるんで隠し、そしてついに、虚無主義的かつ先見性のある怒りに駆られて、おそらくは奴隷にナイフで乳房《にゅうぼう》を切り落とさせたアトッサの心と。がんのできた胃を摘出したいという患者の望み――彼女のことばを借りれば「何一つ残さずに」――は、完璧主義に取り憑かれた一九世紀の外科医、ウィリアム・ハルステッドの欲求に呼応する。より大きく切れば、より多くの命を救えるという期待から、より広範囲の、より外見を損ねる手術でがんを次々と切り取っていったハルステッドの思いに。

がんという病をとらえようとする何世紀にもわたる医学的、文化的、そして隠喩的な試みの下には、がんに関する生物学的な解釈が波打っている。そしてその解釈自体が時代から時代へと、ときに劇的に変化してきた。私たちは今、がんというのは一個の細胞の無制御な増殖から始まる病気だと知っている。そのような増殖は、無限の細胞増殖を煽動するような遺伝子変異によって解き放たれる。正常細胞では、強力な制御装置が細胞分裂や細胞死をコントロールしているのに対し、がん細胞では、それらの装置が壊れてしまっているために、細胞は増殖を止められなくなっている。

そんな一見単純なメカニズム――抑制のない細胞増殖――が、このグロテスクで多様な顔を持つ病気の中心にあるという事実は、細胞分裂の持つ計り知れない力を証明している。細胞が分裂するからこそ、われわれという生物は成長し、適応し、回復し、修復し、生きつづけることができるわけであり、ゆがめられた無制御の分裂はがん細胞をどこまでも成長させ、増殖させ、適応させ、回復させ、修復させ、われわれの生命を削り取りながら生きつづけさせる。さらに、がん細胞は正常細胞よりも速く増殖し、上手く適応する。つまり、われわれ自身のより完璧なバージョンといえるのだ。

それならば、がんとの闘いの秘訣は、突然変異しやすい細胞がそのような変異を起こさないようにする方法を見つけるか、正常細胞の成長を妨げることなく変異した細胞だけを取り除く方法を見つけるか、そのどちらかということになる。だが、言うは易くおこなうは難しである。異常な増殖と正常な増殖とは遺伝学的にあまりに密接に絡み合っているために、その二つをほどくという課題は、これまでに人類が直面した科学の課題のなかでももっともむずかしいものの一つといえる。がんはわれわれのゲノムに組み込まれている。無制御な細胞増殖を引き起こす遺伝子は、生体にとって決して馴染みのないものではなく、生命維持に不可欠な細胞機能を担う遺伝子の変異した、ゆがんだバージョンなのだ。がんはまた、われわれの社会にも刷り込まれている。ヒトという種の寿命が延びるにつれて、悪性の細胞増殖が避けがたく解き放たれてしまうのだ（がん遺伝子の突然変異は老化とともに蓄積していく。すなわち、がんは本質的に老化と関係した病なのだ）。われわれは不死を追い求めるが、皮肉なことに、がんもまた不死を追い求めている。

今後、人類が実際にどのようにして、悪性の細胞増殖と正常な細胞増殖との密接に絡み合った糸をほどくのか。それはまだ謎のままである（二〇世紀の生物学者J・B・S・ホールデンの名言――宇宙はわれわれが想像する以上に奇妙なだけでなく、われわれが想像できる以上に奇妙なのだ[*5]――はまた、科学の軌跡にもあてはまる）。しかし、これだけは確かだ。最終的にどのような物語になろうと、そこには必ず、過去の種子が消えることなく残っているはずだということだけは。その物語は、あるライターのことばを借りれば、人間の病のなかでもっとも「残忍で狡猾な敵」を相手に闘った創意と粘り強さと不屈の精神の物語になるはずだ。しかし同時に、ほんの三〇年前には、数年で「克服できる」と自信たっぷりに予想されていた病気に対する、傲慢と尊大と家父長主義、そして、誤解と誤った希望と誇大な宣伝の物語にもなるはずだ。

無菌の空気の送り込まれる殺風景な病室で、カーラは彼女自身のがんとの闘いのただなかにいた。私が病室に足を踏み入れたとき、彼女は不思議なほど落ち着いた様子でベッドに座っていて、教師のような様子でメモを取っていた（「でも何を書いていたのかしら？」と彼女はのちに語っている。「確か、同じ考えを繰り返し書いていただけだったと思う」）。夜行飛行便で駆けつけた彼女の母は、充血した目に涙を浮かべて病室に飛び込んでくると、窓際の揺り椅子に腰掛け、そして無言のまま一心に椅子を揺らしていた。まわりの騒々しい動きはもうほとんどかすんでいた。点滴液を持って出入りする看護師。マスクとガウンに身を包んだインターン。点滴用スタンドにぶら下がった、今まさにカーラの静脈に滴下されようとしている抗生剤。

私は可能なかぎり詳しく状況を説明した。これから先しばらくは検査の連続で、検査室から検査室への移動ばかりになります。骨髄穿刺をおこなう予定です。病理医による詳しい検査もおこなわれる予定ですが、これまでの検査結果から、病名は急性リンパ性白血病だと思われます。小児では一番多いがんですが、大人ではまれです。そしてこれは――そのあとに続くことばを強調するために、私はここでいったんことばを切って目を上げた――治る可能性のあるがんです。

治る。そのことばに、カーラはうなずいた。その目が鋭くなった。当然の質問が宙にぶら下がっていた。治る確率はどのくらい？　生き残れる可能性はどのくらい？　治療期間はどのくらい？　私は数字を並べた。診断が確定したら、すぐ化学療法を始め、治療は一年以上続きます。治る確率は三〇パーセント。三分の一よりも少し低い確率です。

私たちは一時間ほど話していた。ひょっとしたらもっと話していたかもしれない。時刻は午前九時半になっていた。私たちのはるか下ではすでに、街が完全に目を覚ましていた。私が病室を出ると、背後でドアが閉まった。空気がビューと音をたてて私を部屋の外に押し出し、カーラ一人をなかに閉じ込めた。

第一部

「沸き立たない黒胆汁」

　この種の問題を解決する際に、もっとも重要なのは、逆の方向に推理をすすめることができるかどうかということだ。これは実に効果的な解決法だし、そんなにむずかしいものではないが、一般にあまり用いられていないようだ。[*1]

——アーサー・コナン・ドイル
シャーロック・ホームズの『緋色の研究』

「血液化膿症」

えらいおいしゃを　呼《よ》んだはいいが
診療代《しんりょうだい》だけ　せいきゅうし
口《くち》をそろえて　言《い》うことに、
「ぜったいならぬ　このびょうき。
この子《こ》はあすにも　死《し》ぬでしょう。」[*1]

——ヒレア・ベロック

治癒を熱望しながら、対症療法のみの日々を送る。[*2]

——ウィリアム・キャッスル、一九五〇年、白血病について語る

一九四七年一二月のある朝、ボストンの一四×二〇フィートのじめじめした研究室で、シドニー・ファーバーという名の男がニューヨークからの小包の到着を今か今かと待っていた。[*3]「研究室」と言ってもそれは、調剤室ほどの広さしかない換気の悪い部屋で、ボストン小児病院の半地下に埋没したような、路地裏に無理矢理押し込まれたような部屋だった。そこから数百フィート離れた場所では、病棟がゆっくりと動き出していた。白い病衣を着た子供たちが錬鉄の小児用ベッドの上で落ち着かな

げに身を動かし、医師と看護婦が部屋から部屋へとせわしなく移動しながら、チャートをチェックしたり、指示を書いたり、投薬したりしていた。だがファーバーの研究室はがらんとしていて、そこには熱気というものがなかった。薬品とガラス瓶のびっしりと並んだ殺風景なその部屋は、病院の中央棟とはいくつものひんやりとした廊下で隔てられており、部屋のなかには防腐剤のホルマリンの鼻をつくいやなにおいが漂っていた。この部屋に患者はおらず、あるのは剖検や病理検査目的でトンネルのような廊下経由で運び込まれた患者の死体や組織だけだった。ファーバーは病理医で、彼の仕事には標本の切り出しや、剖検や、細胞の同定や、病気の診断などが含まれていたが、患者の治療は含まれていなかった。

ファーバーの専門は小児病理、すなわち子供の病気の研究*4で、彼はもう二〇年近く、このような地下の部屋で過ごしてきた。取り憑かれたように顕微鏡を覗き込み、数々の業績を残し、今ではボストン小児病院の病理部長にまでのぼりつめていた。しかしファーバーにはしだいに、病理学というものが医学の本道から分離した分野のように感じられてきた。生きている患者ではなく、死んでしまった患者にばかり向き合っている学問のように。生きた患者に触れることも、患者を治療することもなしにただ病気を傍観しているだけの今の自分に、彼はもどかしさを感じていた。組織や細胞にはもう飽き飽きだった。まるで自分自身が閉じ込められてしまっているかのような、ガラスケースのなかでホルマリン漬けになっているかのような、そんな気がしてならなかったのだ。

かくして彼は、大胆なキャリア変更をする決心をした。レンズの下の動かない標本を細めた眼で観察するだけの毎日から脱け出して、上階の臨床の世界に飛び込んでみることにしたのだ――知り尽くしたミクロの世界から、患者と病気からなるマクロの現実世界へと。それまでに病理標本から得た知識を使って、新しい治療法を編み出すつもりだった。ニューヨークから届く小包には、アミノプテリンという名の化学物質を含有する黄色透明な水溶液が何瓶かはいっているはずだった。その化学物質が小児白血病の進行を抑えるかもしれないというかすかな希望のもと、小包はボストンの彼の研究室宛に送られたのだった。

もしファーバーが上階の病棟を歩きまわっている小児科医の誰かに、白血病の治療薬を開発することについてどう思うかと尋ねたなら、おそらくは、やるだけ無駄だと言われたにちがいない。一世紀以上にわたって、小児白血病は医師を魅了し、混乱させ、挫折させてきた。病気は分析され、分類され、亜分類され、さらに細かく分類された。ボストン小児病院の図書館の棚に並んでいるかびくさい革装の本――アンダーソンの『病理学』やボイドの『病態学』――にはページというページに白血病細胞の写真が所狭しと並んでいて、それぞれの細胞の細かな分類名が付されていた。だがそうした知識はただ、医師たちの無力感を増幅したにすぎなかった。白血病はただの虚しい魅了の対象、いうなれば蠟人形館の人形のようなものだった。研究され、驚くほど詳細な写真が撮られてはいたが、治療や臨床面での進展はまったくなかったのだ。「そういった研究は医師たちに学会で論争する材料を充分に与えはしたが[*5]」と、ある腫瘍医は当時を振り返って語る。「患者にとってはなんの助けにもならなかった」急性白血病の患者は、にわかな興奮とともに病院に送られ、回診では仰々しいまでに専門的に議論され、そして、ある医学雑誌が冷淡に言い放ったように、「診断され、輸液され――そして家に送り返されて、亡くなった[*6]」

白血病が発見されて以来ずっと、その研究の歴史は混乱と絶望に満ちていた。一八四五年三月一九日、スコットランドの医師ジョン・ベネットは、脾臓に不可解な腫れ物ができた珍しい症例を報告した。二八歳の屋根葺き職人のその患者について、ベネットはこう記している。「浅黒い肌の、おだやかな性格の男で、[*7]ずっと健康だったが、二〇カ月前に極度の疲労感に襲われ、それが今も続いている。六月の末、腹部の左側に腫れ物ができているのに気づいた。腫れ物はその後四カ月かけてしだいに大きくなったが、それ以降は同じ大きさを保っている」

　屋根葺き職人の腹部の腫瘤自体は最終的な大きさに落ち着いたようだったが、症状は悪化する一方だった。その後の数週間のあいだに、次から次へとさまざまな症状が出現した。発熱、突然の出血、腹部の痛み。最初は徐々に、やがてはより速いサイクルで症状は現われ、男はあたかも一つの症状から次の症状へと疾走していくかのようだった。やがて男は瀕死状態に陥り、そのころには腋窩や鼠径部や首にいくつもの腫瘤ができていた。慣習に従ってヒルや下剤を使った治療が施されたが、効果はなかった。数週間後におこなわれた剖検で、ベネットは、患者に現われたさまざまな症状の原因を見つけたと確信した。患者の血液には白血球が充満していた（白血球は膿の主な構成成分であり、その増加は一般的に感染症を示唆するため、ベネットは、屋根葺き職人は感染症にかかったと考えた）。「これは大変貴重な症例である」と彼は自信満々に書いた。「なぜなら本例は、全身の血管系に隈なく形成される〝真の膿〟の存在を示唆しているからだ☆」

　これは完全に満足のいく説明になるはずだった。ただ、ベネットは膿の源を見つけられなかった。剖検のあいだ、彼は遺体を注意深く調べ、膿瘍や傷がないかと組織や器官を隅々まで探ったが、血液以外に感染症を示唆する変化はどこにも見あたらなかった。血液はどうやら、自らの意志で炎症を起こして腐敗――化膿――し、自発的に「真の膿」になったようだった。ベネットはその症例に「血液化膿症[*8]」と病名をつけ、それ以上の追究はしなかった。

　自発的に「血液が化膿」するというベネットの説は、もちろん、まちがっていた。ベネットが屋根葺き職人について報告した約四カ月後、二四歳のドイツ人研究者、ルドルフ・ウィルヒョウが独自に、ベネットの患者と驚くほど似た症例を報告した。[*9] ウィルヒョウの患者は五〇代半ばの女性料理人で、爆発的に増えた白血球の充満したどろりとした濃密な液体が脾臓に溜まっていた。剖検をした病理医たちはおそらく、顕微鏡を覗かなくても、赤血球の上に浮かんだ濃厚な乳白色の白血球の層を見分けられたはずだ。

ウィルヒョウにしても、ベネットの症例については知っていたが、ベネットの説を信じる気にはなれなかった。血液が自ら衝動的になんらかの形に変化する理由などない、と彼は考えた。さらに、数々の不可解な症状が彼の頭を悩ませてもいた。著しく肥大した脾臓をどう説明したらいいだろう？傷などの膿の原因がいっさい見あたらないことについては？　やがてウィルヒョウは、血液そのものが異常なのではないかと考えはじめる。すべてを説明できる原因を見つけられないまま、どうにかこの病気に名前をつけようと考え、[*10] 彼は最終的に、「ヴァイセス・ブルート」――白い血の病気――という名前を選んだ。顕微鏡を覗いたときに見えた無数の白血球を表現しただけの名前だった。一八四七年、彼はその名前をさらに、ギリシャ語で「白」を表わす *leukos* ということばから取ったより学術的な響きを持つ名前、「白血病」*leukemia* に変えた。

「血液化膿症」という仰々しい名前から、ただの「白い血の病気」へと改名すること自体は、およそ天才的科学者の仕事とは言い難かったが、その改名は、白血病を理解するうえでの大きな一歩となった。病気というのは、発見された時点ではまだ温室育ちの花のような、脆い一つの概念にすぎず、命

☆　当時はまだ微生物と感染症の関係は確立されていなかったが、腫れ物や傷からできることの多い膿――化膿巣――が、敗血症や発熱や死の原因だということはベネットも熟知していた。

名や分類によって意外なまでに深い影響を受ける（たとえば、一世紀以上ののちの一九八〇年代初めにおこなわれた、ゲイ関連免疫不全（ＧＲＩＤ）から後天性免疫不全症候群（ＡＩＤＳ）への改名[*11]は、その疾患についての理解が大きく転換したことを象徴している[☆]）。ベネットと同じくウィルヒョウも、白血病という病を理解してはいなかったが、ベネットとちがって彼は、理解したふりをしなかった。彼の洞察力のある視線は一〇〇パーセント、「そこに存在しないもの」に注がれていた。石板からあらゆる先入観を消すことで彼は、新たな思考のための空白を空けたのだ。

「白血病」というその謙虚な名前（加えて、その根底にある、自分が原因を理解していないことを認める謙虚な姿勢）は、ウィルヒョウの医学に対する姿勢[*12]を端的に表わしていた。ヴュルツブルク大学の若き教授としての彼の仕事はほどなく、白血病と命名するという地点からはるかに大きく広がっていった。病理学者として修行を積んだのち、自らのライフワークとなる、病気を細胞レベルで説明するというプロジェクトを始動させたのだ。

それは欲求不満から生まれたプロジェクトだった。ウィルヒョウが医学の世界に足を踏み入れたのは一八四〇年代初めのことで、そのころは、ほぼすべての病気の原因が、毒気やノイローゼや不機嫌やヒステリーといった目には見えないなんらかの力にあると考えられていた。そのような考えに当惑したウィルヒョウは、革命家のような熱意に突き動かされて、目に見えるもの、すなわち顕微鏡の下の細胞に病気の原因を探しはじめた。一八三八年、ドイツの植物学者、マティアス・シュライデンと、同じくドイツの生理学者、テオドール・シュワンは、あらゆる生物は細胞という基本単位でできているという説を提唱した。ウィルヒョウはこの説を支持し、さらに発展させ、次の二つの基本的見解からなる「細胞説」を打ち出した。第一に、人体は（あらゆる動物や植物と同じく）細胞でできている。第二に、細胞は細胞からしか生まれえない――彼のことばを借りれば、「すべての細胞は細胞から《オムニス・ケツルラ・エ・ケツルラ》」

生まれるのである。

当時の人々にとっては、この二つの見解は単純化しすぎているように思えたかもしれない。しかし、ウィルヒョウはこれらの見解をもとにして、人体の成長に関する非常に重要な仮説を生み出した。もし細胞が別の細胞からしか生まれえないのであれば、成長というのは、二つの様式でしか起こりえないはずだ。つまり、細胞の数を増やすか、細胞のサイズを大きくするか、そのどちらかでしか。ウィルヒョウはそうした成長の仕方をそれぞれ、「過形成」と「肥大」と呼んだ。「肥大」では細胞の「数」は変化せず、個々の細胞のサイズが大きくなるだけだ――風船が膨らむみたいに。一方、「過形成」は細胞の「数」の増加による成長である。成長する人体組織では必ず、肥大か過形成のどちらかが起きている。動物の成体では、脂肪と筋肉はたいてい肥大で大きくなる。反対に、肝臓や血液や消化管や皮膚は過形成によって成長する――細胞が細胞を生み、さらに多くの細胞を生むのだ……オムニス・ケッルラ・エ・ケッルラ・エ・ケッルラ。

この説明は大変説得力のあるもので、そこからさらに、正常な成長だけでなく病的な成長についての新たな説が生まれた。正常な成長と同じく病的な成長もまた、肥大か過形成によって起きていると考えられた。たとえば、狭窄した大動脈に向かって血液を送り出さなければならない心筋は、すべての心筋細胞を肥大化させることで駆出力を増大させようとする。その結果、心臓は大きくなりすぎ、正常な働きができなくなる――これが「病的肥大」である。

一方、「病的過形成」に関しては（本書にとってはこちらのほうが重要なのだが）、ウィルヒョウ

☆ 病原体としてのＨＩＶの同定と世界じゅうに急速に広がったＨＩＶ感染によって、この病気はゲイ男性を「偏愛する」病だとする、文化的偏見に裏打ちされた説に終止符が打たれたのだ。

はほどなくその典型といえる病気を見つけた。すなわち、がんを。いくつものがんの標本を顕微鏡で観察するうちに、彼は無秩序な細胞の増加——極度の過形成——と呼べる変化を発見した。そして、がんの構造をさらに詳しく調べていくと、その成長がときに、まるで独自の生命を持っているかのように見えることに気づいた。成長しなければならないという、謎めいた未知の衝動に取り憑かれてしまっているかのように。これは普通の成長ではない、と彼は考えた。再定義された、新型の成長なのだ。先見の明のあった彼は（メカニズムはまだ理解していなかったものの）、その成長を「新形成」と呼んだ。それは、新しい、不可解な、ゆがめられた成長を指すことばで、がんの歴史全体に響きわたることになることばだった。☆

一九〇二年にウィルヒョウが亡くなったころには、それまでの観察結果に基づいた、がんに関する新説がしだいに形づくられようとしていた。がんというのは細胞が自発的な意志を獲得して分裂増殖する病的過形成である。この常軌を逸した無制御の細胞分裂はやがて組織の塊（腫瘍）をつくり出し、それが臓器に浸潤して正常組織を破壊していく。さらに腫瘍は、ある場所から別の場所へと広がる性質を持っていて、骨や、脳や、肺といった遠隔臓器にも病巣——転移巣——をつくる。がんには、乳がんや胃がんや皮膚がんや子宮頸がんや白血病やリンパ腫といったいくつもの種類があるが、どのがんも細胞レベルでは大変似通っている。つまり、どのがん細胞も無制御で病的な細胞分裂という共通の性質を獲得しているのだ。

がんについての理解が深まるにつれ、一八八〇年代後半に白血病を研究していた病理学者たちも、今では、ウィルヒョウの説にふたたび注目するようになっていた。白血病というのは「血液化膿症」ではなく、血液の「新形成」にちがいないと考えるようになったのだ。ベネットの幻想[*13]は、幻想に基づいた分野を生み、その分野にたずさわる研究者たちは、白血病細胞から出現するあらゆる種類の目には見えない寄生虫や細菌を探しつづけた（そして律儀にも、ちゃんと発見した）。しかし病理学者たちがいったん病原体を探すのをやめて、病気そのものに顕微鏡の焦点を合わせてみると、白血病細胞とほかの臓器のがん細胞との明白な類似点に気づかないわけにはいかなかった。白血病というのは血中に白血球が異常増殖した病気であり、血液のがんなのだ、と。

この重要な発見によって、白血病研究の霧はいっきに晴れ、研究のスピードが加速した。一九〇〇年代初めまでに、白血病にはいくつかの種類があることが明らかになった。ウィルヒョウの最初の症例のような、骨髄と脾臓を徐々に詰まらせていく慢性で進行の遅いタイプ（のちに慢性白血病と名づけられる）。ベネットの症例のような、それとはまったく異なる性質を持つ、異なる疾患のように見えるタイプ。つまり、発作的な発熱や出血、さらには恐ろしくスピードの速い細胞の過剰増殖を特徴とする、急性で激しいタイプだ。

急性白血病と名づけられた後者はさらに、がん細胞の種類から二つのサブタイプに分類された。正常の白血球は大きく、骨髄系細胞とリンパ系細胞に分けられる。急性骨髄性白血病（ＡＭＬ）は骨髄系細胞のがんであり、急性リンパ性白血病（ＡＬＬ）は未熟なリンパ系細胞のがんである（成熟したリンパ系細胞のがんはリンパ腫と呼ばれる）。

小児に一番多い白血病はＡＬＬだが、その病はほぼ例外なく、瞬く間に患者の命を奪った。一八六〇年にウィルヒョウの弟子のミヒャエル・アントン・ビールマーが報告した症例[*14]が現在知られている最初の小児ＡＬＬ患者だ。ヴュルツブルクの大工の娘で、元気いっぱいの明るく活発な五歳の少女、マリア・シュパイアーは、学校でよくうとうとするようになったのと、皮膚にいくつもの出血斑がで

☆　そのことばを考え出したのはウィルヒョウではなかったが、新形成の定義を包括的に描写したのは彼だった。

きたために、診療所を受診した。翌朝、発熱と首の硬直が出現したためビールマーが往診に呼ばれた。その夜、ビールマーは患者の採血をおこない、ロウソクの明かりを頼りにベッド脇の顕微鏡で塗抹標本を観察し、そして、無数の白血病細胞を発見した。マリアはその日の夜更けまでうつらうつらしていた。翌日の午後遅く、ビールマーが「エクスクウィジィート・ファル・フォン・ロイケミー（すばらしい白血病の症例）」の標本を興奮した様子で同僚に見せているあいだに、マリアは鮮血を吐き、昏睡状態に陥った。その日の夕方に彼女がマリアの家に戻ったときには、マリアが息を引き取ってからすでに数時間が経過していた。最初の症状の出現から診断、そして死まで、*15 彼女の疾駆する容赦のない病気の経過はわずか三日しかなかった。

進行の速さという点から言えばマリア・シュパイアーの白血病とは比較にならないが、カーラの病気もやはり、驚異的だった。健康な成人の血液には一マイクロリットルあたり平均約五千個の白血球が存在するが、カーラの血液には、九万個、すなわち正常の約二〇倍の白血球が存在していた。そしてそれらの白血球の九五パーセントが芽球《がきゅう》、つまり、驚異的な速さで次々と産生されるものの、完全に成熟したリンパ球には分化できない悪性のリンパ系細胞だった。急性リンパ性白血病では、ほかのいくつかのがんと同じく、がん細胞の過剰産生が起こっているだけでなく、不思議なことに、細胞の正常な分化も停止してしまっている。過剰につくられたリンパ系細胞は成熟できず、そのため、微生物と闘うという本来の機能を果たすことができない。カーラは豊富さのなかにあって、免疫学的貧困にさらされていたのだ。

白血球は骨髄でつくられるのだが、カーラと初めて会った日の朝に顕微鏡で観察した彼女の骨髄生検標本には著しい異常が見られた。外見には秩序がないが、骨髄というのは高度に組織化された組織であり――実のところ、臓器である――成人では唯一の造血の場だ。正常な骨髄生検標本では、骨片のあいだにさまざまな分化段階の血球が島状に存在する、いわば新しい血液のための育児室といった印象の像が見られる。ところが、カーラの骨髄では、そうした秩序が完全に破壊されていた。悪性の芽球《がきゅう》の塊という塊が骨髄腔《こつずいくう》を埋めつくし、あらゆる構造を閉塞し、造血のためのスペースを完全に奪っていた。

カーラは生理機能上の奈落の縁に立っていた。赤血球が著しく減少しているため血液が酸素を充分に運べなくなっており（振り返ってみると、彼女の頭痛は酸欠の初期症状だったのだ）、血を止める働きをする血小板がかぎりなくゼロに近づいていたために、ちょっとしたことで痣ができやすかった。

治療には細心の注意を払わなければならなかった。白血病細胞を殺すには化学療法が必要だが、化学療法はわずかに残った正常細胞にも大きなダメージを与える。われわれはカーラを救うために彼女を奈落の底へ落とさなければならない。カーラにとっての出口は、奈落を通り抜けた先にしかなかった。

シドニー・ファーバーは、ウィルヒョウがベルリンでこの世を去った一年後の一九〇三年、ニューヨーク州のバッファローで生まれた。ポーランドで平底荷船の船員として働いていた彼の父、サイモン・ファーバーは一九世紀末にアメリカに移住し、その後、保険代理店につとめた。一家は市《まち》の東端にある、商店店主や工場労働者や簿記係や行商人の住む、決して豊かとは言えない、周囲から孤立し密集したユダヤ人コミュニティーで慎ましく暮らしていた。ファーバー家の子供たちは、将来は成功しなければならないという厳しいプレッシャーのもとで高度の教育を受けた。階上《うえ》ではイディッシュ語を話してもよかったが、階下《した》ではドイツ語と英語しか許されなかった。父はよく教科書を持って帰ってきてはディナーテーブルの上に並べ、子供たちに言いわたした。一人一冊選んで内容を完全に理解し、詳細なレポートを提出するように。

一四人兄弟の三番目だったファーバーは、そのような志の高い環境のなか、めきめきと力をつけていった。大学では生物学と哲学の両方を学び、大学教育を補完する単位を得るために音楽堂でヴァイオリンを弾き、一九二三年にバッファロー大学を卒業した。ドイツ語が堪能だった彼は、ドイツのハイデルベルク大学とフライブルク大学で医学を学び、ドイツでトップの成績をおさめたのち、ボストンのハーバード大学医学部の二年生となった（ニューヨークからわざわざハイデルベルクを経由してボストンに戻るという経路は、当時それほど珍しいものではなかった。一九二〇年代半ばにはまだユダヤ人学生がアメリカの大学の医学部にはいるのはむずかしい場合が多く、ドイツでもどこでもいいから、とにかくヨーロッパのどこかの国の医学部にはいってそこで優秀な成績をおさめ、それから母国に戻って医学を学ぶというパターンがよくあったのだ）。かくしてファーバーは、よそ者としてハーバード大学にやってきた。同級生たちは彼を傲慢で我慢ならない男だと見なしたが、ファーバーのほうは、すでに身に染みている教訓をふたたび学びながら、そうした状況をどうにか切り抜けようとつとめた。儀礼的で几帳面で注意深く、外見も立ち居振る舞いも堅苦しく、どこか威厳のある男、それがファーバーだった。彼にはすぐに、「四つボタンのシド」というあだ名がついた。いつもフォーマルスーツを着て講義を受けにきていたからだ。

一九二〇年代後半、ファーバーは病理学の専門的なトレーニングを終え[*16]、ボストン小児病院初のフルタイムの病理医となった。その後彼は、小児腫瘍の分類に関する卓越した論文と、その分野における権威ある教科書として広く認められることになる『病理解剖』を執筆し、一九三〇年代半ばまでには、秀でた病理医――「死体専門の先生」――として、病院の路地裏のような場所にどっしりと腰を落ち着けていた。

しかし、患者を治療したいという欲求はなおもファーバーを駆り立てていた。一九四七年の夏、地下の研究室で座っていた彼の頭に、一つの考えが浮かんだ。あらゆるがんのなかでもっとも不可解でもっとも手の施しようのない変種の一つ、すなわち小児白血病を集中的に研究しよう、と。がんという病気全体を理解するにはまず、その複雑な病の根っこから、まさしくそれ自体の地下から始めなければならない、と彼は考えた。白血病は多くの点で特殊ながんと言えたが、非常に魅力的な特徴を兼ね備えてもいた。つまり、測定できるという特徴だ。

科学は数を数えるところから始まる。ある現象を理解するためにはまず、それを詳細に描写しなければならない。客観的に描写するためにはまず、測定しなければならない。がん医学が厳密な科学となりうるためには、なんらかの方法でがんを数えなければならない——再現可能な信頼できる方法で測定しなければならない。

この点において、白血病はほかのほぼすべてのタイプのがんと異なっていた。ＣＴスキャンやＭＲＩが登場する前の世界では、肺や乳房《にゅうぼう》など体の内部にできた固形腫瘍の大きさの変化を数値で表わすのは手術以外の方法では事実上不可能だった。見えないものは測定できないからだ。しかし、血中を自由に漂っている白血病細胞なら血球と同じように簡単に数えることができた。末梢血か骨髄のサンプルを採取して顕微鏡で見るだけでいいのだ。

白血病細胞を数えられるなら、どんな治療的介入——たとえば血中に送り込まれた化学物質——についても、その治療効果を実際の患者で評価できる、とファーバーは考えた。血中の細胞の増殖や死滅を観察して、ある薬が効いたか効かなかったか測定すればいいのだ。すなわち、がんの「実験」をおこなえるのだ。

　ファーバーはその考えにすっかり魅了された。一九四〇年代から五〇年代にかけて若い生物学者たちを活気づかせていたのは、単純なモデルを使って複雑な現象を理解するという考え方だった。複雑な現象を理解するには基礎から組み立てていくのが一番だと彼らは考えた。細菌のような単細胞生物がヒトのような大きな多細胞生物の生体機能を解き明かすはずだ、と。一九五四年にフランスの生化学者ジャック・モノー[*17]が堂々と宣言したように、大腸菌（顕微鏡でしか見えない細菌）にあてはまることはゾウにもあてはまるにちがいなかった。

　ファーバーは、白血病こそそんな生物学パラダイムの典型だと考えた。この単純で異型のけだものを研究することによって、白血病以外のがんの、より複雑な世界をも推定できるはずだと。細菌がゾウについてどう考えればいいか教えてくれるはずだった。彼は生来決断が早く、ときに衝動的ですらあった。そしてそのときも、すばやい、本能的な跳躍をした。一二月の朝、ニューヨークからの小包が研究室で彼を待っていた。ファーバーはおそらく気づいていなかったにちがいない。包みを破って化学物質のはいったガラス瓶を取り出したときに、自分ががんという病気のまったく新しい解釈の扉を開けたことに。

「ギロチンよりも飽くことを知らない怪物」

実際の罹患率は低くても、白血病は常に重要な病気でありつづけている……白血病の全身治療の際に出現するさまざまな問題は、がん研究がこれまでなぜ多方面に向かってきたのかを示している。[*1]

——ジョナサン・タッカー『エリー——少女と白血病の闘いの記録』

転移したがんの治療がうまくいくことはほとんどなかった……たいていは、腫瘍がしだいに大きくなり患者がだんだん小さくなっていくのをただ見守るしかなかった。[*2]

——ジョン・ラズロ『小児白血病の治療——奇跡の時代へ』

シドニー・ファーバーの小包は偶然にも、医学の歴史の転換期ともいえる大変重要な時期に届いた。一九四〇年代末には、アメリカじゅうの研究室や病院で宝箱の蓋を開けたように次々と新薬が開発されていた。[*3]なかでもとりわけ重要だったのは抗生物質だ。第二次世界大戦中には最後の一滴まで絞り取られた貴重な薬、ペニシリンが（一九三九年には、一分子も無駄にしないようにと、ペニシリンを投与した患者の尿から再抽出された）[*4]、五〇年代初めまでに千ガロンタンクで製造されるようになっていた。一九四二年にメルク社が初めてペニシリンを出荷した際には[*5]、その出荷量——わずか五・五グラム――はアメリカの抗生物質の全貯蔵量の半分に相当したが、それから一〇年後、ペニシリンは大変効率よく大量生産されるようになっており[*6]、一回の投与量あたりの価格が牛乳半ガロンの八分の一、わずか四セントまで低下していた。

　新しい抗生物質がペニシリンの後に続き、一九四七年にはクロラムフェニコールが[*7]、一九四八年にはテトラサイクリンが[*8]開発された。一九四九年の冬に、これまた奇跡の抗生物質であるストレプトマイシンが養鶏家の裏庭の土壌中のカビから単離された際には、「治療薬はわが家の裏庭にあり」[*9]というフレーズが《タイム》の表紙を大きく飾った。小児病院のはずれにある煉瓦造りの建物[*10]、つまりファーバー自身の裏庭ではジョン・エンダースがフラスコ内でポリオウイルスを培養していたが、その研究は、のちにアルバート・サビンとジョナス・ソークによるポリオ・ワクチンの開発へとつながる最初の一歩だった。新薬が驚くべきスピードで次々と登場し、一九五〇年には、一般的に使われている薬の半分以上[*11]がほんの一〇年前には存在していなかった薬だった。

　しかし、そうした奇跡の薬よりずっと大きな意味があったのはおそらく、国民の衛生状態の改善であり、その結果、アメリカの疾病の様相は劇的に変化した。その死の渦巻き[*12]が一つの行政地区全体の人口を数週間で激減させたほどに強力だった伝染病、腸チフスは、いくつかの市《まち》の大規模な行政努力によって水道の衛生整備が進んだために、ほとんど発生が見られなくなった。一九世紀には「白いペスト」と恐れられた結核[*13]も、衛生環境の改善の結果、一九四〇年には一九一〇年の罹患率の二分の一にまで減少し、アメリカ人の平均寿命[*14]は半世紀のあいだに四七歳から六八歳まで延びた――それ以前の数世紀のあいだには達成されることのなかった急速な延びである。

　戦後医療の広範囲にわたる勝利によって、科学技術にはアメリカ人の生活を変える力があることが証明された。病院が急増し[*15]、一九四五年から一九六〇年にかけてアメリカ全体で一千近くの新病院が開設され、一九三五年には七〇〇万人だった全国の一年間の入院患者数は、一九五二年にはその二倍以上の一七〇〇万人まで増加した。医学的なケアが向上すれば治癒《キュア》への期待が高まるのは当然だった。ある学生も次のように述べている。[*16]「この病気には治療法はないと医者に告げられると、(患者は)侮辱されたように感じたり、この医者ははたして最新の治療法に通じているのだろうかといぶかったりする」

誕生したばかりの衛生的な郊外の街で、若い世代はかくして、あらゆる病気の治癒――死や病気の心配のない人生――を夢見た。「人生はどこまでも続くのだ[*17]」という考えに心安らいだ彼らは、耐久性のあるものを次から次へと買った。ボートくらいの大きさのスチュードベーカー、レーヨンのレジャースーツ、テレビ、ラジオ、別荘、ゴルフクラブ、バーベキューグリル、洗濯機。ロングアイランドのジャガイモ畑に開発された大規模な郊外住宅地、レヴィットタウン――アメリカンドリームを象徴する理想郷――では、「病気」は今では「家計」や「子育て」に次ぐ「心配事」の第三位[*18]だった。実際、子供の養育はかつてないほど強い国民的関心事になっており、出生率も着実に増加していた[*19](一九五七年のアメリカでは七秒に一人のペースで赤ん坊が誕生した)。経済学者ジョン・ガルブレイスが呼ぶところの「ゆたかな社会[*20]」は、永遠の健康が約束された、永遠に年を取らない社会――無敵の社会――という自己イメージをも持っていた。

しかし、すべての病気のなかでがんだけは、こうした前進に足並みをそろえるのを拒みつづけていた。もし腫瘍が限局しているのなら(一つの臓器や部位のみに存在し、手術で取り除けるなら)、そのがんは治癒する可能性があった。いつしか「摘出術」と呼ばれるようになったその技術は、一九世紀の外科手術の劇的な進歩の遺産だった。たとえば、乳房《にゅうぼう》にできた単一の悪性のしこりなら、一八八九〇年代にジョンズ・ホプキンス大学の偉大な外科医、ウィリアム・ハルステッドが確立した根治的乳房切除術で取り除けた。一九〇〇年代初めにX線が発見されたあとは、局所の腫瘍細胞を殺すのに放射線が用いられるようになった。

しかし科学的な観点からは、がんは依然としてブラックボックスだった。なんらかの深い医学的洞察に基づいた治療を施すよりも、一塊《いっかい》で取り除いたほうがましだといったような、謎めいた存在のままだった。がんを治すには（もし治せるなら、ということだが）、医者にはたった二つの戦略しかなかった。腫瘍を外科的に摘出するか、放射線で焼くか――熱い放射線か、冷たいナイフか。そのどちらかしかなかった。

ファーバーが化学物質を使った実験を開始するほぼ一〇年前の一九三七年五月、雑誌《フォーチュン》に、がん医療の「全景」に関する記事が載った。[*21]が、それはおよそ慰めにならないレポートだった。「治癒や予防に向けた新たな〝治療指針〟というものがいまだにまったく打ち出されていないのは驚くべき事実である……〝治療法〟自体はより効率的でより人道的なものになった。麻酔も無菌法もなしの荒っぽい手術は、より洗練された技術を用いた近代的な無痛手術に取って代わられた。かつてがん患者の肉を浸食した腐食薬は、X線とラジウムを使った放射線療法の登場によってすたれていった……だがいまだに、がんを〝治癒〟させるための治療指針は、たった二つしかないのが現状だ――がん組織を取り除き、破壊するという指針しか（前者は手術で、後者はX線で）。それ以外の方法の有効性はまったく証明されていない」

その《フォーチュン》の記事のタイトルは「がん――壮大な闇」であり、記者は、その「闇」とは医学の闇であると同時に政治的な闇でもあるとほのめかしている。がん研究に進歩がないのは、がんにまつわる深い医学的な謎のせいばかりでなく、がん研究に対する国全体の無関心のせいでもある、と。「がんの基礎研究を助成するための財団の数は二〇ほどしかない。その資金も、少ないところで五〇〇〇ドル、多いところでも二〇〇〇万ドル、総額でもたったの五〇〇〇万ドルしかない……フットボールの有名試合を観るためなら、人々は半日でその三分の一の金を喜んで使うというのに」

研究資金の停滞とはきわめて対照的に、病気そのものは急速に目立ちはじめていた。一九世紀のアメリカでももちろん、がんは存在していたし注目もされていたが、より一般的だった数々の病気の陰に隠れていた。一八九九年にバッファロー大学の著名な外科医、ロズウェル・パークがいつかがんが天然痘や腸チフスや結核をおさえて国民の主要な死因になるだろうと述べたときも、[22]彼の意見は「驚きの予言」として――結局のところ、四六時中がんの手術ばかりしている男の立てる大げさな予測にすぎないと――受け止められた。しかし一九三〇年代の終わりまでには、パークの発言は日に日に驚きではなくなり、しだいにまれになっていった。天然痘も激減し、一九四九年までにはアメリカで根絶された。[23]その一方で、がんはすでに他の病気を追い越して死因のはしごを着実にのぼっていた。一九〇〇年から一九一六年のあいだに、[24]がんの死亡率は二九・八パーセントも増加し、結核を僅差で追い越した。一九二六年には、がんは心臓病に次ぐアメリカ人の死因の第二位になった。[25]

国を挙げてのがん対策を提起したのは「がん――壮大な闇」というタイトルの記事だけではない。その年の五月には《ライフ》も独自にがん研究を調査し、[26]同様の危機感を伝えており、《ニューヨーク・タイムズ》も、増加するがんの罹患率に関するレポートを四月と六月に相次いで掲載している。一九三七年の七月に《タイム》のページにがんが登場したときには、[27]「がん問題」に対する関心は、あたかも強力な伝染病のようにメディアに広がっていた。

国を挙げてがん問題に取り組もうとする動きは、一九〇〇年代初めから定期的に盛り上がっては消えるというのを繰り返してきた。一九〇七年には、がん専門の外科医たちがワシントンＤＣのニュー・ウィラード・ホテルに集まって、がんの研究助成金の増額を議会に働きかけるための組織を設立した。一九一〇年にはこの組織、すなわちアメリカがん学会（ＡＡＣＲ）の説得により、[*28]タフト大統領はがん研究のための国立研究所の創設を議会に提案した。この計画には最初こそ興味が示されたが、実現に向けた努力は結局、数回の断続的な試みのあとで失速した。政治的なサポートが得られなかったのがその大きな要因だった。

タフト大統領の提案が棚上げされてから約一〇年後の一九二〇年代末、がん研究に予期せぬ新たな擁護者が現れた。ウェストバージニア州フェアモント出身の元弁護士で、上院で任期一年目をつとめていた熱意と不屈の精神の持ち主、マシュー・ニーリーである。ニーリーは科学方面の政策には明るくなかったが、ここ一〇年でのがんの死亡者数の急増――一九一一年には男女合わせて七万人だったのが、一九二七年には一一万五千人にまで増加していた――に注目しており、[*29]「ヒトのがんの根絶につながる情報」を提供した者には五〇〇万ドルの報奨金を与えるという広告を出すよう議会に働きかけた。[*30]

それは、いかにも低級な戦略――保安官事務所に犯人の顔写真を貼るのに似ていた――であり、引き起こした反応も、そのほとんどが低級だった。数週間のうちにワシントンＤＣのニーリーのオフィスには、マッサージ、強壮薬、軟膏、湿布、膏薬、聖水といった、考えうるありとあらゆる治療法の[*31]書かれた手紙がいかさま医者や信仰療法師から届けられ、そうした反応に憤った議会はとうとうニーリーのがん対策法案に五万ドル（ほとんどコミカルなまでに、要求額のわずか一パーセントまで減らして）を出すことにした。

一九三七年、上院議員に再選されたニーリーは、持ち前の根気強さで、今度はホーマー・ボーン上院議員とウォーレン・マグナソン下院議員とともに、国家的ながん対策プログラムの始動に向けた新たな活動を開始した。そのころにはすでにがんは社会の注目の的になっていて、《フォーチュン》や《タイム》が人々の不安と不満を次々と煽るなか、政治家は具体的な対応を示そうと躍起になってい た。六月、上下両院合同会議が開かれ、[*32] 法案がつくられると、法案は公聴会を経て議会を駆け抜け、一九三七年七月二三日、合同会議にて全会一致で採択された。かくして二週間後の八月五日、ルーズベルト大統領は国立がん研究所法に署名したのである。

国立がん研究所法によって、がんの研究と教育の調整を目的とした新たな科学機関、国立がん研究所（ＮＣＩ）が設立された。☆ 大学や病院から科学者が集められて諮問協議会がつくられ、[*33] 首都ワシントンＤＣから数マイル郊外にあるベセスダの、緑豊かなアーケードと庭に囲まれた場所に、磨き上げられた廊下といくつもの会議室を持つ最新式の研究所がつくられた。「がんという人類最大の敵を征服するために、わが国は戦闘配備を開始した」[*34] 一九三八年一〇月三日の起工式で、ボーン上院議員はそう力強く宣言した。ほとんどなんの成果ももたらさなかった二〇年間を経て、ついに国を挙げてのがん対策がようやく動き出したかのように見えた。

それはまちがいなく、正しい方向へと向かう大胆で勇気ある一歩だった――だが、タイミングが悪かった。ベセスダでＮＣＩのキャンパスの除幕式がおこなわれたほんの数カ月後の一九三八年初冬には、がんとの闘いはそれとはまったく異なる種類の戦争に対する不安の陰に隠れはじめていた。一一

☆　一九四四年にＮＣＩは国立衛生研究所（ＮＩＨ）の一部となり、その後数十年のあいだに設立されるさまざまな病気の研究機関の原型となった。

月、ナチス軍はドイツ国内のユダヤ人への組織的な迫害政策を本格化し、何千人ものユダヤ人を強制収容所に送り込んだ。晩冬にはアジアとヨーロッパ各地で軍事衝突が勃発し、第二次世界大戦が始まるのはもはや時間の問題となった。一九三九年、軍事衝突はさらに激化し、一九四一年一二月、アメリカはついに大戦の渦のなかに引きずり込まれた。

第二次世界大戦は、優先順位の劇的な変化を余儀なくした。NCIがかつてがんセンターに生まれ変わらせたいと願ったボルティモアの海軍病院[*35]はすみやかに戦争病院となり、科学研究にあてられるはずの財源は滞り、戦争に直接関係したプロジェクトに流れた。科学者もロビイストも内科医も外科医も世間のレーダースクリーンからこぼれ落ちた――「みな沈黙した[*36]」と、ある科学者は回想する。「彼らの功績が載るのは死亡記事のなかだけだった」

NCIについても、もはや死亡記事が出たも同然だった。議会が約束した「計画性のあるがん対策[*37]」のための基金が現実のものとなることはなく、NCIは放置されたまま活気を失っていった。一九四〇年代という時代において思いつくかぎりの、ありとあらゆる近代的設備を備えつけたにもかかわらず、そのきらめくキャンパスはいつしか科学者たちのゴーストタウンと化した。ある科学者はNCIを「静かで落ち着ける田舎町[*38]」と冗談めかして呼んだ。「陽が燦々と射し込む大きな窓の下でうたた寝をするのはなんとも気持ちよかった[☆]」

世間もしだいに沈黙していった。メディアの降ってわいたような一時的な注目のあと、がんはふたたび、公に口にされることのない、話題にすべきではない、陰で囁かれるだけの病気になった。一九五〇年代初頭、がん患者の支援活動をしていた乳がん経験者のファニー・ローズノウ[*39]が乳がん患者支援グループの広告を掲載してもらおうと《ニューヨーク・タイムズ》に電話すると、電話はどういうわけか同紙の社会面の編集者にまわされた。広告を載せてもらえないかと彼女が頼むと、長い沈黙のあとで、編集者はこう言った。「申しわけありません、ミズ・ローズノウ。しかしながら、《ニューヨーク・タイムズ》の紙面に〝乳〟や〝がん〟といったことばを載せるわけにはいきません。どうでしょう」と編集者は続けた。「〝胸壁の病気に関する会合がある〟といった文面では?」ローズノウはうんざりして電話を切った。

ファーバーが一九四七年にがんの世界に足を踏み入れたときには、すでに過去一〇年間続いた世間の大騒ぎは鎮まっており、がんはふたたび、政治的沈黙の病になっていた。小児病院の広々とした病棟では、医者や患者がそれぞれ個人的ながんとの闘いを続け、階下のトンネルではファーバーが化学物質や実験を相手に、なおいっそう個人的な闘いを続けていた。

そんな孤独こそ、ファーバーの初期の成功の鍵だった。世間のうるさい監視の目を逃れて、彼は輪郭の曖昧な小さなパズルのピースを組み立てていった。治療薬を持たない内科医からも、血液を手術することのできない外科医からも見捨てられた孤児のような病気、それが白血病だった。「白血病は」と、ある医者は語っている。[*40]「ある意味、第二次世界大戦前はがんですらなかった」白血病とは、どの病にも属さず、どの学科や分野にも属さないのけ者のような病だった——まるでファーバー自身のように。

もし白血病がどこかに「属す」としたら、[*41]それは血液学、すなわち正常な血液を研究する分野であり、白血病の治療法が見つかるとしたら、それは血液の研究によってもたらされるはずだった。正常

☆　一九四六年から四七年にかけて、ニーリーとクロード・ペッパー上院議員は三度目のがん対策法案を出すが、[*42]一九四七年の議会において僅差で否決された。

な造血のメカニズムを解明すれば、そこから逆にたどって異常な白血病細胞の増殖を阻止する方法が見つかるかもしれない、とファーバーは考えた。彼の戦略は、正常から異常へ逆向きに病気に近づく――逆方向からがんに立ち向かう――というものだった。

　正常な血液についての知識のほとんどを、ファーバーはジョージ・マイノットから学んだ。マイノットは、鋭い青い目をした、細身で頭の禿げあがった上流階級出身者で、ボストンのハリソン・アヴェニューのそばに立つ列柱を備えた石煉瓦造りの建物内に研究室を持っていた（小児病院を含む数々の医療機関が集まったロングウッド・アヴェニューの広大なメディカル・エリアからは、ほんの数マイルしか離れていなかった）。ハーバードの血液専門医の多くがそうであるように、ファーバーも一九二〇年代、小児病院のスタッフとなる前の短期間、マイノットのもとでトレーニングを受けていた。

　血液病学にはどの時代にも謎があるが、マイノットの時代の謎は悪性貧血だった。貧血とは赤血球の不足した状態であり、なかでももっとも多いのは、赤血球をつくるのに欠かせない鉄の欠乏によって起こる病型だ。しかし、マイノットが研究したまれな貧血、悪性貧血の原因は鉄欠乏ではなかった（実のところ、その名前は鉄を用いた通常の治療が効かないことに由来している）。マイノットの研究チーム[*43]は患者におぞましい調合物――ニワトリのレバー二分の一ポンド[*44]、生焼けのハンバーグステーキ、生のブタの胃、一度などは、学生に吐かせた胃液[*45]をバターとレモンとパセリで味付けしたもの[*46]――を食べさせ、そして一九二六年、悪性貧血は重要な微量栄養素――のちにビタミンB12と同定される単一分子――の欠乏を原因とする病であることを突き止めた[*47]。新たな道を切り拓いたこの研究によって、マイノットと二人の同僚は一九三四年、ノーベル賞を受賞する[*48]。マイノットはこの研究で、分子を補うことで複雑な血液病を治せることを証明し、血液というのは分子のスイッチでその活動のオンとオフが切り替わる一つの臓器であることを証明した。

マイノットらが研究していない貧血で、栄養素の欠乏を原因とする、同じく「悪性の」——この場合は道徳的な意味合いで——貧血がほかにもあった。八千マイル彼方のボンベイの繊維工場[*49]（イギリス人貿易商が所有し、無慈悲な地元の代理業者が管理していた）では、賃金があまりにも低く引き下げられたために、労働者たちは絶望的な貧困のなかで暮らし、治療が施されることもないままに、栄養失調に苦しんでいた。一九二〇年代にイギリス人医師たちが慢性的な栄養失調の影響を調べようと労働者を検査した結果、多くの者、とりわけ出産後の女性に極度の貧血が見られることが判明した（これもまた植民地の魅力の一つだったというわけだ。ある集団に悲惨な状況をつくり出したあとで、その集団を社会学的、医学的な実験対象にしたのだ）。

一九二八年、ロンドン女子医学校を卒業したばかりの若きイギリス人医師、ルーシー・ウィルス[*50]は奨学金を得て、この貧血を研究するためにボンベイに渡った。血液専門医のなかでもウィルスは一風変わった存在だった。血液に対する強い好奇心に突き動かされて、謎めいた貧血の原因を突き止めるために思いつきではるか遠くの国にまで行ってしまうような、そんな大胆な女性だった。マイノットの研究結果についてはウィルスも知っていたが、マイノットが扱った貧血とは異なり、ボンベイの貧血にはマイノットの調合物やビタミンB12は効かず、驚いたことに、当時イギリスやオーストラリアの健康志向の強い人々のあいだで人気だった、イーストを主原料とした黒っぽいペースト状の食品、マーマイトが効いた。マーマイトのどの栄養素が鍵なのかは突き止められなかったが、ウィルスはとりあえずその栄養素をウィルス因子[*51]と名づけた。

やがてウィルス因子は、果物や野菜に含まれる（マーマイトに豊富に含まれる）水溶性ビタミン、葉酸だと判明する。細胞が分裂する際にはＤＮＡ——細胞のすべての遺伝情報を担う物質——をコピーする必要がある。葉酸はＤＮＡ合成に必須の材料であり、したがって細胞分裂に欠かすことができない。血球はヒトの体内でもっとも速いスピードでおこなわれる細胞分裂（一日に三千億個以上）によってつくられるため、造血はとりわけ葉酸に依存している。葉酸が欠乏すると（ボンベイの例のように、野菜摂取不足によって）、骨髄での造血は停止してしまい、吐き出された何百万という未熟な血球がまるで未完成の商品のように組み立てラインを詰まらせてしまう。骨髄は正常に機能しなくなった工場、ボンベイの繊維工場と不思議なほど似通った栄養失調の生物学的工場になってしまうのだ。

一九四六年初夏にファーバーの心を奪っていたのはそうした関係性――ビタミンと骨髄と正常血液との関係――だった。しかし実際に彼が、まさにこの関係性にヒントを得て始める最初の臨床試験は、やがてとんでもない過ちであることが判明する。栄養失調の患者に葉酸を投与した結果、正常な造血が取り戻されたというルーシー・ウィルスの報告を知ったファーバーは、白血病の子供に葉酸を投与した場合にも正常が取り戻せるのではないか考えた。そして、そのかすかな希望を追いかけて合成葉酸を入手し、白血病の子供を集めて葉酸を注射しはじめたのだ。

数カ月のあいだに、葉酸は白血病の進行を抑えるどころか、加速させた。ある患者では、白血球数が二倍近くまで増え、また別の患者では血中に爆発的に送り込まれた白血病細胞が皮膚に浸潤した。ファーバーは慌てて臨床試験を中止し、その現象を「加速」と呼んだ。[*52] 危険物が底に向かって真っ逆さまに自由落下するさまに似ていたからだ。

小児病院の小児科医はファーバーの臨床試験を知って腹を立てた。その葉酸類似物質は白血病を加速させたばかりでなく、子供たちの死を早めたのだ。しかしファーバーは好奇心をかき立てられていた。もし葉酸が子供たちの白血病細胞を加速させたなら、別の薬――葉酸拮抗薬――を使って葉酸の供給を止めたらどうだろう？　白血球の増殖を止められる化学物質なら、白血病も止められるのではないか？

マイノットとウィルスのそれぞれの発見が組み合わさって、一つの絵がぼんやりと浮かび上がってきた。そもそも骨髄というものが忙しく稼働する細胞工場だとしたら、白血病細胞に占拠された骨髄というのはその同じ工場が暴走した状態、すなわち、がん細胞を産生するようになった狂った製造工場ということになる。マイノットとウィルスは生体に栄養素を与えることで骨髄の生産ラインをオンにした。では、栄養素の供給を阻止することで悪性の造血をオフにできないだろうか？　ボンベイの繊維工場の労働者の貧血を、ボストンの病院で治療的に再現できないだろうか？

小児病院の地下の研究室からブルックラインのエーモリー・ストリートの自宅までの長い道のりを歩きながら、*53 ファーバーはずっとそんな薬について思いをめぐらせていた。黒っぽい木製パネルの壁に囲まれた部屋での夕食はいつも、形式的で質素だった。音楽家兼文筆家の妻ノーマはオペラと詩について語り、シドニーは剖検や臨床試験や患者について話した。夜、ノーマがピアノの音階を練習する音を背後に聴きながら病院へと戻っていくファーバーの頭には、「がんを抑える化学物質」という考えがこびりついていた。彼は強い熱意とともにその化学物質をはっきりと目に浮かべていた。だがそれが具体的になんなのか、なんと呼べばいいのかはわからなかった。「化学療法」ということばが、今日私たちが使っているように、抗がん剤という意味で使われたことはまだなく、☆ファーバーがありと思い描いていた「ビタミン拮抗薬」という複雑な薬剤も存在しなかった。

☆　一九一〇年代、ニューヨークで、ウィリアム・B・コーリー、ジェイムズ・ユーイング、アーネスト・コッドマンの三人が、細菌毒素の混合物――いわゆるコーリーの毒素――を用いて骨肉腫の患者を治療した。一過性の反応は得られたものの、その予想外の反応は免疫の活性化によるものと考えられ、腫瘍医や外科医の興味を強く惹きつけることはなかった。

あの悲惨な結果に終わった最初の臨床試験に使われた葉酸は、ファーバーの古い友人で化学者のイエラプラガダ・スバラオ（サバロウ）――同僚からはイエラと呼ばれていた――の研究室から手に入れたものだった。イエラは多くの点でパイオニアだった。だが科学者としての彼のそんな紆余曲折以前には、生物学に偶然足を踏み入れた化学者でもあった。医者から細胞生理学者に転向した彼はまた、より捨て鉢で大胆な人生の紆余曲折があった。インドで医学研修を終えたあと、一九二三年に、金も心の準備もないままハーバード熱帯医学大学院の奨学生としてボストンにやってきた。*54 しかしすぐに、ボストンの気候は熱帯とはほど遠いことに気づいた。風の吹きすさぶ極寒のボストンで、医者の仕事にもつけないまま（アメリカで臨床医として働くための免許を持っていなかった）、ブリガム・アンド・ウィメンズ病院の夜勤のポーターとして、ドアを開けたり、シーツを交換したり、溲瓶《しびん》を洗ったりする日々を送った。

だが医療現場の近くにいたことが功を奏した。病院のなかに友人やコネができ、彼はやがて昼間の仕事、ハーバード大学医学部の生化学講座の研究職にありついた。最初にたずさわったのは、生きた細胞から分子を精製し、細胞を化学的に解剖してその構造を解明するプロジェクト――突きつめて言えば、細胞に生化学的な「剖検」をおこなうプロジェクトだった。実験自体は想像力よりも忍耐力を要する類いのものだったが、すばらしい恩恵ももたらした。あらゆる生物のエネルギー源となる分子、アデノシン三リン酸（ＡＴＰ）と（ＡＴＰは細胞内で化学的な「エネルギー」を運ぶ）、筋細胞のエネルギーを運ぶ分子、クレアチンの精製に成功したのだ。どちらか一つの精製だけでも充分にハーバード大学の教授になれたはずだったが、スバラオは外国人であり、夜を好む隠遁者であり、ダウンタウンのワンルームのアパートメントに住む、なまりの強いベジタリアンだった。そして友人といえば、同じく夜を好む隠遁者、ファーバーくらいのものだった。一九四〇年、終身在職権も正当な評価も拒否されて憤ったスバラオは、ハーバード大学を離れ、アメリカン・サイアナミッド社の所有するニューヨーク州北部の医薬研究所、レダリー研究所で働きはじめた。化学合成の研究グループを率いてほしいと以前から打診があったのだ。

スバラオはレダリー研究所ですぐに馴染みの手法をアレンジし、栄養サプリメントとして使う目的で、それまでに彼が発見した天然の細胞内化学物質を人工的に合成する研究に着手した。悪性貧血患者で欠乏している栄養素、ビタミンB12を濃縮したサプリメントはすでに一九二〇年代に別の製薬会社[*55]〈イーライリリー〉が販売して多大な収益をあげていた。そこでスバラオは、別の貧血――これまで顧みられてこなかった葉酸欠乏が原因の貧血――の治療薬を開発しようと考えた。しかしブタの肝臓から葉酸を抽出するのに何度か失敗すると、[*56]一九四六年に方針転換し、科学者チームの助けを借りて葉酸をゼロから合成することに決めた。

葉酸の合成は思いがけないボーナスをもたらした。葉酸の合成反応は途中にいくつかの段階を経ているため、スバラオのチーム☆は、反応のレシピを少しずつ変えることによって、いくつもの葉酸類似体をつくり出すことに成功したのだ。それらの葉酸類似体――分子構造が本物と非常によく似ている偽物――は意外な性質を持っていた。細胞内の酵素や受容体は、さまざまな分子をその化学構造で見分けているが、天然の分子構造に酷似した「おとり」なら、そうした受容体や酵素に結びつくことができる。そして、あたかもまちがった鍵が錠を駄目にするように、それらの活動を阻害する。スバラオがつくり出した類似体はそんな葉酸拮抗薬としての働きを持っていた。

☆ D・R・シーガーとB・ハッチングスもチームの主要メンバーだった。

これぞまさにファーバーが夢に描いていたビタミン拮抗薬だった。ファーバーがスバラオに手紙を書いて葉酸拮抗薬を白血病患者に使えないかと申し出ると、スバラオはそれに同意した。かくして一九四七年晩夏、葉酸拮抗薬の最初の小包がニューヨークのレダリー研究所を出て、ファーバーの研究室に届けられたのだった。

ファーバーの挑戦状

この病気に苦しむ人々は何世紀にもわたって、考えうるありとあらゆる実験の対象になってきた。野原も森も、薬屋も寺院も、この手に負えない病を癒す方法を求める人々によって隅々まで探られた。貢ぎ物をせずにすんだ動物はほぼ皆無であり、毛や皮、歯や爪、胸腺や甲状腺、肝臓や脾臓が、治療法を求める人間たちの虚しい努力に捧げられた。*1

——ウィリアム・ベインブリッジ（一七七四～一八三三。アメリカの軍人、アメリカ海軍大将）

このたたりのような病の根絶に向けた探求は……気まぐれな実験や、まとまりのない研究に委ねられているのが現状だ。*2

——《ワシントン・ポスト》、一九四六年

ボストンのロングウッドの病院から七マイル南の街、ドーチェスターは西はすすで汚れた工業地帯に、東は大西洋の灰色味を帯びた緑色の湾にはさまれた三角形の街で、不規則に延び広がった典型的なニューイングランドの郊外住宅地だ。一九四〇年代後半にユダヤ系とアイルランド系の移民——造船家、鉄の鋳造師、鉄道技師、漁師、工場労働者——がドーチェスターにいっせいに入植し、曲がりくねったブルー・ヒル・アヴェニューに沿って立ち並ぶ煉瓦と下見板の外壁を持つ家々に住み着いた。ドーチェスターは自らを郊外のファミリータウンとして徹底的に改造した。川沿いには公園や遊び場をつくり、ゴルフコースや教会やシナゴーグもつくった。日曜の午後には家族連れがフランクリン公園に集まり、葉の生い茂った小道を歩きながら動物園のダチョウやホッキョクグマやトラを眺めた。

一九四七年八月一六日、動物園の向かいの家に住むボストン海軍工廠の職員の子供を不可解な病が襲った。高低を繰り返すパターンのはっきりしない熱が二週間以上続き、子供はしだいに元気がなくなり、顔色が悪くなった。その子供、ロバート・サンドラー[*3]は二歳で、双子の弟のエリオットは活発でぽっちゃりとした、健康そのものの幼児だった。

最初の発熱から一〇日後、ロバートの症状は著しく悪化した。熱がさらに高くなり、ばら色だった顔色は幽霊のような乳白色になった。ロバートはボストン小児病院に送られた。ロバートの脾臓――血液の貯蔵および造血のための拳大の臓器（通常は肋骨の下に隠れていて体表からはほとんど触れない）――が見てすぐわかるほど腫大しており、詰め込みすぎた鞄のように垂れ下がっていた。ファーバーの顕微鏡の下の一滴の血液が、ロバートの病気の正体を明かした。何千個というリンパ球系の未熟な白血球が狂ったように分裂している像――染色体があたかも握ったり開いたりしている小さな拳のように凝縮したり分離したりしている像――が見られたのだ。

ロバートが小児病院にやってきたのは、ファーバーがレダリー研究所の小包を受け取ってからほんの数週間後のことだった。一九四七年九月六日、ファーバーはロバートに、レダリー研究所が開発した初の葉酸拮抗薬、プテロイルアスパラギン酸（ＰＡＡ）の投与を開始した[*4]（当時は新薬――たとえそれが副作用の強い薬物でも――の臨床試験への患者の同意は一般的には必要とされず、両親がときおりぞんざいな説明を受けるくらいのもので、子供が説明を受けたり意思を尋ねられたりすることはなかった。医学研究をおこなう前に被験者の明白な自発的同意が必要であると定めたニュルンベルク綱領は、ＰＡＡの臨床試験の始まるほぼ一カ月前の一九四七年八月九日に立案されていたが、ボストンのファーバーはそのような綱領について聞いてすらいなかったと思われる）。

ＰＡＡはほとんど効かなかった。その後の一カ月のあいだに、ロバートはますます元気がなくなっていった。白血病細胞が脊髄に浸潤し、足をひきずるようになった。関節から関節へと移動する激しい痛みが出現した。大腿骨に浸潤した白血病細胞によって骨折が起きると、ロバートは壮絶な痛みに苦しむようになった。一二月には、もはやなんの望みもないように思えた。かつてないほどに白血病細胞の充満した脾臓の端は骨盤まで垂れ下がっていた。ロバートは無口になり、ぐったりとした。むくんで、蒼白で、死の淵にいた。

だが一二月二八日、ファーバーのもとに、レダリー研究所のスバラオとハリエット・キルティからＰＡＡの構造をわずかに変化させた新しい葉酸拮抗薬、アミノプテリンが届けられた。ファーバーはすぐにその薬を取り出し、男の子の症状がせめて少しでもやわらぐことを願って、届いたばかりの新薬を投与しはじめた。

効果はめざましかった。九月には一万、一一月には二万、一二月には七万近くと天文学的数値に向かってどこまでも増えつづけていた白血球数がいきなり上昇をやめ、一定になった。そしてさらに驚いたことに、白血球数は実際に減少しはじめ、末梢血から白血病細胞が消えていき、やがてほとんど消失した。大晦日には、白血球数はピーク時の六分の一まで下がり、ほぼ正常となった。完全に消えたわけではなかったが――顕微鏡下では、まだ悪性の白血球が見えた――がんは一時的に勢いを減じ、凍てつくようなボストンの冬のなかで、血液学的膠着状態のまま凍りついていた。

一九四八年、一月一三日、ロバートはクリニックに戻り、二カ月ぶりに自分の足で歩いた。腫大していた脾臓と肝臓が劇的に縮んだために、彼の服の「お腹のあたりがぶかぶか」になっているのにファーバーは気づいた。出血傾向もなくなり、まるで六カ月分の食事を取り戻そうとするかのように、食欲旺盛になっていた。二月には、機敏さも、栄養状態も、活発さも、双子の弟となんら変わるところがなくなった。わずか一カ月という束の間の期間ではあったが、ロバート・サンドラーとエリオット・サンドラーはまた一卵性双生児に見えるようになった。

ロバートの寛解《かんかい》――白血病の歴史のなかで前例のない出来事だった――をきっかけに、ファーバーはにわかに忙しくなった。一九四八年の初冬にはさらに患者が増えた。咽喉《のど》の痛みを訴える三歳男児、頭と首にしこりができた二歳半の女児。どの症例も最終的には小児急性リンパ性白血病（ＡＬＬ）と診断された。スバラオから葉酸拮抗薬が次々と届き、それを是が非でも必要とする患者が集まってくると、ファーバーは仕事を手伝ってもらうために血液専門医のルイス・ダイアモンドをはじめとする何人かの医師を採用した。助手として、ジェイムズ・ウォルフとロバート・マーサーとロバート・シルヴェスターも雇った。

ファーバーの最初の臨床試験が小児病院の上層部を怒らせたとしたら、今回の、つまり二度目の臨床試験は心底激怒させた。病院スタッフは小児科のインターンを全員、白血病の化学療法病棟から引き揚げさせると採決で決め*5（白血病病棟はあまりにも絶望的かつ実験的な雰囲気に満ちているために、医学教育の助けにはならないというのがその理由だった）、その結果、実質的にファーバーと彼の助手だけで患者の治療いっさいをこなさなければならなくなった。ある外科医が書いているように、小児がん患者は「病棟の一番奥に押し込められる」*6のが普通だった。患者はいずれにしろもう死の床にいるのだ、と小児科医たちは主張した。「静かに死なせてあげる」*7ほうが、より親切で思いやりのあるおこないではないだろうか？　ある臨床医がファーバーの新しい「化学物質」について、白血病の子供にとっての最後の手段とすべきだと主張すると、ファーバーは、病理医として過ごしたかつての人生を思い出してこう言い返した。「そのころには、必要な化学物質はホルマリンだけになっている[*8]」

　ファーバーは病棟の浴室のそばの奥の部屋を仮設クリニックにつくり替えた。彼のこぢんまりとしたチーム[*9]は病理部のなかの空《あ》きスペース——奥の部屋や吹き抜け階段や空いているオフィス——で寝起きした。病院からの支援は最小限しかなく、アシスタントは骨髄穿刺針を自分で研いだ[*10]。それは、外科医が自分のメスを砥石で研ぐのと同じくらい時代遅れの作業だった。スタッフは細部まで見逃すことなく患者の経過を追いかけ、血球数や点滴や体温を残らず記録した。もし白血病を打ち負かすことができるとしたら、その闘いの一秒一秒を後世のために記録したい。ファーバーはそう考えていた——たとえ自分以外の誰もそれを見届けたいと思っていなくても。

　その一九四八年の冬、厳しい陰鬱な寒気がボストンの街を襲った。吹雪のせいでファーバーのクリニックの機能は停止し、ロングウッド・アヴェニューに続く狭いアスファルトの道路には泥混じりの湿った雪が積み上げられた。秋でも寒かった暖房の効きの悪い病院の地下のトンネルは、凍るような寒さになった。葉酸拮抗薬の連日投与は不可能になり、ファーバーのチームは投与回数を週三回に減らした。二月、ようやく吹雪がおさまり、連日投与が再開された。

　その間に、小児白血病を対象としたファーバーの臨床試験のニュースは広がり、患者が徐々に集まりはじめた。症例が増えるにつれ、やがて信じがたいパターンが明らかになってきた。葉酸拮抗薬は白血病細胞の数を減少させ、ときに完全に——少なくともしばらくのあいだは——消失させることが確実になったのだ。ロバート・サンドラーと同じくらい劇的な寛解《かんかい》にいたった例もあった。アミノプテリンの治療を受けた二人の少年はまた学校に行けるようになり、[11] 七カ月間寝たきりだった二歳半の少女は[12]「走りまわって遊べる」ようになった。正常になった血液は子供たちに、不安定な、つかのまの正常を取り戻させた。

だがいつも同じ落とし穴が待っていた。数カ月の寛解のあとで、がんは必ず再発し、最終的にはもっとも強力なスバラオの薬も効かなくなった。骨髄にはふたたび白血病細胞が出現して血中にどっと流れ込み、もはや葉酸拮抗薬ではその増殖を抑えられなくなった。一九四八年、数カ月の寛解のあとで、ロバート・サンドラーは亡くなった。

しかしたとえ一時的にしろ、寛解自体はまぎれもない寛解であり、歴史的な出来事だった。一九四八年四月、論文として報告できるほどデータが集まったところで、[13] ファーバーのチームは《ニューイングランド・ジャーナル・オブ・メディシン》に論文を発表した。チームが治療したのは一六例。そのうち一〇例が治療に反応し、約三分の一にあたる五例は診断後四カ月、ときに六カ月も生存した。白血病という病気にとって、六カ月はまさに永遠だった。

一九四八年六月三日に発表された七ページにもおよぶファーバーの論文には、表や図や顕微鏡写真、臨床検査値や血球数のデータがぎっしりと並んでいる。文面は堅苦しく、形式的で、客観的で、科学的だ。にもかかわらず、偉大な医学論文というものが常にそうであるように、読み出したら止まらないほど面白く、すぐれた小説というものが常にそうであるように、時代を超越している。それを読むと今日でも私たちは、ボストンの病棟の激動の日々に放り込まれる。なんとか生き延びようと精いっぱいがんばる子供たち。消えたと思ったら必ず戻ってくる恐ろしい病の治療薬を求めて奮闘するファーバーと彼の助手たち。それは、冒頭と中盤と、そして残念なことに、終わりのある物語だった。

ファーバーのその論文は、ある科学者が回想するように、「疑念と不信と怒り」[*14]をもって受け止められた。しかしファーバーは、自分の研究には期待をかき立てるメッセージが込められていると信じた。がんを、それももっとも進行の速い種類のがんを、ついに薬で、すなわち化学物質で治療できたのだ。一九四七年から一九四八年にかけての半年間のあいだに、ファーバーは、ドアが開き——ほんのつかのま、彼を誘惑するかのように開き——そしてまたしっかりと閉まるのを見た。そしてその開かれたドアの向こうに、彼は光り輝く可能性を垣間見たのだ。事実、進行の速い全身性のがんが一種類の化学薬品で消えるというのはがんの歴史上前例のないことだった。一九四八年の夏、アミノプテリン投与後の小児白血病患者の骨髄生検をしたファーバーの助手の一人は、目を疑った。「あれほど正常な骨髄像を見たら」[*15]と彼は書いている。「治癒を夢見ても不思議はない」

そう、ファーバーも夢見たのだ。悪性細胞が特異的な抗がん剤で殺され、正常細胞が再生して本来の生理的なスペースを取り返す夢を。あらゆる種類の拮抗剤によってがん細胞が抹殺される夢を。白血病を化学物質で治癒させ、その治療経験をより一般的ながんに応用する夢を。彼はがん医療に挑戦状を叩きつけた。その挑戦を受けるか否かは、同時代に生きる医師と科学者に委ねられていた。

内密の疫病

この世を小宇宙に見立てて語るメタファーには、その人の世界観がよく表れる。*[1]

——スティーヴン・ジェイ・グールド

このように、三千年以上ものあいだ医者たちはこの病を知っていた。そして三千年以上ものあいだ、人類は「治癒」を求めて医者のドアをノックしつづけてきた。*[2]

——《フォーチュン》、一九三七年三月号

今日、ノックもせずに入り込んでくる病気といえば癌であって、ひそかに侵入する非情の病気ということになっている。*[3]

——スーザン・ソンタグ『隠喩としての病い　エイズとその隠喩』

われわれは、がんを「近代的な」病と考えがちだ。なぜならその比喩がきわめて近代的だからだ。過剰産生の病、爆発的成長——止められない成長、制御不能という奈落に落とされた成長。現代生物学はわれわれに、細胞を分子の機械としてとらえるよう促す。がんは（成長しろという）イニシャルコマンドを消せなくなった機械であり、破壊不能な自動推進式オートメーションに切り替わった機械である。

がんを二〇世紀の病ととらえる考え方は、スーザン・ソンタグが『隠喩としての病い エイズとその隠喩』のなかで力説しているように、時代の象徴と考えられたもうひとつの病、つまり一九世紀の結核を想起させる。どちらの病も、スーザン・ソンタグが辛辣に指摘しているように、「汚らわしい（obscene）――不吉で、忌まわしくて、不快で、我慢ならないというそのことばの本来の意味において――病気ととらえられた」どちらの病も生命力を吸い取り、死と対峙する時間を引き延ばし、どちらの場合も、死そのものよりも死にかけている状態のほうがその病をより強く定義づける。

そうした類似点はあっても、やはり結核は異なる世紀の病である。結核（または肺病）は、ビクトリア女王時代のロマン主義が病気というもっとも極端な形を取ったもの――熱、容赦のなさ、息苦しさ、妄想――であり、詩人の病だった。ローマのスペイン階段を見下ろす小さな部屋で、死に向かって静かに衰えていったジョン・キーツ。[*4] 恋人たちに感銘を与えるために結核で死ぬのを夢見た、どこまでもロマンスに取り憑かれたバイロン。「死と病はしばしば美しい、たとえば……結核の消耗熱の輝きのように」[*5] とデイヴィッド・ソローは一八五二年に書いている。トーマス・マンの『魔の山』で、この「消耗熱の輝き」は患者の内部に熱に浮かされたような創造力を解き放つ――患者を啓発し、その思考を明快にし、カタルシスを起こさせる、やはりその時代のエッセンスに満たされた力を。

それに対して、がんにはより現代的なイメージがつきまとう。がん細胞は過度の個人主義者であり、外科医で文筆家のシャーウィン・ヌーランドが書いているように「あらゆる意味で規範に従わない」[*6]。ある場所から別の場所へのがんの移動を表わす転移 *metastasis* ということばは、*meta* と *stasis* ――ラテン語で「静止を越えて」という意味――を組み合わせた興味深いことばであり、近代性にひそむ独特の不安定さというイメージにつながる、係留を解かれた、どこか一定ではない状態を表わしている。結核が病理学的に「中身を取り除く」ことによって患者を殺したのだとしたら（結核菌はゆっくり肺に穴を開けていく）、がんは人間の体を「過剰な細胞で満たす」ことによってわれわれを窒息死させる。がんもまた、結核とは反対の意味で、「消耗病」なのである。すなわち、「過剰の病」という意味で。がんは拡張主義者の病である。組織を侵略して敵のなかに植民地をつくり、ある臓器の「聖域」に逃げ込んだと思ったら、また別の臓器に移動する。その生き方は必死で、創意に富み、猛烈で、縄張り的習性を持ち、狡猾で、防衛的であり、ときに、あたかもわれわれに生き残り方を教示しているかのようにすら思える。がんに立ち向かうということは、われわれと類似の種に、ひょっとしたらわれわれ自身よりも適応能力の高い種に立ち向かうことなのだ。

そんなイメージ、がんはがむしゃらで悪意あるわれわれ自身の同時代の分身だというイメージは、われわれの頭に取り憑いて離れない。なぜなら、少なくとも部分的には真実だからだ。がん細胞は正常細胞の驚異的な異形であり、がんは目を見張るほど巧みな侵略者かつ進入者だ。というのもがんは、われわれを種として、生物として繁栄させた、まさにその仕組みを利用しているからだ。

正常細胞と同じく、がん細胞の増殖も一個の細胞が二個に分裂するところから始まる。正常組織では、特異的なシグナルによって増殖が刺激され、また別のシグナルによって増殖が止まるといった具合に、そのプロセスは厳密に制御されている。それに対してがんでは、無制御の増殖が次々と新しい世代の細胞を生み出していく。遺伝的に共通の祖先を持つ細胞群を、生物学者はクローンと呼ぶが、がんは今日、クローン性の疾患だと判明している。現在知られているほぼすべてのがんが、一個の細胞——どこまでも分裂しつづけ、生きつづける能力を獲得した結果、かぎりない数の子孫を生み出せるようになった細胞——に由来する。つまりがんでは、ウィルヒョウが言うところの、「すべての細《オムニス・ケ》胞は細胞から《ツルラ・エ・ケツルラ》」が無限に繰り返されるのだ。

しかしがんは単なるクローン性疾患ではない。クローン性に進化する疾患なのだ。もし進化しないのなら、がん細胞は浸潤し、生き残り、転移するといういくつものすぐれた能力を身につけることはできない。どの世代のがん細胞も、親の世代とは遺伝学的に異なる細胞をわずかにつくり出す。抗がん剤や免疫システムががんを攻撃すると、その攻撃に耐えられる変異クローンだけが増殖し、その結果、環境にもっとも適応したがん細胞だけが生き残る。変異から淘汰、そして異常増殖という、この冷酷で気の滅入るようなサイクルが、より生存能力の高い、より増殖能力の高い細胞を生み出していくのだ。ときには、変異が別の変異の起きるスピードを加速させることもある。遺伝子の不安定さがあたかも完全な狂気のように、遺伝子変異をいっそう促進するのだ。このようにがんは、ほかのどんな病気とも異なる性質、つまり、進化の根本的原理を利用するという性質を持つ。われわれという種が、ダーウィンの進化論における自然選択の究極の産物だとしたら、われわれの内部にひそむこの驚くべき病もまた、その究極の産物なのだ。

　われわれはつい、こうした隠喩に夢中になりすぎてしまうが、がんのようなテーマについて語るときにはやはり、隠喩を用いざるをえない。最初、私はがんの「歴史」を書こうと考えていたのだが、実際に書いてみると、だんだん「何か」について書いているのではなく「誰か」について書いているような気がしてきた。日を追うごとにテーマが変形し、一人の人間に近い何かになっていくように感じられたのだ。得体の知れない、いくぶん狂気じみた、鏡に映った像のようなものに。私が書いていたのは、ある病気の歴史というよりも、より人間的で、より感情的なもの、そう、伝記だった。

　伝記ならば、私も伝記作家の例に洩れず、まずは主人公の誕生から書きはじめたいと思う。がんはどこで「生まれた」のか？　がんは何歳なのか？　がんを最初に病気として記録したのは誰なのか？

一八六二年のこと、エドウィン・スミスという一風変わった人物——学者でもあり、小売り商人でもあり、骨董品の偽造者でもあり、たたき上げのエジプト学者でもあった——が、エジプトのルクソールの骨董品売りから四・五メートルの長さのパピルス写本を買った[*7]（一説には、盗んだとも言われている）。写本は実にひどい状態で、今にも粉々に崩れそうな黄ばんだページには古代エジプトの筆写体文字がびっしりと書かれていた。今日ではそれは紀元前一七〇〇年に写本された、紀元前二五〇〇年の文書と考えられている。写本した人物——大慌ての盗用者——はいくつものミスを犯しており、余白に赤いインクで修正が書き込まれている。

そのパピルス写本は一九三〇年に翻訳され、今日では、紀元前二六二五年前後に活躍した偉大なエジプト人医師、イムホテプの教えを集めた書と考えられている。今日のわれわれが知っている王室の血を引かない数人の古王国時代エジプト人の一人であるイムホテプは、急速に発展するエジプト文化の中心にいたルネサンス的教養人で、ジェセル王朝の宰相をつとめながら、脳神経の手術をおこなったり、建築に手を出したり占星術や天文学の世界を覗いたりした。それから何世紀も経ったあとでエジプトに行軍したギリシャ人ですら、彼の知性の熱風に遭遇したあとで、イムホテプを魔法の神と崇め、ギリシャの医神アスクレーピオスと同一視したほどだった。

だが、スミスのパピルスの驚くべき点は、魔法や宗教ではなく、そのなかには魔法も宗教も存在しないという点だ。魔法や呪文や魔力に浸りきっていた世界にあって、イムホテプは、折れた骨や椎骨脱臼について、まるで現代の外科の教科書のように、客観的かつ淡々とした科学用語で書き記している。パピルスに登場する四八症例——手の骨折、ぱっくりと口を開けた皮膚の膿瘍、粉々に砕けた頭蓋骨——はどれも神秘的な現象としてではなく、解剖学的な用語や診断名や経過や予後を持つ、医学的な状態として扱われているのだ。

古代の外科医のそんな明晰なヘッドライトの下で、がんは歴史上初めて、他と区別された一つの疾患として登場する。症例四五*8についての説明のなかで、イムホテプは、次のように助言している。「乳房《にゅうぼう》に隆起する塊のある（症例を）診察し、その塊がすでに患者の乳房全体に広がっていて（その）乳房に手を置いた（ときに）冷たくて、患者自身も発熱しておらず、肉芽がなく、切開しても液体の貯留がなく、乳汁の分泌もないが、触診で明らかに隆起している場合には、その患者についてこう言わねばならぬ。〝これは隆起するしこりの病である……乳房の隆起するしこりは、しだいに広がる大きな硬い腫瘤が乳房に存在することを意味する。手で触れた感じは球形に丸めた梱包用の布や、まだ熟していない硬く冷たい血液の果実のようだ〟」

「乳房の隆起するしこり」――冷たく硬く、血液でできた果実のように身が詰まっており、皮膚の下を秘かに広がっていく――という表現は、乳がんの描写としてはこれ以上望めないほどに鮮明だ。パピルスに記載された症例には必ず、たとえそれがただ単に症状を緩和するためのものであっても、治療に関する簡潔な考察が添えられていた。たとえば、脳神経外科の患者の耳にはミルクを注ぎ、傷にはハップ剤を貼り、火傷には香油を塗る、といったように。だが症例四五については、イムホテプは珍しく沈黙している。「治療」と題したセクションで彼が書いたのはたった一文だった。「治療法はない」

　無力を認めるイムホテプのそのことばとともに、がんは実質上、古代医学史から姿を消した。一方、ほかの病は地球上を猛烈に駆け抜け、伝説や書物のなかに、その暗号めいた足跡を残していった。紀元前一七一五年にはすさまじい伝染病*9――おそらく、発疹チフス――の炎が港町アヴァリスを焼き尽くし、人口を激減させた。いくつかの地域で天然痘が爆発的に流行し、紀元前一二世紀には、ラムセス五世の顔に天然痘の痘疱《とうほう》だと明らかにわかる瘢痕*10を残した（ラムセス五世のミイラの顔に、天然痘の痘疱が見られることから、ラムセス五世は天然痘で死亡した名前のわかる最古の患者とされている）。インダス川流域では結核が季節性の洪水のように流行を繰り返した[*11]。しかし、たとえそうした大流行の隙間にがんが存在していたとしても、がんは沈黙したまま、どの医学文献にも――いや、医学にかぎらずどんな文献にも――明らかな足跡を残してはいない。

がんがふたたび登場するのは、イムホテプの記述から二千年後のことだ。そして今度もまた、がんは沈黙の覆いに包まれた、個人的な恥として描かれる。紀元前四四〇年ころに書かれた長大な書、『歴史』のなかで[*12]、古代ギリシャの歴史家ヘロドトスは、突然珍しい病に襲われたペルシアの王妃、アトッサについて記録している。アトッサはアケメネス朝ペルシアの創始者であるキュロス二世の娘で、キュロス二世のあと王の座についたダレイオスの妻である。どちらの皇帝も伝説的な残酷さで知られており、地中海に臨むリュディアからペルシア湾沿岸のバビロニアまで広がる広大な領土を統治した。在位中、アトッサはとりわけ悪性度の高い乳がん、炎症性乳がんを疑わせる出血性のしこりに気づく（炎症性乳がんの場合は、がん細胞が乳房のリンパ管に浸潤するため、赤く腫れたしこりができる）。

もしアトッサが望めば、バビロニアからギリシャにいたるあらゆる地域の医者たちが彼女を治療しようとやってきて、アトッサのベッドの脇に群がったことだろう。しかしアトッサは、誰も突き破ることのできない、硬い孤独の殻のなかにはいり込み、自らをシーツで覆って世間から隔離した。おそらくダレイオスの医師たちによる治療も試みられたはずだが、うまくいかず、結局、ギリシャ人奴隷医師デモケデスに説得されて、彼に腫瘍を摘出させた。

不思議なことに、アトッサはその手術のあとすぐにヘロドトスの『歴史』から姿を消す。ヘロドトスにとって彼女は、些細なプロット上のひねりにすぎなかった。その後、アトッサのがんが再発したのか、彼女がいつどんなふうに亡くなったのか、われわれには知るよしもない。だが手術は少なくとも一時的には成功だった。アトッサは生きつづけ、やがて治療への感謝の印《しるし》として、デモケデスを側近にした。一時的にせよ痛みと病から解放されたアトッサは、強い感謝の念と領土への野心に駆り立てられた。そのころダレイオスは、帝国の東側と境界を接するスキュティアを侵攻しようと計画していたのだが、故郷のギリシャに帰りたいと望んでいたデモケデスに説得されたアトッサは、西側を侵攻するよう――ギリシャを攻めるよう――夫に懇願した。こうしてペルシア帝国は東から西にターゲットを変え、その結果、西欧の古代史に決定的な影響を与えるギリシャ・ペルシア戦争が勃発した。すなわち、千の船を静かに送り出したのは、実はアトッサの腫瘍だったのだ。秘密の病でありながらも、がんは古代世界に確かな指紋を残していた。

しかしヘロドトスとイムホテプはどちらもストーリーテラーであり、どんな物語もそうであるように、そこにはとぎれや矛盾がある。彼らの描写した「がん」は本物の悪性新生物だったのかもしれないし、ひょっとしたら二人は、よくわからないままに膿瘍や潰瘍、あるいは、いぼやほくろを描写していたのかもしれない。歴史上の症例で議論の余地なくがんと断定できるのは、悪性組織がなんとか保存されている例だけであり、そうしたがんと対面するには――古代の病を実際にこの目で見るには――われわれはペルー南端の人里離れた砂漠の平原にある、千年前の墓地まで旅をしなくてはならない。

その平原は、ペルー南部からチリまで続く巨大な褶曲《しゅうきょく》山脈、アンデス山脈の風下の陰のなかを六〇〇マイルにわたって広がる荒涼たる乾いた砂漠、アタカマ砂漠の北端に存在する。温かく乾いた風の吹き抜けるその平地には、観測以来一度も雨が降っておらず、かつてそこで人類が栄えたとは想像しがたい。が、それは事実であり、平野には実際に、何百もの墓――粘土層の浅い小さな穴に石を丁寧に並べてつくった墓――が散在している。何世紀にもわたって、イヌや嵐や墓泥棒がそうした浅い墓を掘り返し、歴史を明るみに出してきた。

墓には、チリバヤ文明の種族のミイラが残っている。遺体を保存しようという努力のあとは見受けられないものの、まさに神のはからいと思えるほどに、その土地の気候がミイラ化に適していた。粘土が死体の下から水分や体液を濾し出し、風が上から死体の組織を乾燥させた。かくしてチリバヤの死体は、しばしば座った姿勢のまま、時間と空間のなかですみやかに凍結された。

一九九〇年、そうした墓地の一つ、一四〇体の遺体が残る広大な墓地が、ダルースのミネソタ大学の教授、アーサー・アウフデルハイドの注意を惹いた。アウフデルハイドは研修を積んだ病理学者だったが、彼の専門は古病理学、すなわち古代標本の研究だった。ファーバーとはちがって、彼が解剖をおこなうのはつい最近まで生きていた患者ではなく、遺跡で発見されたミイラだったのだ。採取したミイラの標本を、彼は無菌の小さなミルク容器に入れてミネソタ州に持ち帰り、地下納骨所のような部屋に保管した。彼のクローゼットには、五千近い組織標本、無数の生検標本、それに、何百もの折れた骨が収められていた。

アウフデルハイドはチリバヤの遺跡で間に合わせの解剖台をこしらえ、数週間にわたって一四〇体の解剖をおこなった。*13 そのうちの一つの症例で、驚くべき所見が見つかった。そのミイラは三〇代半ばの若い女性で、浅い粘土の墓のなか、両足を折りたたんで体につけた状態で座っていた。触診の際、アウフデルハイドは女性の左上腕に硬い「球根のようなしこり」を見つけた。保存状態のいい、しわの寄った薄い皮膚は、骨組織の散在した、治療の施されていないしこりに取って代わられていた。疑う余地なく、それはミイラ内部で保存された千年前の悪性骨腫瘍、骨肉腫だった。腫瘍は女性がまだ生きているあいだに皮膚に浸潤したにちがいないとアウフデルハイドは考えた。骨肉腫というのはたとえ小さくても患者に想像を絶する痛みを与える。その女性はとてつもない痛みに耐えていたにちがいなかった。

　ミイラの標本中にがんを見つけたのはアウフデルハイドだけではなかった（骨腫瘍は石灰化した硬い組織をつくるため、ほかの腫瘍に比べて何世紀も保存される場合が多く、もっとも保存状態のいいがんといえる）。「悪性組織が保存されているミイラでは、ほかのがんも見つかっており、そのうちの最古のものは、エジプトのダクラで発見された紀元四〇〇年ごろの腹部腫瘍だ」とアウフデルハイドは語る。古病理学者によって腫瘍そのものではなく、腫瘍が人体に残した痕跡が発見される場合もあり、骨転移した皮膚や乳房のがんが頭蓋骨や肩の骨に開けたいくつもの小さな穴も見つかっている。一九一四年には、考古学者のチームがアレクサンドリアの地下墓地で、骨盤に浸潤した腫瘍を持つ二千年前のエジプトのミイラを発見した。[14] 現在知られている最古のヒト頭蓋骨を発掘した人類学者のルイス・リーキーはその近くの遺跡で、東南アフリカ地方に固有の特殊なリンパ腫の痕跡が残る二〇〇万年前の顎骨を発見した[15]（その腫瘍の原発巣を病理学的に特定することはできなかったが）。もし彼らが発見したのがほんとうに古代の悪性腫瘍の痕跡だとしたら、がんというのは「近代の」病気どころか、ヒトの標本で発見されたもっとも古い病気の一つということになる――まさに最古の病気である可能性も高い。

　もっとも注目すべき点はしかし、がんがはるか昔に存在していたという事実ではなく、きわめてまれな病だったという点だ。そのことについてアウフデルハイドに尋ねると、彼は声をあげて笑った。「がんの古代史は[16]」と彼は言った。「がんの古代史がほとんどない、ということにつきる」メソポタミアの人々は偏頭痛を知っていたし、古代エジプト人はてんかんを意味することばを持っていた。旧約聖書のレビ記にはハンセン病様の病[*17]「*tsara'at*」についての記述があるし、ヒンドゥー教のヴェーダ聖典には、水腫を意味する医学用語と、天然痘のための特別な女神が登場する。古代人にとって結核は、その病気のさまざまな段階を区別することばがあるほど――エスキモーにとっての氷のように――どこにでもある非常に馴染み深い病だった。しかし乳がんや肺がんや前立腺がんといったごく一般的ながんですら、その不在が目を引くほどに欠如している。いくつかの注目すべき例外を除いて、広漠たる広がりを持つ医学史のなかには、がんについては書物も、神も存在しない。

この不在にはいくつかの理由がある。がんは老化に関係した病気であり、なかには加齢によって指数関数的に増加するタイプのがんもある。たとえば、乳がんの罹患率[*18]は三〇歳では四〇〇人に一人だが、七〇歳では九人に一人に増える。古代社会の多くでは、人々はがんになるほど長生きしなかった。男も女も結核や水腫やコレラや天然痘やハンセン病やペストや肺炎でとっくに亡くなっており、たとえがんが存在していたとしても、ほかの病の海の下に沈んだままだった。実際、がんが病気としてこの世に浮上するのは、二重否定の結果だった。ほかのあらゆる殺し屋が殺されて初めて、がんはありふれた病となったのだ。一九世紀の医師はしばしばがんを文明化と関連づけ、がんの原因は近代生活の慌ただしさと混乱にあり、そういった生活のありようが人間の体内で病的な増殖を促すと考えた。その関連づけ自体は正しかったが、原因についての洞察はまちがっていた。文明化はがんの原因ではなく、ヒトの寿命を延ばすことで、がんを覆っていたベールを取り去ったのだ。

平均寿命の延びは確かに、二〇世紀初頭にがんの罹患率が増加したもっとも大きな要因だったが、おそらく唯一の要因ではないはずだ。がんをより早期に発見できる能力と、死因としてがんを正確に特定できる能力もまた、二〇世紀に劇的に進歩したからだ。一八五〇年代には、実際は白血病で亡くなった子供の死因は膿瘍か感染症（または、ベネットが主張するところの、「血液化膿症」）とされたはずだ。加えて、手術や生検や剖検の技術の進歩により、がんを診断する能力がより研ぎ澄まされた。乳房X線検査《マンモグラフィー》の導入で乳がんが早期に発見できるようになった結果、乳がんの罹患率は急増した――一見、逆説的な結果に思えるが、X線によってがんが早期に診断されるようになったことを考えると、理に適った結果だと納得がいく。

そして最後に、近代生活の構造変化ががんの分布図を大幅に変えた――あるがんの罹患率を上げ、別のがんの罹患率を下げた。たとえば胃がんの場合、一九世紀末まではかぎられた集団での罹患率がとりわけ高かったが、それは二つの要因（食品の保存処理に使う物質や防腐剤に含まれる発がん物質と、胃がんの原因となるある細菌の特定集団への感染）が重なった結果だった。しかし、近代的な冷蔵庫の普及によって（それにおそらく、衛生状態の改善によって集団的な感染が減少した結果）、胃がんの流行という現象は見られなくなった。それとは対照的に、二〇世紀初めに喫煙率が増加した結果、一九五〇年代に男性の肺がん罹患率がいっきに増えた。一九五〇年代に喫煙を始めた集団、すなわち女性では、罹患率はいまだに上昇しつづけている。

こういった人口学的、疫学的な変動の影響は過去も現在も大変大きい。一九〇〇年には、バッファロー大学の教授で外科医のロズウェル・パークが指摘したように、アメリカ人の死因の圧倒的な一位は結核で、その次に肺炎（ジョンズ・ホプキンス大学の著名な内科医、ウィリアム・オスラーが呼ぶところの「老人に死をもたらす友」[*19]）、下痢、胃腸炎が続き、がんは七位だった[*20]。その後、がんは徐々に順位を上げ、一九四〇年代初めには[*21]心疾患に僅差で次ぐ二位となったが、その同じ期間に、アメリカ人の平均余命は二六年も延び[*22]、人口に占める六〇歳以上――がんになりやすい年代――の割合は、ほぼ二倍になった。

しかし、たとえがんが古代にはまれだったとしても、アウフデルハイドが解剖した三五歳のミイラの骨のなかでしだいに大きくなっていったがんの存在を忘れることはできない。彼女は不思議に思ったにちがいない。この絶え間なく自分を苦しめる厚かましい骨の痛みと、ゆっくりと膨らんでいく腕のできものはなんだろう、と。その腫瘍を目にする者は、強大な力を持つ怪物の幼年期に遭遇したという印象を抱かずにはいられない。

オンコス Onkos

沸き立たない黒胆汁ががんの原因である。*1

——ガレノス、紀元一三〇年

すなわちわれわれは、何も学んでいないということだ。がんのほんとうの原因も、その実際の性質も。われわれにはギリシャ人と同程度の知識しかない。*2

——フランシス・カーター・ウッド、一九一四年

悪い胆汁。悪い習慣。悪いボス。悪い遺伝子。*3

——メル・グリーブス『がん——進化の遺産』、二〇〇〇年

ある意味、病気というものはわれわれがその存在を認めて——認知し、名前をつけ、対応することによって——初めて存在しはじめる。*4

——C・E・ローゼンバーグ

古代の怪物ですら名前を必要とする。ある病気に名前をつけるのは、それがもたらす苦しみを描写

するという行為であり、医学的な行為の前の文学的な行為といえる。患者は、医学的な検査の対象となるずっと前には、まず物語の語り手であり、苦しみについて語るナレーター――病気という王国を訪れた旅人である。したがって、病気を治すためには、その物語の重みを取り除くことから始めなくてはならない。

古代の病気の名前はそれ自体、凝縮された物語である。もうろう状態を伴う不安定な熱の出る嵐のような病、発疹チフス typhus は風の神を意味するギリシャ語、テュフオン *tuphon* ――台風 *typhoon* の語源でもある――に由来する。インフルエンザ *influenza* は、その季節性の流行が地球に近づいたり離れたりする星や惑星の動きに影響（influence）されたものだと中世の医師が考え、ラテン語の *influentia* から取って名づけられた。結核 *tuberculosis* という名は、小さな野菜のように見える腫れた腺を指してラテン語の *tuber*（塊茎《かいけい》）から生まれた。結核性リンパ節炎――リンパ節結核――は、「子ブタ」を意味するラテン語から取って *scrofula* と名づけられたが、それは、腫れたリンパ節が乳を吸う子ブタのように数珠なりになっているイメージを喚起させる名だ。

がんに相当することばが初めて医学文献に登場するのは紀元前四〇〇年、ヒポクラテスの時代だ。ギリシャ語で「カニ」を意味するカルキノス *karkinos*。周囲の拡張した血管をしっかりとつかんでいる腫瘍の姿から、ヒポクラテスは、脚を伸ばし、輪を描きながら砂を掘り進んでいくカニを連想した。それは確かに奇妙なイメージだが（カニそっくりのがんというのは実はまれである）、非常に視覚的なイメージなのはまちがいない。のちの執筆家[*5]――医者や患者――がそのイメージに潤色を加え、ある者は、腫瘍の硬い密な表面をカニの硬い甲殻になぞらえ、またある者は、秘かに全身に広がっていくがんを、肉の下を動きまわるカニになぞらえた。さらには、がんによる突然の刺すような痛みを、カニのハサミに挟まれたような痛み、と感じた者もいた。

がんの歴史にはもう一つのギリシャ語オンコス*onkos*も存在し、腫瘍を表わすのにしばしば用いられたそのことばから、現在使われている腫瘍学oncologyということばが生まれた。*onkos*は、「塊」や「荷」を、さらに、より一般的には「重荷」を表わすギリシャ語で、すなわちがんは、体が担う「重荷」と考えられたのだ。ギリシャの劇場ではその同じ*onkos*は悲劇の仮面を指し、その仮面のてっぺんにはときに、着用者の心痛を象徴する不格好な円錐形の「重荷」がのっていた。

　そうした視覚に訴える隠喩は、がんに対する今日のわれわれの理解と相通じる。だが、その実、ヒポクラテスがカルキノス*karkinos*と呼んだ病気と、われわれが知るところのがんとは、大きく異なっている。ヒポクラテスの*karkinos*は、乳房《にゅうぼう》や皮膚や顎や首や舌にできた、目で見てはっきりとわかる大きな表在性の腫瘍がほとんどで、悪性と良性の区別すらされていなかった。そこには、考えうるあらゆる種類の腫れ――結節、癰《よう》、ポリープ、突出、隆起、膿疱、腺――も含まれており、すべての瘤が同じ病理分類に一緒くたにされていた。

　ギリシャ人は顕微鏡を持たなかったから、細胞というものを見たこともなければ思い描いたこともなく、*karkinos*が細胞の無制御の増殖であるという考えが、彼らの頭に浮かぶはずはなかった。その一方で彼らは、流体力学（水車、ピストン、弁、両端を水門で仕切った区間、水門についての学問）や、流体静力学の革命（灌漑や運河建設に源を発し、アルキメデスが自らの名前のつく原理を入浴中に発見するにいたってその頂点に達した革命）に夢中だった。この流体力学への専心はギリシャの医学と病理学にも流れ込んだ。病気を――あらゆる病気を――説明するために、ヒポクラテスは液体と容積に基づいた複雑な学説をつくりあげ、その学説を肺炎にも、癤《せつ》にも、赤痢にも、痔にも自由自在にあてはめた。ヒポクラテスは、人体というのは体液と呼ばれる四つの主要な液体――血液、黒胆汁、黄胆汁、粘液――で構成されていると提唱した。それぞれの液体には固有の色（赤、黒、黄、白）と粘度と基本的な性質があり、正常な体では、これらの四つの液体のあいだには完璧だがいささか危なっかしい均衡が保たれているが、病気の体では、一つの液体が過剰になっているために、このバランスが崩れていると考えた。

ローマ帝国時代の紀元一六〇年前後に活躍し、後世に多大な影響を与えたギリシャの医者で、多作の著述家でもあるクラウディウス・ガレノスが、ヒポクラテスの四体液説を完成させた。ヒポクラテスと同様ガレノスもまず、あらゆる病気をさまざまな液体の過剰として分類することから始めた。炎症――熱を持った、痛みのある赤い腫脹――は血液の過剰が原因とされ、結節や膿疱やカタルやリンパ小節――どれも熱を持たず、やわらかく、白い――は粘液の過剰が原因であり、黄疸は黄胆汁の過多が原因とされた。そしてがんには、四体液のなかでもっとも有害で不安をかき立てる液体、黒胆汁を割りあてた（がん以外に、このねっとりとした液体が原因とされた病気は、隠喩に満ちた病――うつ病――だけだった。実際、「うつ病」の中世の呼び名メランコリア *melancholia* は「黒」を意味するギリシャ語の *melas* と「胆汁」を意味する *khole* に由来する。黒胆汁を原因とする精神的・肉体的な病であるうつ病とがんはこのように、本質的につながっていると考えられていた）。ガレノスは、がんとは「貯留した」黒胆汁であり、身体のある部位から出られなくなった胆汁がそこで密度の高い塊になったものだと考えた。「沸き立たない黒胆汁ががんとなる」[*6] 一六世紀のイギリスの外科医トーマス・ゲイルはガレノスの説について、そう書いている。「体液の刺激が強ければそれは潰瘍をつくり、それゆえに、腫瘍はより黒味を帯びる」

この簡潔かつ明瞭な描写は腫瘍学の未来に大きな影響を――ガレノス（やゲイル）が意図したよりもずっと広い影響を――およぼすことになった。ガレノスの説によれば、がんというのは全身に悪性状態が広まった結果、つまり黒胆汁が体内で過剰になった結果、生まれる病気であり、腫瘍というのは根深い全身性の異常（体全体に広がる生理的な不均衡）が局所的に露出したものにすぎなかった。かつてヒポクラテスは、「見えないところにあるガンは治療しないほうがよい。治療をすると死期が早まり、何もしないほうがより長く生きるから」[*7]という深遠な見解を述べたが、それから五世紀後、ガレノスは見事な生理学的推量を用いて、師のその金言のようなことばを説明した。ガレノスによれば、がんを外科的に治療する際の問題点は、どんな液体もそうであるように、黒胆汁がどこにでも、避けがたく存在するという点だった。がんを切り取ることはできても、黒胆汁はすぐに、あたかも樹木の大枝に樹液が流れ込むように、ふたたび戻ってくるのだ。

紀元一九九年、ガレノスはローマで亡くなったが、彼の説はそれから何世紀にもわたって医学に影響を与えつづけた。がんについての黒胆汁説はあまりに魅惑的であり、医師たちの心にぴたりとしがみついて離れなかった。腫瘍を外科的に取り除くこと――全身性の問題に対する限局的な解決策――は、したがって、愚か者の施術《しじゅつ》と考えられた。外科医たちは何世代にもわたって、自分たちの経験に基づいた考えをガレノスの説に重ね、その説をより確固たるものにした。「惑わされるな。手術をしてはならない」[*8]イギリスの外科医で、外科学の父の一人とされるジョン・オブ・アーダーンは一三〇〇年代半ばにそう書き記している。「自らを辱めるだけだ」と。一五世紀にもっとも強い影響力を持っていたと考えられる外科医、レオナルド・バッティパーリアもこう諭している。「切開したり、取り除いたり、根こそぎにしたりしてがんを治すようなふりをする者は、非潰瘍性のがんを潰瘍性にしてしまうだけだ……これまでに私は、がんが切開によって治った例に遭遇したことはなく、そのような例に遭遇したことのある者とて、ただの一人も知らない」[*9]

ガレノスは実際、知らず知らずのうちに、未来のがん患者を救ったのかもしれない――少なくとも一時的には。麻酔も抗生物質もなかった時代に中世の診療所のじめじめした小室（実際には、錆びたナイフと患者を抑制するための革のベルトを備えつけた床屋の奥の部屋が使われることのほうが多かった）でおこなわれた手術は、それ自体が患者の命取りになるような悲惨きわまりないものだった。一六世紀の外科医アンブロワーズ・パレは、石炭で熱したはんだごてで腫瘍を焼く施術《しじゅつ》や、硫酸の軟膏で化学的に焼く施術について記述しているが[*10]、そんな治療を施されたなら、小さな切り傷ですらたちまち化膿して致死的な感染症を起こしかねなかった。とくに腫瘍はわずかな刺激でも大量に出血することが多かった。

一八世紀のドイツの医師ローレンツ・ハイステルは、彼の診療所でおこなわれた乳房切除術について、まるでそれが生贄の儀式であるかのような描写をしている。「女性の多くはうめき声すらほとんど洩らさずに、偉大なる勇気とともに手術に耐えることができる。しかしなかには、すさまじい叫び声をあげる者もおり、そんなときは、豪胆な外科医ですら動揺し、手術の進行が妨げられる。手術をおこなう外科医には、断固たる意志と、患者の叫び声に動揺しない気構えが求められる[*11]」

たいていの患者がそんな「豪胆な」外科医に運をまかせるのではなく、ガレノスに運命を託し、黒胆汁を取り除く全身治療を選択したのは驚くに値しない。かくして薬種屋には、数かぎりない種類のがん治療薬がずらりと並ぶことになった[*12]。鉛のチンキ、ヒ素抽出物、雄豚の歯、キツネの肺、象牙の粉、ビーバーの皮、白珊瑚の粉、吐根、センナ、便通剤や緩下剤。強情な痛みにはアルコールとアヘンが使われ、一七世紀には、カニの目のペースト（一ポンド五シリングで売られた）が人気だった——火を治療するには火を使えというわけだ。軟膏や膏薬もしだいにとっぴなものになっていった。ヤギの糞、カエル、カラスの足、カミツレモドキ、カメの肝臓。按手《あんしゅ》、聖水、鉛板での腫瘍の圧迫。

しかし、ガレノスの助言にもかかわらず、小さな腫瘍は依然として外科的に摘出されていた（おそらくは美容面の、あるいは症状緩和の目的で、ガレノス本人もそうした手術をおこなったと報告されている)。しかし、がんを治すために腫瘍を外科的に摘出するという選択肢は、きわめて特殊な状況下でしか考慮されなかった。薬でも手術でも手に負えないとわかると、医師たちはガレノスの教えから生まれた唯一の確立された治療法に頼った。瀉血と下剤の投与を繰り返すことによって、あたかも身体がぐっしょり濡れた重いスポンジであるかのように、身体から体液を絞り出すという治療に。

消えゆく体液

拷問を受けたあとの死体は正常の構造を失っている。[*1]

――ジョン・ダン

一五三三年冬、ブリュッセル出身の一九歳の学生、アンドレアス・ヴェサリウスは、ガレノスの解剖学と病理学を学び、外科医として働きはじめたいという希望を胸に、パリ大学にやってきた。だがパリ大学の解剖学講義の途方もない無秩序状態をまのあたりにして、彼はショックと失望を覚える。大学には解剖専用のスペースすらなく、解剖実習のおこなわれるオテル・デュー病院の地下室はまるで芝居に出てきそうなほど不気味な場所だった。腐敗した解剖体を切り刻む教官たちの足元で、イヌが骨や肉汁を貪っていた。「解剖体はまちがった手順でめった切りにされ、腹部の八つの筋肉以外には、神経や静脈や動脈のつながり方はおろか、一つの筋肉も一つの骨も私に提示できる者はいなかった[*2]」とヴェサリウスはある手紙に書いている。外科医は自分たちを案内してくれる臓器の地図も持たないまま、あたかも地図なしで海に送り出された水夫のように、やみくもに人体を切り刻みながら進んでいった。まさに盲人が病人を導いていたのだ。

そんなその場しのぎの解剖に大いに失望したヴェサリウスは、自分で解剖地図をつくる決心をする。自由に解剖できる死体が必要だったため[*3]、骨や死体を求めてパリ周辺の墓地を探しまわった。モンフォーコンにある市営の大規模な絞首刑場では名もなき囚人たちの死体がさらされていた。そこから数マイル離れた場所にある聖イノセント墓地では、ペスト大流行の犠牲者たちの白骨化した死体が墓から半分露出した状態で放置されていた。

絞首刑場と墓地――中世の解剖学者にとってのコンビニエンスストアのようなもの――が、ヴェサリウスに次から次へと死体を提供し、彼は半ば取り憑かれたように墓を漁った。しばしば日に二度もやってきて、鎖にぶら下がった死体からいくつかの部位を切り取って、自分の解剖部屋へと持ち帰った。この身の毛もよだつような死者の世界で、解剖学は息を吹き返した。一五三八年、イタリア・ベネチア派の画家、ティツィアーノの弟子の協力を得て、ヴェサリウスは詳細な解剖図を図版や書籍の形にまとめて出版しはじめた。彼の解剖図には精巧かつ繊細なエッチングで動脈と静脈のネットワークや神経とリンパ節の配置が描き出されており、なかには組織を何層か取り除いたあとに露出する手術面を詳細に描いた図もあった。さらに、脳を水平断で器用に切って――何世紀も前の人体ＣＴスキャンである――脳底の液槽《えきそう》と脳室との関係を示した図版もあった。

単なる知的な訓練として始まったヴェサリウスの解剖学プロジェクトはほどなく、臨床への応用へと向かっていった。あらゆる病気は四体液の病的過剰によって引き起こされるとするガレノスの体液説は、瀉血と下剤によって原因の体液を患者の体内から排出しなければならないと説いていた。しかし、瀉血を効果的におこなうためには、ある特定の部位をねらう必要があった。もし予防的に（つまり、病気を予防する目的で）瀉血するなら、将来病巣となりうる部位から遠く離れた部位で瀉血をおこない、体液が病巣に流れ込むのを阻止しなければならない。だが治療的に瀉血する場合には――すでに発症した病気を治療するためには――その病巣につながっている近くの血管から放血する必要があった。

このすでに充分不可解な説を明瞭化しようと、ガレノスは、腫瘍に「直接はいり込む」血管を見極めるための方法を表わすのに、同じく不可解なヒポクラテスの表現、κατ᾽ἴξιν――「直接はいり込む」という意味のギリシャ語――を拝借した。しかし彼の拝借したその用語は、医師らをさらなる混乱に陥れただけだった。ガレノスの言う「直接はいり込む」とはいったいどういう意味なのだろう？　どの血管が腫瘍や臓器に直接はいり込み、どの血管が直接出ていくのだろう？　ガレノスの教えは誤解の迷路と化した。系統立った解剖図なくしては――正常の確立なくしては――異常な解剖所見を見抜くのは不可能だった。

この問題を解決するために、ヴェサリウスは、全身の血管と神経を体系的にスケッチして外科医のための解剖アトラスをつくろうと決心した。「神のような存在であるヒポクラテスとガレノスの考えを説明しようと試行錯誤している最中に[*4]」と彼はある手紙のなかで述べている。「私はたまたま静脈を図で表わすことに思いあたったのです。そうすれば、ヒポクラテスがκατ᾽ἴξινという表現を使って言いたかったことを容易に示せると考えたからです。ご存じのように、瀉血に関しては学者のあいだですらすさまじい意見の対立と論争が持ち上がっているので」

しかし一度このプロジェクトを始めたら最後、もうやめるわけにはいかなくなった。「私の描いた静脈図は医学部の教授や学生たちを大変喜ばせ、彼らは私に動脈図と、それから神経図も描いてほしいと熱心に頼んできました……彼らを失望させるわけにはいかなかったのです」人体は無限に絡み合っている。静脈は神経と平行に走り、神経は脊髄につながり、脊髄は脳につながっている。解剖というのは全体的にとらえて初めて意味を持ちうるものであり、ヴェサリウスのプロジェクトはほどなく、完成させるにはほかの画家の手も借りなければならないほど、大規模で込み入ったものになった。

しかしどれほど入念に体じゅうを調べても、ヴェサリウスにはガレノスの黒胆汁を見つけることができなかった。解剖 *autopsy* の語源は「自分の目で見る」という意味のギリシャ語だ。今では自分の目ではっきりと見られるようになったヴェサリウスは、もはやガレノスの神秘的な視野に自分の視野を一致させることができなくなった。リンパ系は水のような薄い色の液体を運び、血管は予想どおり血液で満たされており、黄胆汁は肝臓にあった。しかし、黒胆汁――がんとうつ病を運ぶガレノスの液体――だけは、どこにも見あたらなかった。

ヴェサリウスはいつのまにか自分が奇妙な立場に立たされていることに気づいた。彼はガレノスの学説にどっぷりと浸かった伝統的な学派の出であり、ガレノスの書籍を研究し、編集し、再出版してきた。しかしガレノスの生理学の輝ける呼び物である黒胆汁だけは、どうしても見つけられなかった。ヴェサリウスはその事実をそっと隠し、そして罪悪感に駆られて、すでにこの世を去って久しいガレノスをそれまで以上に賞賛した。だが徹底的な経験主義者である彼は、解剖図譜を自分が実際に見たとおりのままにし、それを見た他者が自分で結論を導けるようにした。黒胆汁は存在しなかった。ヴェサリウスが解剖学プロジェクトを始めたのはガレノスの説を擁護するためだったが、彼は結局、その説を静かに埋葬することになった。

一七九三年、ロンドンの解剖学者マシュー・ベイリーが『人体のもっとも重要な諸部分の病理解剖学』という題名の教科書を出版した。外科医と解剖学者のために書かれたベイリーのその教科書は、ヴェサリウスのプロジェクトと相対するものだった。ヴェサリウスが「正常な」解剖図を描いたとしたら、ベイリーが描いたのは病気の、すなわち異常な状態の人体解剖図であり、反転したレンズをとおしてヴェサリウスの研究を読むようなものだった。ここにきて、ガレノスの輝ける説はさらなる危機にさらされた。正常な組織ではひょっとしたら、黒胆汁は目で見てはっきりとわかるほどは存在しないのかもしれない。が、腫瘍には充満しているはずだった。ところが、どこにも見あたらなかったのだ。ベイリーは肺がん（「オレンジ大の大きさ」[*5]）や、胃がん（「キノコのような外見」[*6]）や、精巣がん（「悪臭を放つ深い潰瘍」[*7]）を描写し、それらの腫瘍の詳細な版画を残した。だがどこにも――オレンジ大の腫瘍のなかにも、悪臭を放つ深い潰瘍のもっとも深い穴のなかにも――胆汁の導管は見あたらなかった。もし目に見えないガレノスの体液ネットワークが存在しているのなら、それは腫瘍の外に、病理の世界の外に、通常の解剖では見つけられない場所に――つまり、医学の外に存在しているということだった。ヴェサリウスと同様にベイリーも、解剖図とがんを見たとおりに描写した。こうして、何世紀にもわたって医師と患者の心を支配していた黒胆汁の導管や、腫瘍のなかの体液はついに、医学の世界から消えた。

「冷静な思いやり」

がんの治療に関しては、内科的な……治療をあまり、いや、まったく、あてにしてはならない。患部を完全に取り除く以外に治療法はないということを忘れてはならない。[*1]

——『臨床外科辞典』、一八三六年

マシュー・ベイリーの『病理解剖学』は腫瘍摘出術の礎《いしずえ》となった。ベイリーの発見したとおり、ほんとうに黒胆汁が存在しないのなら、がんの外科的切除によって病気を完全に治せるのではないか。医師たちはそう考えた。しかし手術という学問分野は当時まだ、腫瘍を摘出できるレベルまで発展していなかった。スコットランド出身の外科医で、ベイリーの母方の叔父であるジョン・ハンターは一七六〇年代にすでに、ロンドンの自分の診療所で、ガレノスの教えに秘かに逆らって患者に腫瘍摘出術を施していたが、ハンターの詳細な研究——最初は自宅にある不気味な動物園のような場所で動物や死体を対象におこなっていた——もやはり、限界に突きあたった。彼はすみやかに腫瘍に到達することも、もし腫瘍に「可動性がある」(ハンターはそれを「浅在性のがん」と名づけた)ならその下の繊細な組織構造を傷つけることなく腫瘍だけを取り除くこともできた。「腫瘍に可動性があるだけでなく、腫瘍の存在する部位自体に自然な可動性があるなら[*2]」とハンターは書いている。「その部位も安全に切除できる。しかし、無理なく取り除ける範囲に腫瘍全体がおさまっているかどうかは、注意深く調べなくてはならない。われわれは往々にして思いちがいしやすいからだ」

この文章は非常に重要である。おおざっぱな言い方ではあるが、ハンターはこの時点ですでに腫瘍の「病期」分類をしたのだ。「可動性のある」腫瘍は一般的に初期の限局性のがんであり、「可動性のない」腫瘍は進行した浸潤がんで、転移している可能性もある。ハンターは、手術で取り除く意味があるのは可動性のある腫瘍だけだと結論づけており、より進行したがんに関しては、正直かつ、いささかぞっとするような治療法を提唱している。イムホテプのことばを思い出させる「冷静な思いやり《リモート・シンパシー》」という治療法☆だ。

ハンターは非の打ちどころのない解剖医だったが、手術をしたいという欲求が強すぎた。向こう見ずで休むことを知らず、睡眠は四時間しかとらなかった。半ば狂人じみたエネルギーに駆り立てられ、あらゆる動物——サル、サメ、セイウチ、キジ、クマ、アヒル——の死骸に手術を施し、技術を磨いた。しかし、生きた人間の患者となると、彼は行き詰まった。患者を酒とアヘン漬けにしてほとんど意識を失わせたうえで、どれほど猛スピードで手を動かしたとしても、やはり血のかよわない冷たい死体から生きた患者への飛躍には、数々の危険がつきまとった。たとえ術中の痛みがそれほどひどくなくても、術後には必ず感染症の脅威が待ち構えていた。手術台の上ですさまじい試練を乗り越えた患者が、そのすぐあとで自分のベッドの上で惨めな死を遂げることもよくあった。

一八四六年から一八六七年という短い期間に、長いあいだ手術につきまとっていた二つのジレンマを一掃する発見が相次いでもたらされ、その結果、腫瘍外科医たちはふたたび、ハンターがロンドンで完成させようとした大胆な手術に注目するようになった。

一つ目は麻酔だ。一八四六年、マサチューセッツ総合病院の階段座席のある外科講堂で――一世紀後、そこから一〇マイルも離れていない場所に、シドニー・ファーバーの地下の研究室が誕生することになる――満場の聴衆を前に麻酔の実演がおこなわれた。一〇月一六日の午前一〇時ころ、病院のまんなかに開いた穴のような講堂に医師たちが集まった。ボストンの歯科医ウィリアム・モートンが吸入器の連結した約一リットルのエーテル入りの小さなガラス製の蒸発器の覆いを取ってノズルの蓋を開け、患者である印刷工のエドワード・アボットに蒸気を数回吸い込むよう告げた。ほどなくアボットが深い眠りに落ちると、一人の外科医が講堂の中央に歩み出て、機敏な手つきでアボットの首を小さく切開し、拡張した奇形血管（良性と悪性の区別なく、ただ「血管腫瘍」と記されている）を切除し、すばやく血管を縫い合わせた。数分後に目覚めたアボットは「手術が進んでいるのはわかったが、まったく痛みを感じなかった」[*3]と語った。

麻酔の導入によって――手術から痛みを切り離せるようになって――外科医はときに数時間も続く手術をおこなえるようになった。だが依然として、術後感染というハードルが残っていた。術後感染は頻繁に起き、そのうえ致死的だったが、一九世紀半ばにはまだ原因は謎のままだった。「（傷に）含まれるなんらかの微細な因子が原因にちがいない」[*4]とある外科医は一八一九年に結論づけている。「目には見えないなんらかの因子が」

一八六五年、スコットランドの外科医ジョセフ・リスターは、傷にひそんでいるそのような目に見えない「微細な因子」を殺す方法についての並はずれた推察をする。リスターの頭にまず浮かんだの

☆　ハンターはこのことばに、転移――遠隔へ播種した《リモートリー・ディセミネイティッド》――がんという意味と、治療は無意味だという両方の意味を込めている。

は、開いたまま空気にさらされた傷はすぐに化膿するが、閉じた傷はしばしばきれいな状態を保ち、感染も起こさない、という古くから知られる臨床的な現象だった。グラスゴーの病院の術後病棟でリスターは幾度となく、炎症を起こした赤い縁が手術創から外側に広がるのを見た。やがて皮膚が内側から腐っていくように見え、発熱と膿とすみやかな死がそのあとに続いた（それぞ、正真正銘の「化膿」だった）。

リスターは一見無関係に思えるある実験を思い出した。偉大なフランスの化学者、ルイ・パスツールがパリでおこなった実験だ。その実験でパスツールは、空気にさらされた肉汁はすぐに濁って発酵しはじめるが、滅菌した真空瓶のなかに密閉された肉汁は濁らないことを示し、その結果に基づいて、次のような大胆な主張をした。肉汁が濁るのは、空気中から落下した目に見えない微生物――細菌――が肉汁のなかで増殖するためである。リスターはこのパスツールの推論をさらに押し進めた。開いた傷――凝固した血液と剝き出しの肉の混合物――というのは結局のところ、パスツールの肉汁、すなわち細菌の培養皿のようなものだ。フランスでパスツールの培養液に落下したのと同じ細菌が、スコットランドで私の患者の傷に落下している可能性はないだろうか?

リスターは論理をさらに飛躍させる。術後感染の原因が細菌なら、抗菌処理か化学物質を加えることで感染を予防できるのではないか。「私は思いついた」[*5]と彼は臨床ノートのなかで書いている。「空気を排除しなくとも、空中を漂っている微生物の命を破壊できるなんらかの物質で傷を覆えば、傷の腐敗を防げるのではないか」

カーライルの近くの街で下水道管理者が石炭酸を含む甘い香りの安価な液体で汚水を浄化するのを見たことがあったリスターは、その石炭酸を使って、術後の手術創を消毒しはじめた（下水の浄化剤を患者に使うことに関しては、なんの抵抗もなかったようだ）。

一八六七年八月、グラスゴーの定期市で機械を操作している最中に腕に重傷を負った一三歳の少年が、リスターの病院に入院した。[*6] 傷は開いていて、汚れにべっとりと覆われており、いつ壊疽《えそ》を起こして腐ってもおかしくなかった。が、リスターは腕を切断する代わりに、感染を防ぎ、腕を残したいという思いで、石炭酸の軟膏を試すことにした。傷はひどい感染を起こし、危うく膿瘍になりかけたが、リスターは根気づよく、石炭酸軟膏の塗布の回数を増やした。数週間はすべてが無効に見えた。しかし、やがて炎がロープの端に向かって走るように傷が徐々に乾きはじめ、一カ月後、湿布を取り除くと、傷は完治していた。

リスターの考案が腫瘍外科の最前線に加えられるまでにはさほど時間はかからなかった。一八六九年、リスターはダイニングテーブルを手術台に、エーテルを麻酔に、石炭酸を消毒に用いて、姉のイザベラ・ピムの乳房《にゅうぼう》の腫瘍を摘出した。[*7] イザベラは感染症にかかることなく生き延びた（三年後、肝転移で亡くなったが）。数カ月後、リスターは別のがん患者――おそらくは大腿の肉腫の患者――に脚の切断術をおこなった。[*8] 一八七〇年代半ばころまでには日常的に乳がん手術をおこなうようになっており、手術範囲を乳房の下の、がんに侵されたリンパ節にまで広げていた。

消毒と麻酔という一対の技術革新が、手術をその窮屈な中世の繭《まゆ》から解き放った。エーテルと石炭酸で武装した新世代の外科医たちは、ハンターと彼の同僚がかつて死体を相手に考案したきわめて複雑な手術技法を生きた患者に応用すべく邁進し、やがて腫瘍外科の輝ける世紀が到来した。一八五〇年から一九五〇年にかけて、外科医たちは次々と患者の体を切り開き、腫瘍を摘出し、決然とがんに立ち向かっていった。

この時代の象徴的人物といえば、数々の業績を残したウィーンの外科医、テオドール・ビルロートだ。一八二一年に生まれたビルロートは、音楽と手術の習得にほぼ同等の熱意を注ぎ込んだ（この二つの職業を両立させている例は今日もしばしば見られる。どちらも手先の技術をその限界まで高めさせ、訓練と経験によって熟達し、即座の判断と正確さと母指対向性を必要とするという共通点がある）。一八六七年、ウィーン大学の教授に就任したビルロートは、開腹による悪性腫瘍の摘出法を体系的に研究しはじめた。ビルロート以前の時代には、開腹術後の死亡率は恐ろしく高かった。ビルロートのやり方は非常に注意深く、きちょうめんだった。彼は明確かつ安全な「手術ルート」の確立をめざして一〇年近くにわたって動物の死骸や人間の死体の腹部を開いては閉じるという作業を繰り返し、そして一八八〇年代初めに、ついに目的のルートを確立した。「手術が可能だということはこれまでの結果だけで充分に証明されている」[*9]と彼は書いている。「われわれの次の課題であり研究テーマは、適応症を定め、あらゆる症例に応用できるよう技術をさらに発展させることだ。これまで治療不可能と考えられていた不運な人々を救うためのさらなる有益な一歩を、われわれは踏み出したのだと思いたい」

アルゲマイネス・クランケンハウス――ビルロートが教授をつとめるウィーン大学医学部の教育病院――で、ビルロートと彼の弟子は、腹部にできる種々のがんを治そうと、さまざまな技術を用いて胃や大腸や卵巣や食道から腫瘍を摘出し、腕を磨いた。しかし単なる研究から治療への転換は予期せぬ難問を生んだ。腫瘍外科医に求められたのは正常な組織や臓器を傷つけることなく悪性組織だけを取り除くことだったが、ビルロートはほどなく、この課題自体がほとんど神業のような創造性を必要とすることに気づいた。

ヴェサリウスの時代以来、手術は正常な人体の解剖学に基づいておこなわれていた。しかし、がんはしばしば、正常な解剖学的境界線に従わなかったり境界線をゆがめたりするため、がんを治療する場合には正常とは異なる境界線を新たに決めなければならなかった。たとえば、がんの広がった胃の下部を切除する場合には、術後に残った胃を十二指腸と直接つなげなければならないし、胃を大きく切り取る場合には、残った胃を空腸《くうちょう》とつなげなければならなかった。一八九〇年代半ばまでにビルロートは四一人の胃がん患者に対し、解剖学的構造を変更するこのような手術を施行し、そのうち一九人が生存した。*10

ビルロートのこの手法はがん治療を大いに前進させ、二〇世紀初頭までには局所に限局した腫瘍（転移のない原発巣）の多くが手術で摘出できるようになった。そこには子宮がんや卵巣がん、乳がんや前立腺がん、大腸がんや肺がんが含まれ、ほかの臓器に転移する前に腫瘍を摘出すれば、かなりの確率で患者は完治した。手術は現在も、限局性腫瘍に対する治療の大黒柱となっている。

しかし、そうした驚くべき進歩にもかかわらず、なかには――外見上は限局した腫瘍に見えるものでも――術後に再発し、二回目の、しばしば三回目の手術が必要となる症例があった。まるでいたちごっこのように、外科医は手術台に戻っては切り、また戻っては切るのを繰り返し、そのたびにがんは少しずつ人体から掘り出されていった。*11

それならいっそのこと、もっとも初期のステージで、考えうるもっとも徹底的な手術でがんを根こそぎにしたらどうだろう？　と外科医たちは考えた。従来の局所手術では治らなかったがんも、がんの根っこを完全に、どこまでも徹底的に掘り起こすような、なんの取り残しもしないような根治的かつ侵襲的な手術でなら治せるのではないか？　外科医の実力と創造力を強く信じていたその時代、がんの根っこを外科医のメスで完全に取り除くという考えは、将来性と好奇心に満ちたものだった。すでに脆く、そして引火しやすい状態にあった腫瘍学の世界に、その考えはまるで火薬のなかに爆弾が落とされるように着地した。

ラディカルな考え

深淵なことについて説明できる機会を
ことのほか尊ぶその教授は
私のそばに寄り、嬉しそうに指示を出した――
「乳房《にゅうぼう》を切断しなさい」
「申しわけありません」と私は哀しみにうち沈みながら言った
「しかしながら、もうその手術を忘れてしまいました」[*1]

――ロドルフォ・フィグエロア、『医師兼詩人』

すべて終わった。包帯を巻かれた彼女は、慎み深い動作でテーブルからそっと降り、ジェームズを探した。それから、外科医と学生たちのほうを向いてお辞儀し――小さいが明瞭な声で、行儀が悪くてすみませんでした、と言った。学生たち――私たち全員――は子供のように泣き、外科医は彼女を上着ですっぽりと覆った。[*2]

――ジョン・ブラウン
一九世紀におこなわれたある乳房切除術についての記録

ウィリアム・スチュアート・ハルステッド*[3]という名前は、「根治《ラディカル》」手術という概念に分かちがたく結びついている。だが実のところ、ハルステッド自身がそのような栄誉を望んだわけではない。外科医の伸ばした手にメスが無言で渡されるように、頼みもしないのにその栄誉は彼に手渡されたのだ。根治手術を考え出したのはハルステッドではない。彼がしたのは、前任者からその考えを引き継ぎ、それを究極の形にまで、論理的に完成された形にまで発展させることだった——そして気づけば、その名が自分の名と密接に結びついていたのだ。

ハルステッドは一八五二年、ニューヨークで衣料品店を営む裕福な家庭に生まれた。アンドーヴァーのフィリップス・アカデミーを卒業後、イェール・カレッジにかよい、大学時代は学業成績よりもそのすぐれた運動能力が教師や指導者らの注目を惹いた。彼が外科の世界にはいったのはほとんど偶然であり、医学部にはいったのも、外科医になりたいという希望に駆り立てられたためではなく、父の店で見習いとして働く自分をどうしてもイメージできなかったからだ。しかし一八七四年にコロンビア大学内科外科学部に入学すると、彼はあっというまに解剖学の虜になった。その強い関心はほどなく、晩年の彼を魅了したさまざまなもの——純血種のイヌや馬、糊のきいたテーブルクロス、リネンのシャツ、パリの革靴、完璧な手術縫合——への関心と同じように、強迫観念に駆られたような探求へと変わった。彼は解剖学の教科書をまるごと暗記し、もう暗記すべき本がなくなると、同様の飽くなき渇望とともに今度は本物の患者を学習の対象にした。

一八七〇年代半ば、ハルステッドはインターンとなるための試験に合格し、手術患者であふれ返るニューヨーク市立ベルヴュー病院の外科インターンとなった。生活を医学部での時間と外科病院での時間とに二分し、ベルヴュー病院とコロンビア大学のあいだの数マイルの距離を何度も往復した。そんな彼が医学部を卒業するころには神経衰弱に悩まされるようになっていたのも無理はない。ブロック島で数週間休暇を過ごして精神的に回復すると仕事に復帰し、以前と変わらぬエネルギーと気迫で勉強に打ち込むというパターンを繰り返すようになっていた。オリュンポスの神々のような英雄的バイタリティーで身体的限界まで突き進んだあと、精神的虚脱状態に陥るという彼のそのパターンは、ハルステッドがなんらかの挑戦をするたびにほぼ例外なく現われる独特のパターンとなり、手術や外科教育、そしてがんに対する挑戦にも、その印《しるし》がはっきりと残ることになる。

ハルステッドが外科の世界に足を踏み入れたのは、外科学が歴史的な転換点に差しかかっていた時期であり、そのころはまだ、瀉血や吸角法や浸出法や下剤などの治療法のほうが一般的だった。たとえば、術後感染によって痙攣と発熱が出現したある女性に対しては、さらに野蛮な手術が施行された。「両腕に大きな開口部をつくり」[*4] その女性の主治医は一八五〇年代、自画自賛するように熱っぽく記している。「それから両側の側頭動脈を切開して、痙攣が止まるまで出血させつづけるのだという断固たる決意を持って、どの切開部からも同時に血液がほとばしるようにした」また別の医師は、肺がんの治療を指示する際にこう書いている。「わずかな瀉血は一過性の症状軽減をもたらす。だがもちろん、頻繁に繰り返すことはできない」[*5] ベルヴュー病院の「インターン」たちは患者の体から滴り出た液体であふれんばかりの「膿桶」[*6] を持って廊下を走りまわった。腸弦でつくられ、唾で先端をとがらせた手術用の縫合糸が切開部から空気中にだらりと垂れ下がっていた。外科医はポケットに入れたメスを揺らしながら歩きまわり、血まみれの床に器具が落ちたなら、埃を払ってまたポケットのなかに——または、手術台の上の患者の体のなかに——戻した。

一八七七年一〇月、ハルステッドは、そんな下剤と瀉血と膿桶とやぶ医者のはびこる身の毛もよだつような医学界をあとにしてヨーロッパに旅立ち、ロンドンやパリ、ベルリンやウィーン、そしてライプツィヒの病院を訪れた。[*7] 洗練されたヨーロッパの手術技法を学ばせる目的で、アメリカの若い外科医たちが当時よく送り込まれた病院だ。それは、まさに絶好のタイミングだった。ハルステッドがヨーロッパを訪れたのは、腫瘍外科がその繭《まゆ》からちょうど抜け出た時期だった。アルゲマイネス・クランケンハウス――ウィーン大学医学部の教育病院――の階段式座席を設えたバロック様式の大講堂では、テオドール・ビルロートが新しい胃切除術を学生に教えており（手術によるがんの完全摘出まではあと、「創意に富む一歩を要するだけだ」とビルロートは学生に語った）[*8]、ウィーンから数百マイル離れたハレでは、ドイツ人外科医リヒャルト・フォン・フォルクマンが乳がんの術式を研究していた。ハルステッドは、肝臓の構造を見事に解明したハンス・キアリや、かつてビルロートと一緒に研究し、ほどなく甲状腺手術の手法を確立しようとしていたアントン・ヴォルフラーといったヨーロッパの外科学界の巨人たちにも会った。

ハルステッドにとって、ベルリンとハレとチューリヒとロンドンとウィーンを巡るこのめまぐるしい旅は知的な洗礼となった。開業するために一八八〇年代初めにニューヨークに戻ってきた彼の頭のなかには、旅で遭遇したさまざまなアイデアが駆けめぐっていた。リスターの石炭酸、がんを早期に手術するというフォルクマンの試み、ビルロートの奇跡のような開腹手術。活力と霊感を得て、ハルステッドは仕事に没頭し、ルーズベルト病院やコロンビア大学内科外科学部、ベルヴュー病院やチェンバーズ病院で次から次へと手術をおこなった。大胆かつ創意に富む、そして恐れを知らないハルステッドという男のなかで、自らの手仕事に対する自信がいっきに開花した。一八八二年、ハルステッドはキッチンテーブルの上で自分の母親に手術を施し、感染を起こした胆囊を摘出した。[*9] それはアメリカで最初に成功した胆囊摘出術の一つとなった。産後の出血のひどい妹の診察に駆けつけた彼は、自分の血を抜いて輸血した（彼にはまだ血液型に関する知識はなかったが、幸運なことに、ハルステッドと妹の血液型は一致していた）。

ニューヨークでのキャリアの絶頂期の一八八四年、ハルステッドはコカインという名の新しい手術麻酔薬についての論文を読む。彼はすでに、ハレのフォルクマンの病院でドイツ人医師がこの薬を用いて手術をおこなうのを見ていた。それは安価で入手しやすく、扱いやすいうえに、投薬も簡単な、いわば麻酔薬のファーストフードのようなものだった。好奇心を覚えた彼は、自らの野心的手術の対象となる患者に投与する前にまずは自分で試してみようと、コカインを自分自身に注射し、そしてほどなく、その薬が単に一時的な無感覚状態をつくり出すだけではないことを知った。その薬は、疲れを知らない彼の性質を増強し、狂人じみた活力に相乗効果をおよぼしたのだ。ある人物が語っているように、ハルステッドの思考は「どんどん澄みわたった。彼は疲労を感じなくなり、眠りを必要としなくなり、実際、不眠になった[*10]」ハルステッドはあたかも、睡眠を必要としたり疲労やニヒリズムを感じたりするといった、人間にそなわったあらゆる欠点を克服したかのように見えた。手に負えない彼の性格がコカインという最適の相手に出会ったのだ。

その後の五年間、しだいに悪化する強いコカイン中毒にもかかわらず、ハルステッドは若い外科医として、ニューヨークでめざましいキャリアを築いていった。自己否定と自制によってどうにか中毒をコントロールしたが（報告によれば、夜は封をしたコカインの瓶をベッドサイドに置き、手を伸ばせばすぐ届く場所にそれを置くことで自らを試していたという）、しばしば激しく再発し、結局は完全に克服することができなかった。彼は自発的にプロヴィデンスのバトラー療養所に入院し、そこでモルヒネを用いたコカイン中毒の治療を受けた――本質的には、一つの中毒を別の中毒に取り替えただけだった。一八八九年、強い中毒性を持つ二つの麻薬のあいだを依然として行ったり来たりしていた彼は（それでもやはり、ニューヨークの外科病院では驚くほどすばらしい業績をあげていた）、著名な医師であるウィリアム・ウェルチの推薦で、開院したばかりのジョンズ・ホプキンス病院の外科医に抜擢された。その抜擢は一つには新しい外科部門を立ち上げるためだったが、ニューヨークでの孤独と過労と薬物中毒の日々から彼を引き離すためでもあった。

ジョンズ・ホプキンス大学は期待どおり、彼を変えた。かつては外向的で、常に人に囲まれていた彼は、すべてが管理された、清潔かつ完全な、殻に包まれた自分だけの帝国に引きこもった。若い外科のレジデントを彼のイメージする外科医に鍛え上げるための、畏怖の念を起こさせるような研修プログラム――英雄的行為と無私と勤勉と不休を理想とする超人的な仕事への超人的なイニシエーション――を彼は開始する。(「研修期間が長すぎるという反対意見や、若い外科医たちが疲弊してしまうという意見が出るのは充分予想される」と彼は一九〇四年に書いている。「しかしこの病院の外科医のポジションは、自分の専門分野の勉強にすぐに飽きてしまうような者のためには用意されていない」)。ハルステッドは、かつて彼の病院の婦長だったキャロライン・ハンプトンと結婚し、丘の上の広大な三階建ての邸宅に二人で住みはじめた(「石みたいにひんやりとしていて、ほとんど人が住めないような家」*11と学生の一人は言っている)。二人はそれぞれ、別の階で生活した。子供のいない、人付き合いが苦手で堅苦しく、悪い評判がたつほど世間と距離をおいたハルステッド夫妻は、純血種の馬と血統書つきのダックスフントを育てた。モルヒネ中毒はまだ根深かったものの、ハルステッドは投与量をしっかりと管理し、厳格なスケジュールで投与していたため、彼のもっとも近くにいる弟子にすら怪しまれなかった。夫妻はボルティモアの社交界を周到に避けた。丘の上の邸宅に不意の訪問者がやってくると、夫妻はメイドに、不在だと告げるよう言いわたした。

日々の日課とリズムによって、まわりの世界が消去され、やがて沈黙すると、ハルステッドはすさまじいエネルギーで乳がんに挑みはじめた。ハレのフォルクマンの病院で彼は、そのドイツの外科医がしだいに緻密に、しだいに攻撃的に、乳がんの手術をおこなうのをまのあたりにしていた。だがそんなフォルクマンですら壁にぶちあたっているという事実にも、彼は気づいていた。手術はどんどん拡大し、どんどん徹底的になっていたが、がんはやはり再発し、手術から数カ月、ときには数年経ってからふたたび出現した。

どうして再発するのだろう？　一八六〇年代、ロンドンのセントルークス病院で、イギリスの外科医チャールズ・ムーアもまた、この苛立たしい局所再発に注目していた。繰り返す再発に憤ったムーアはやがて、すべての再発の解剖学的な位置を記録しはじめる。乳房の図に、原発巣の位置と摘出した組織の切除縁の正確な位置を書き込み、再発個所を黒い小さな点で記入していったのだ。それは、がんの再発個所の歴史的なダーツボードのようなものだった。驚いたことに、点を書き込むにつれて、一つのパターンが現われはじめた。あたかも不完全な手術で取り残されたごく小さながんの塊がふたたび大きくなったかのように、再発は初回手術の切除縁の周囲だけに集まっていたのだ。「乳がんの手術では、乳房全体を細心の注意を払って摘出しなければならない[*12]」とムーアは結論づける。「術後の局所再発は、原発腫瘍の取り残しが成長を続けた結果起こる」

ムーアの仮説から次の考えが生まれた。もし初回手術での摘出が不充分なために乳がんが再発するなら、最初の手術でより多くの組織を取り除かなければならないということになる。「切除縁《マージン》」が問題なら、マージンをもっと広げてはどうだろう？　ムーアは述べている。女性の外見を損ねないようにという、（しばしば命を危険にさらすような）手術を患者が受けずにすむようにという、外科医の心遣いは「まちがったやさしさ[*13]」であり、そのせいで、がんを優位に立たせているのだ、と。そういえばハルステッドも、ドイツのフォルクマンがほんの小さな取り残しもないようにと乳房だけでなく、乳房の下に広がる小胸筋と呼ばれる薄い扇形の筋肉まで摘出するのを見ていた。

ハルステッドは必然的に、この理論を次の段階に押し進めた。フォルクマンが壁にぶちあたったのなら、私がそれに穴を開けてみせる、と。たいした働きをしていない薄い小胸筋だけでなく、胸腔をさらに深く掘り進んで、肩と手を動かしている重要な筋肉、大胸筋も切り取ればいいのだ。そんな革新的な考えを抱いたのはハルステッドだけではなく、ニューヨークの外科医、ウィリー・マイヤーもまた独自に、一八九〇年代にそれと同じ手術に行き着いていた。ハルステッドはこの手術を、ラテン語で「根」を意味する「ラディカル」を使って「根治的乳房切除術《ラディカル・マステクトミー》」と名づけた。彼はがんをまさにその根源から根こそぎにしようと考えたのだ。

しかし、「まちがったやさしさ」をはっきりと軽蔑していたハルステッドは、大胸筋でやめたりはしなかった。根治的乳房切除術のあとでもやはりがんが再発することがわかると、彼は胸のさらに奥深くまで切除しはじめた。一八九八年までには、ハルステッドの乳房切除術は、彼が呼ぶところの「さらに根治的《ラディカル》な」変貌を遂げ、今では鎖骨も切除し、その直下の小さなリンパ節群をも郭清《かくせい》するようになっていた。「ごくわずかな例外を除いて、われわれは鎖骨上窩リンパ節郭清をおこなう」[14]と彼は学会で宣言し、保存的で非根治的な手術は乳房を「汚れたまま」放置するだけだ、という考えを強調した。

ジョンズ・ホプキンス大学のハルステッドの勤勉な弟子たち[15]は、自分たちのメスで師を追い越そうと争っていた。ハルステッドの最初の外科レジデントの一人、ジョゼフ・ブラッドグッドは、手術範囲を頸部に広げ、鎖骨上部の一群のリンパ節を郭清した。もう一人のスター弟子、ハーヴェイ・クッシングは胸の奥深くに埋まっているリンパ節、「前縦隔リンパ節」を郭清した。「近い将来には、初回手術で縦隔内の組織を摘出する場合もあるかもしれない[16]」とハルステッドは記している。背筋の凍るようなマラソンが進行していた。がんの再発を見ずにすむためなら、ハルステッドと彼の弟子は体の中身をすべて取り除きそうに見えた。ヨーロッパのある外科医は、乳がんの女性の肋骨三本を含む胸郭の一部を取り除き、さらに、肩と鎖骨を切断した[*17]。

ハルステッドは自分の手術が「身体的不利益」をもたらすこと、大規模な乳房切除術によって患者の体が永久に損なわれてしまうことを認めていた。大胸筋を取り除かれた患者は、まるでずっと肩をすくめているみたいに肩が内側にはいり込んでしまい、腕を前方や横に上げられなくなった。腋窩リンパ節郭清《かくせい》のせいでしばしばリンパ液の流れが妨げられ、リンパ液の貯留によって腕がゾウの脚のように腫れ上がった（ハルステッドはその状態を「手術性象皮症」という視覚的な名前で呼んだ）。術後の回復に患者は数カ月、ときに数年を要した。それでもハルステッドは、そうしたすべての成り行きを、あたかも全面戦争における避けがたい戦傷のように受け容れた。「患者は若い女性であり、その体を醜くしたくはなかった」一八九〇年代に施行した、頸部まで拡大したある手術について、ハルステッドは患者を心から心配してそう記している。個人的回想録の隣に走り書きされた手術記録のなかには、どこかやさしい、父親のようなことばが残されている。「腕をうまく動かせる。薪割りもできる……腫れはない」と彼はある症例の最後に書き記し、また別の患者の記録の端には、「既婚、子供が四人」という走り書きしている[*18]。

だがハルステッドの手術は実際に、患者の命を救ったのだろうか？　根治手術は乳がんを「完治」させたのだろうか？　彼がそれほどまでに「醜くしたくなかった」若い女性たちは、醜くなった体と引き替えに、その手術からなんらかの恩恵を受けたのだろうか？

それらの質問に答える前に、根治的乳房切除術がさかんだったころの時代背景について説明しておこう。一八七〇年代、ハルステッドが名人たちから手術を学ぼうとヨーロッパに旅立ったころ、外科学はちょうどその青年期を終えようとしていた。一八九八年までには、外科という仕事は自信に満ちあふれた職業となっていて、偉大な外科医たちはみんな自分たちの技術力に酔いしれていた。そして臆することもなく、自らを興行師のようにとらえていた。手術室《オペレーティング・ルーム》は「オペレーティング・シアター」と呼ばれ、「観客」たちはしばしば「劇場《シアター》」の天窓から、外科医の綿密なパフォーマンスを息をひそめて見守った。ある見学者は、ハルステッドの手術を見ているとまるで「ベネチアやフィレンツェのインタリオ職人や腕のいいモザイク職人の、辛抱強くて緻密な仕事ぶりを見ているような気にさせられる」[*19]と一八九八年に書いている。ハルステッドは技術的に困難な手術こそ歓迎し、もっともむずかしい症例こそもっとも治しがいのある症例だと考えた。「気づけば私は、（腫瘍が）大きいことを歓迎するようになっていた」[*20]と彼は書いている――まるで自らのナイフでがんに決闘を挑むかのように。

　しかし手術自体が技術的に成功したからといって、必ずしも長期的な成功、つまり、がんの再発の減少がもたらされたわけではなかった。ハルステッドの乳房切除術は確かに、フィレンツェのモザイク職人の仕事にたとえられるようなものだったかもしれないが、もしがんが慢性的に再発する病気だとしたら、ただそれを切り取るだけでは、たとえインタリオ職人のような正確さを持ってしても充分ではなかった。ハルステッドがほんとうに乳がんを完治させたのかどうか見定めるには、手術直後の生存率や五カ月から一〇カ月後の生存率を見るだけでは不充分で、五年から一〇年後の生存率を調べなければならなかった。

　手術を評価するには患者を長期的に追いかける必要があった。そこでハルステッドは、外科医としてのキャリアの絶頂期の一八九〇年代半ばに、自分の手術がすぐれた選択であることを証明するため、長期間の統計を取りはじめた。そのころには根治的乳房切除術の誕生から一〇年が経過しており、ジヨンズ・ホプキンス大学に彼が呼ぶところの「がんの倉庫」[*21]ができるほど、充分な症例数を手術し、充分な腫瘍を摘出していた。

　腫瘍が小さくても徹底的な手術をおこなうのが完治への最良の道であるとするハルステッドの根治手術の理論は正しいように思われた。が、そこにはある重大な概念上の過ちがあった。乳がんがある一定の頻度、たとえば一年に一パーセントの頻度で発生するある集団を思い浮かべてほしい。それぞれの腫瘍の性質は腫瘍が誕生した時点からすでに大きく異なっている。ある女性では、診断されたときにはもう腫瘍は乳房以外の部位に広がっており、骨や肺や肝臓に転移している。また別の女性では、がんは乳房のみか、乳房と数個のリンパ節のみに限局しており、真に局所的ながんといえる。

　さてここで、ハルステッドを登場させてみよう。メスと縫合糸を手に、この集団のまんなかで、彼はすべての乳がん患者に根治的乳房切除術を施そうとしている。ハルステッドが患者を治せるかどうかは、明らかに、がんのタイプ――がんの病期――にかかっている。がんが転移している女性の場合は、どれほど侵襲的に、どれほど念入りに腫瘍を取り除いたところで、根治的乳房切除術でがんを完治させることはできない。彼女のがんはもはや、局所の病気ではなくなっているからだ。反対に、小さな限局性のがんの場合は、根治手術で確かに治せる――しかしその症例の場合は、はるかに非侵襲的な手術、つまり、局所的な乳房切除術でも治せたはずだ。ハルステッドの乳房切除術はこのように、どちらの症例にもぴたりとは適さない。最初の症例では標的を過小評価しすぎているし、二つ目の症例では過大評価しすぎている。どちらの場合も、女性は無差別に、体を醜くしてしまう恐ろしい手術――限局性の乳がんの女性にとっては規模が大きすぎる、時期尚早すぎる手術であり、転移性乳がんの女性にとっては規模が小さすぎる、時期が遅すぎる手術――を強制的に受けさせられるのだ。

一八九八年四月一九日、ハルステッドはニューオーリンズで開かれたアメリカ外科学会の年次総会に出席した。[22] 二日目に、会場の外科医たちが息を呑んで熱心に見つめるなか、彼は多くの期待が集まるデータを飾るいくつもの図や表で武装して、壇上に上がった。一見したところ、彼のデータは仰天させられるものだった。彼の乳房切除術は、ほかのどの外科医の手術よりも局所再発率が低かったのだ。ボルティモアのアジョンズ・ホプキンス大学で、ハルステッドは局所再発率をわずか数パーセントまで下げていた。それは、フォルクマンやビルロートの手術からの劇的な進歩だった。ハルステッドは約束どおり、がんを根こそぎにしたかのようだった。

しかし、目を凝らして見ると、根っこはまだ残っていた。乳がんが完治したか否かに関する彼のデータは失望させられるものだったのだ。「根治手術」で治療された七六症例のうち、三年以上生存した症例はわずか四〇例にすぎず、残りの三六例、つまりほぼ半数の症例は、術後三年以内に――「根こそぎ」にされたはずの病によって――亡くなっていた。

だがハルステッドと彼の弟子たちは動じなかった。そのデータが提起している根本的な疑問――根治手術はほんとうに患者の生存期間を伸ばしたのか？――を解決しようと努めるのではなく、自分たちの説によりかたくなにしがみついた。「例外をつくることなく、頸部まで手術範囲を広げるべきだ」[23]とハルステッドはニューオーリンズで強調した。ほかの者たちが慎重になるべき理由を見いだしたそのデータのなかにハルステッドが見いだしたのは、さらなる好機だけだった。「なぜ頸部の手術が腋窩の手術より危険なのか、私にはわからない。頸部も腋窩と同様、完全に郭清《かくせい》できる」

一九〇七年夏、ワシントンDCで開かれたアメリカ外科学会でハルステッドはさらに別のデータを提示した。[24] 彼は、手術前の腋窩または頸部リンパ節の転移の有無によって、患者を三つのグループに分けていた。ハルステッドが生存率を示す表を提示すると、そこには一つのパターンがはっきりと現われていた。腋窩にも頸部にもリンパ節転移のなかった六〇人の患者のうち、四五人が五年後も再発なく生存していたのに対し、腋窩または頸部にリンパ節転移のあった四〇人では、わずか三人しか生存していなかったのだ。

つまり、がんの最終的な生存率というのは、外科医が乳房をどれほど広く切り取ったかではなく、手術前にがんがどれほど広がっているかにかかっているということだった。根治術のもっとも熱心な反対論者の一人だったジョージ・クライルも、のちにこう述べている。「腫瘍を取り除くために筋肉までも取り除かなければならないほどがんが進行しているなら、がんはすでに全身に広がっているはずだ」*[25]——彼はそのことばで、手術をおこなうこと自体に疑問を呈したのだ。

しかしたとえ一九〇七年にハルステッドがそのことに気づきかけていたとしても、彼は断固として、その事実から身をかわし、陳腐な警句へと逆戻りした。「たとえはっきりとした証拠がなくとも、できるだけ多くの症例に鎖骨上窩リンパ節郭清《かくせい》をおこなうのは外科医に課せられた義務であると私は考える」*[26]と彼は一九〇七年の論文のなかで述べている。だが、その実、絶え間なく変化する乳がん治療の様相にうんざりしはじめていた。臨床試験も、表も、グラフも、そんなものが彼の得意分野だったためしはなかった。彼は外科医だった。簿記係ではなく。「乳がんに関しては」と彼は書いている。「統計的数値を磨き上げることに熱心な外科医が、もっともあっぱれな数値を出せるのかもしれない」*[27]ハルステッドにしては低俗すぎるともいえるこの発言は、自分の手術をテストにかけることについての疑念が彼のなかで募っていたことを示している。彼は本能的に、自分の手をすり抜けつづけるこの無定形の病について、自分がもはや理解の限界に達したことを悟っていた。

その一九〇七年の論文は、乳がんに関するハルステッドの最後の、そしてもっとも包括的な考察となった。彼は見通しのいい新たな解剖学的街路を欲していた。技術的にすぐれた自分の手術を心安らかにおこなえる場所を。手術の終点の設定と再設定をめぐっての果てしない議論のただなかなどではなく。患者と接するのはもともと得意ではなかった。やがて彼は世間から切り離された手術室へと、だだっ広くてひんやりとした邸宅の書斎へと、完全に引きこもった。その関心はすでに別の臓器——胸腔の臓器、甲状腺、大動脈——に移っており、それらの臓器を対象に革新的ですぐれた手術法を編み出していった。だが自分の名前を冠した、その威厳と欠陥にあふれた手術に関しては二度と論文を書くことはなかった。

一八九一年から一九〇七年にかけて——根治的乳房切除術がボルティモアで細々と誕生してから、国じゅうの大きな外科学会の舞台の中央にのぼるまでの慌ただしい一六年のあいだに——がんの完治に向けた探求は大きく一歩、前方に跳び、そして同じくらい大きく一歩、後退した。ハルステッドは拡大的かつ徹底的な乳がん手術が技術的に可能なことを文句なしに証明したし、彼の手術はその恐ろしい病の局所再発率を劇的に下げた。しかし実際には、精力的な努力にもかかわらず彼が証明できなかった事実のほうが、ずっと意義深かった。二〇年近くにわたるデータの集積にもかかわらず、学会という学会でもてはやされ、賞賛され、分析と再分析を繰り返されたにもかかわらず、がんの「完治」という観点からは、根治手術の優位性は依然として不明確なままだった。より広範囲の手術こそより効果的な手術である、と単純に言い換えることはできなかったのだ。

しかし不明確だからといって、外科医たちが攻撃的な手術をためらうことはなかった。「ラディカリズム」はすでに心理的な強迫観念となって腫瘍外科の奥深くに浸み込んでおり、「根治的《ラディカル》」ということばそのものが、概念上の魅惑的な罠となっていた。ハルステッドはそのことばを、地下深くに埋まったがんの根っこを掘り起こす自らの手術を指して、ラテン語の「根」という意味で用いた。しかし「ラディカル」ということばには、「攻撃的」、「革新的」、「厚かましい」という意味もあり、患者の想像のなかに印象を残すのは、それらの意味のほうだった。がんに対峙しながら、「非攻撃的」で「控えめな」手術を進んで選ぶ患者が、いったいどこにいるだろうか？

実際、ラディカリズムはがん治療に対する外科医の考え方だけでなく、彼ら自身のイメージの中心にもなった。ある歴史学者は書いている。「どの方面からの抗議の声もないままに、なんの抵抗もないままに、根治手術はまたたくまに一つの教義として固定化した[28]」この英雄的な手術が期待どおりの結果を生まないとわかると、外科医たちは、がんを完治させるという責任自体を振り捨てるようになった。「正しい手術が施されれば、患者の病気はまちがいなく局所的には治癒するわけで、外科医が責任を持つべきなのは唯一、その点だけである[29]」とハルステッドの弟子の一人は一九三一年、ボルティモアの学会でそう述べている。言い換えれば、外科医がめざすべきなのは技術的に完璧な手術をおこなうことであり、がんを完治させるのは、別の誰かが取り組むべき問題だということだった。

より厚かましいまでに攻撃的な手術をめざす軌跡――「根治的であればあるほどよい[30]」という考え方――は、一九三〇年代初めの外科学の方向を反映している。ニューヨークでは、外科医アレクサンダー・ブルンシュウィクが「全骨盤内容除去術」と呼ばれる子宮頸がんの術式を開発した[31]。それはあまりにむずかしく消耗させられる手術だったために、もっとも極端なハルステッド派の外科医たちですら途中で休憩のために手をおろし、ほかの医師と交代しなければならなかった。ニューヨークの外科医ジョージ・パックには（ルイ・アームストロングのヒット曲『マック・ザ・ナイフ』にちなんで）「パック・ザ・ナイフ[32]」というあだ名がつけられた。あたかも外科医と彼のお気に入りの道具とが一体化して、奇怪なケンタウルスのような生き物が誕生したかのように。

今では完治など、遠い未来の可能性として放り出されてしまった。「もっとも広い意味においてですら」[*33]と、あるイギリスの外科医は一九二九年に書いている。「手術可能かどうかは、〝取り除けるかどうか〟にかかっていて、〝取り除いた結果、患者を完治させられるかどうか〟は考慮されなかった」患者がただ手術を生き延びただけで、外科医たちは自分たちを幸運と見なした。一九三三年に発表された、胃がんに関する背筋の寒くなるような論考の最後に、外科医たちのグループはこう記している。「患者を大勢殺したことのない者は医者ではない、という古いアラビアの格言があるが、胃がんの手術をおこなう外科医たちは、このことばをしばしば思い出すにちがいない」[*34]

そんなヒポクラテスの誓いを真逆にしたような論理にたどり着くには、究極の絶望か、あるいは究極の楽観主義が必要であり、一九三〇年代、腫瘍外科の振り子はこの二つのあいだを忙しく往復していた。自分たちの手術ががんの恐るべき症状を緩和すると心から信じていたハルステッドやブルンシュウィクやパックは、大規模な手術にあくまでも固執した。だが、その有効性を証明するはっきりとした証拠はなく、自分たちの信念という孤立した岬に向かって彼らがどこまでも進んでゆくにつれ、証拠などますます見当違いなものに、臨床試験をおこなうことなどますます不可能になっていった。外科医たちが自分たちの手術の本質的な善をより熱心に信じれば信じるほど、彼らの手術を厳密で科学的な臨床試験の対象にするのは、いっそうむずかしくなっていった。かくして根治手術は、一世紀近くものあいだ、循環論のブラインドで自らを隠しつづけたのだ。

根治手術の魅力と魅惑に覆い隠されてはいたものの、その辺縁では、より温存的な手術が重要な発展を遂げていた。四方八方に散ったハルステッドの弟子たちはそれぞれの持ち場で新たな腫瘍摘出術を開発した。つまり、それぞれが一つの臓器を「あてがわれた」のだ。自らが考案した英雄的な外科研修プログラムに対するハルステッドの自信は揺るぎなく、彼は、自分の弟子ならどの臓器のがんでも根絶できると信じた。一八九七年、ジョンズ・ホプキンス病院の廊下で、ハルステッドは若い外科レジデントのヒュー・ハンプトン・ヤングを止め、新たにできた泌尿器外科の外科部長にならないかと持ちかけた。泌尿器外科に関しては自分はまったくの素人だとヤングが訴えると、ハルステッドは「素人なのは知っている」[35]とぶっきらぼうに言い、「だが、きみなら覚えられるとわれわれは信じている」と言い添え、歩き去った。

ハルステッドの自信に鼓舞されて、ヤングは泌尿器系のがん――前立腺や腎臓や膀胱のがん――の手術を徹底的に研究し、一九〇四年にはハルステッドの力を借りて[36]、前立腺全体を摘出するという、前立腺がんの手術法を編み出した。ハルステッドの伝統を受け継いで、その手術には根治的前立腺切除術という名がつけられたが、ヤングの手術はハルステッドの手術と比べてより温存的だった。彼は筋肉やリンパ節や骨を取り除かず、臓器をまるごと摘出するという根治手術の概念は維持しつつも、骨盤内容全体を摘出したり、尿道や膀胱を取り除いたりはしなかった（この手術を一部変更したものは、現在も限局性前立腺がんの手術として用いられており、それによって多くの患者の命が救われている）。

ハルステッドの弟子で外科のチーフレジデントだったハーヴェイ・クッシングは脳に集中した。一九〇〇年代初めまでに彼は、脳腫瘍を摘出する巧妙な手術法を考え出し、その対象には、悪名高き――血管と密に絡み合っているために容易に出血してしまう――膠芽《こうが》腫《しゅ》や、脳のなかの重要な血管や神経をさやのように巻き込むことの多い髄膜腫も含まれていた。ヤングと同様クッシングも、インタリオ職人のようなハルステッドの技法――「小さく平らな綿で出血を抑えつつ、腫瘍を周囲からゆっくりと剥離していく」[37]――を受け継いではいたが、根治手術への傾倒は受け継いでいなかった。実際、脳腫瘍の根治手術というのは単に技術的にむずかしいだけでなく、不可能だった。たとえ望んだとしても、脳全体を摘出することはできないからだ。

一九三三年、セントルイスのバーンズ病院で、もう一人の革新者、エヴァーツ・グラハム[*38]が、彼自身がかつて肺結核の手術に使っていた技法をつなぎ合わせて、がんに侵された肺を摘出する術式を確立させた。グラハムもまた、ハルステッド手術の精神――局所再発を防ぐため腫瘍周辺の外科的切除縁を広く確保し、臓器をまるごと切除する――は受け継いでいたが、落とし穴を避けようと努めた。胸郭全体のリンパ節や主要血管も、気管や食道のまわりの結合組織も切り取りたいという衝動に逆らって、肺だけを摘出し、それ以外の部位にはできるだけ手をつけなかったのだ。

しかし、ハルステッドの論理に取り憑かれて視野の狭くなっていた外科医たちは依然として、温存手術を試みる者たちを厳しく非難した。体からがんを完全に取り除こうと試みない手術[*39]は「その場しのぎの手術」であり、まったくのナンセンスだった。そのような手術に甘んじるのは、同世代の外科医がどうにか追放しようとしてきた「まちがったやさしさ」という古い過ちに屈するのと同じだった。

固い管と弱い光

(X線)のなかに、治療法を見つけた。*1

――《ロサンゼルス・タイムズ》、一九〇二年、四月六日

(X線の破壊力を)理解するためには、アメリカのX線医学研究所で働くほぼすべてのパイオニアたちがX線の照射を原因とするがんで亡くなっているという事実を思い出せばいい。*2

――《ワシントン・ポスト》、一九四五年

一八九五年の一〇月末、ボルティモアでハルステッドが根治的乳房切除術を発表してから数カ月後、ドイツのヴュルツブルク大学の教授、ヴィルヘルム・レントゲンは、電子管――電極から電極へ電子を放出させる真空管――を用いた研究の最中に、奇妙な放射に気づいた。*3 目に見えない強力な放射エネルギーが電子管を覆う黒いボール紙を透過して、たまたま机の上に置かれていたシアン化バリウムを塗った蛍光紙を白く光らせたのだ。

レントゲンは妻のアンナを研究室に連れてきて、写真乾板の上に手を置かせて、その上に光線を照射した。光線はアンナの手を透過して、写真乾板の上に彼女の指の骨と金属の結婚指輪の像を残した

──手の内部構造があたかも魔法のレンズをとおしたように見えた。「自分の死を見た」とアンナは語っているが、彼女の夫が見たのは別のものだった。ほぼすべての生物組織を透過できるほど強力な、ある種のエネルギーを、彼は見たのだ。彼はこの光をＸ線と名づける。

最初、Ｘ線は電子管のつくり出したちょっとした気まぐれのようなものだと考えられた。しかし一八九六年、レントゲンの発見からほんの数カ月後に、フランスの科学者アンリ・ベクレル（ベクレルはすでにレントゲンの発見については知っていた）が、自然界に存在する物質──ウラン──もまた、レントゲンが見つけたＸ線と同様の性質を持つ、目に見えない光線を放出していることを発見した。パリでは、ベクレルの友人の若い物理学者と化学者のカップル、ピエールとマリのキュリー夫妻がより強力なＸ線の源を求めて自然界を探しまわっていた。ピエールとマリ（パリの屋根裏部屋で暮らす、マリア・スクウォドフスカという名の貧しいポーランド移民）はソルボンヌ大学で出会い、磁気という共通の興味の対象のためもあって、たがいに惹かれ合った。一八八〇年代半ばに、ピエール・キュリーは微細な石英結晶を使って、ごく小さなエネルギーも測定できる電位計と呼ばれる測定器をつくった。次にマリが、その装置を使えばウラニウム鉱石から放出されるかすかな放射線も計測できることを発見すると、マリとピエールはこの新たな放射能測定器を手に、Ｘ線の未知の源を探しはじめた。かくして、新たな科学的発見へとつながる記念すべき旅は、計測とともに始まったのだった。

キュリー夫妻は、現在はチェコ共和国内にあるヨアヒムスタールという泥炭地帯の森から採石したピッチブレンドと呼ばれる黒い泥状の鉱石のなかに、ウランの何倍も強い放射線を出している新しい元素を見つけた。夫妻は、その泥状の塊を濾過して強力な放射線の源を純化しはじめた。数トンのピッチブレンドを四〇〇〇トンの水で洗い、バケツ何百杯分もの泥を捨てたあと、一九〇二年、二人はついに一〇分の一グラムの新たな元素の分離に成功した。周期表のはるか後方に位置するその金属は崩壊しながら非常に強力なX線を放出するため、暗闇では美しい青に光る。それは大変不安定な、物質とエネルギーが合体した奇妙なキメラのような元素であり、崩壊してエネルギーに姿を変える物質だった。マリ・キュリーはこの新たな元素を「光」を意味するギリシャ語からラジウムと名づけた。

ラジウムの放出する強力なX線には予期せぬ新たな能力があることがわかった。人体組織にエネルギーを透過させるだけでなく、組織深部にエネルギーを堆積させることができるのだ。レントゲンが妻の手の写真を撮れたのは、一番目の能力のおかげであり、X線が肉と骨を透過してフィルムに組織の陰影を残したためだった。一方で、マリ・キュリーの手には、二番目の能力の痛々しい遺物が残った。よりいっそう純度の高い放射能を求め、ピッチブレンドを濾過し、そのなかに含まれる一〇〇万分の一の成分を何週間にもわたって分離する過程で、彼女の手はひりひりと痛み出し、まるで内部から火傷したように黒くなって、皮がむけた。ピエールのポケットのなかの小瓶にはいったままだった数ミリグラムのラジウムが、彼のベストの分厚いツイードに穴を開け、その胸に生涯消えない瘢痕を残した。縁日で、なんの遮蔽もせずに、ラジウム入りの機械を使った「魔法」の出し物をおこなったある男の唇には水膨れができ、頬の皮膚と爪がはがれ落ちた。[*4] 放射線はやがて、マリ・キュリーの骨髄を慢性の貧血状態に陥らせる。

生物学者がこれらの現象の背後にあるメカニズムを完全に解明するまでには、その後何十年もの年月を要するが、障害を受けた組織の種類――皮膚、唇、血液、歯肉、爪――がすでに重要なヒントを与えていた。ラジウムはDNAを攻撃していたのだ。DNAは本来、容易には化学反応を起こさない不活性分子である。なぜならその役割は、遺伝情報の安定性を保持することだからだ。しかしX線には、DNAの鎖を切ったり、DNAを腐食する毒性の化学物質をつくり出したりする能力があり、X線によってDNAがダメージを受けると、細胞は死ぬか、分裂をやめるかする。したがってX線は、人体のなかでもっとも分裂のさかんな細胞、すなわち、皮膚や爪や歯肉や血液の細胞を優先的に殺すのだ。

細胞分裂のさかんな細胞を選択的に殺すというX線の能力は研究者たち――とりわけがん専門の研究者たち――の注意を惹いた。レントゲンがX線を発見してからほぼ一年後の一八九六年に、シカゴの二一歳の医学生、エミール・グラッベはX線をがん治療に用いてはどうかと思いついた。[*5] 冒険好きで異彩を放つ、驚くべき創造性の持ち主であるグラッベは、X線管をつくるシカゴの工場で働いており、自分の実験用にも、簡素なX線管をつくっていた。X線を浴びた工場労働者の皮膚や爪がはがれるのをまのあたりにして――彼自身の手も、何度もX線にさらされたために、ひび割れたり腫れたりしていた――グラッベは即座に、細胞死の理論をがん治療にあてはめた。

一八九六年三月二九日、シカゴのハルステッド・ストリート（外科医のハルステッドとは無関係）のX線管工場でグラッベは、即席にこしらえたX線管を使って、年配の乳がん患者、ローズ・リーに放射線を照射しはじめる。リーのがんは乳房《にゅうぼう》切除術のあと局所再発しており、痛みを伴う大きなしこりとなっていた。臨床的な利点をもたらすためというよりもグラッベの好奇心を満足させるために、彼女は最後の手段としてグラッベに紹介されたのだった。グラッベは照射部位以外の乳房を隠すのに使えるものはないかと工場内を探しまわり、金属板がなかったので、中国茶の箱の底にはいっていたアルミホイルでリーの胸を覆って、一八日間連続で毎晩、がんに照射した。治療は苦痛を伴うものだった――が、成果はあった。腫瘍が潰瘍をつくり、硬くなり、縮んだのだ。こうしてリーは、X線治療の歴史上初めて記録された治療反応例となった。しかし、最初の治療から数カ月後、彼女はめまいと吐き気に襲われた。がんはすでに脊髄と脳と肝臓に転移しており、彼女はまもなく死亡した。それによってグラッベは、もう一つの重要な事実に気づいた。X線はがんの局所治療としてのみ有効なの

であって、すでに転移したがんにはほとんど効果がないのだと。☆

　たとえ一時的にしろ、効果があったことに勇気づけられて、グラッベは大勢の限局性腫瘍の患者をX線で治療しはじめた。やがて腫瘍学の新たな分野、放射線腫瘍学が誕生し、ヨーロッパやアメリカでX線治療専門のクリニックが次々と誕生していった。レントゲンの発見から一〇年も経たない一九〇〇年代初めまでには、医師たちは放射線によるがんの撲滅という可能性に酔いしれていた。「この治療はあらゆるがんの究極の治療法であると信じている」[*6]一九〇一年、あるシカゴの医師はそう記している。「この治療には限界などないように思えるのだ」

　一九〇二年にキュリー夫妻がラジウムを発見すると、外科医は何千倍も強力なエネルギーを腫瘍に照射できるようになった。興奮に包まれた雰囲気のなかで、高線量放射線治療を専門とする組織や学会が次々とつくられた。局所の高線量率を実現するために、ラジウムは金のワイアに入れられて、腫瘍に直接縫い込まれた。外科医はラドンの粒を腹部腫瘍に埋め込んだ。一九三〇年代から四〇年代には、アメリカにはラジウムの国家的「余剰量」がふんだんにあり、一般人向けの広告が雑誌の裏ページに載るほどだった。[*7]これと平行して真空管も進化していき、一九五〇年代半ばには様々に改良を加えられた真空管を使って、きわめて高線量のX線が照射されるようになっていた。

　放射線治療の出現によって、がん医療は原子力の時代――約束と危険に満ちた時代――に突入した。確かに、その用語もイメージも隠喩も、がんをターゲットとして解き放たれた原子力を色濃く象徴している。「サイクロトロン」、「超高圧放射線療法」、「直線加速器」、「中性子ビーム」。ある男性は治療を受けるにあたって、X線治療とは「何百万もの小さなエネルギーの弾丸」[*8]だと考えてくれていいと説明された。また別の放射線治療の説明には、宇宙旅行でもするような興奮と恐怖が満ちていた。「患者は高圧酸素室のなかに置かれたストレッチャーに乗せられる。[*9]六人の医師と看護婦と技師からなるチームが酸素室の脇で見守るなか、放射線医はベータトロンの準備をする。酸素室のハッチを閉めたあと、技師が酸素をなかに入れる。一五分後、充分な高圧酸素下で……放射線医はベータトロンのスイッチを入れ、放射線を腫瘍に照射する。照射が終わると、患者は深海に潜ったあとのダイバーと同じように減圧され、回復室に連れていかれる」

狭い部屋に入れられ、いくつものハッチをとおされ、医師らにまわりをうろつかれ、閉鎖回路テレビでモニターされ、加圧され、酸素を部屋に注入され、減圧され、回復室に送られた患者たちは、放射線治療の猛攻撃をまるで目に見えない恩寵であるかのように耐え抜いた。

ある種のがんの患者にとってそれは、まぎれもない恩寵だった。手術と同じように放射線も、限局性のがんを驚くほど効果的に消滅させたのだ。乳がんはX線で粉砕され、リンパ腫は溶けて消えた。脳腫瘍のできたある女性は、一年も続いた昏睡状態から目覚めて、病室でバスケットボールの試合を観戦した。[*10]

しかし手術と同じく放射線も、本質的な限界に直面する。エミール・グラッベは初期の試験的治療ですでに、一番目の限界、すなわち、X線は局所的にしか照射できないため、すでに転移したがんの治療としては適さない、という事実の壁に突きあたっていた。[☆☆] 放射線のエネルギーを二倍にも、さらには四倍にもすることはできたが、そうしたところで、より高い治療効果がもたらされるわけではなく、逆に、生体が耐えられる線量を超えた広範囲の照射によって、患者は失明したり、火傷したり、

☆　転移がんも場合によってはX線で治療するが、効果はあまりない。

☆☆　ごくかぎられた症例で、転移性がんの拡大を抑制したり、苦痛を緩和したりする目的で放射線治療が用いられるが、そのような場合には治癒はほとんど望めない。

皮膚に瘢痕が残ったりした。

二番目の限界はさらに危険なものだった。放射線によって新たながんが発生したのだ。分裂のさかんな細胞を殺すという——DNAにダメージを与えるという——X線のまさにその能力が、細胞のがん化につながるような遺伝子の突然変異を誘発したからだ。キュリー夫妻がラジウムを発見した直後の一九一〇年代に、〈USラジウム〉というニュージャージーの会社が、ラジウムと塗料を混合したアンダークと呼ばれる製品——暗闇で薄緑色に光るラジウム混合塗料——を開発した。ラジウムの多くの健康被害を知りながらも、〈USラジウム〉は「暗闇で光る時計」を謳い文句にした製品をつくるべく、アンダークの文字盤への使用を進めていった。文字盤を書き込むのは職人技を必要とする細かい手仕事だったために、たいていは手先の器用な若い女性が採用された。女性たちはなんの警告も受けずにその塗料を使うよう指示され、そして精巧なレタリングを施すために、頻繁に筆を舐めながら仕事をした。

女性たちはほどなく、顎の痛みや、体のだるさや、皮膚や歯の症状を訴えるようになる。一九二〇年代後半に彼女たちを診察した医師は、被曝によって女性たちの顎骨が壊死し、舌が瘢痕化し、そして多くの者が慢性的な貧血状態（深刻な骨髄障害の徴候）に陥っていることを発見した。線量計で調べられた女性のなかには、体内から放射線を発している者もいた。その後の数十年のあいだに、女性たちはラジウムへの被曝によるさまざまながん——肉腫、白血病、骨や舌や頸部や顎の腫瘍——を発症する。一九二七年、深刻な健康被害に悩まされるニュージャージーの五人の女性からなる原告団——マスコミは彼女たちをひとまとめにして「ラジウム・ガールズ」[*11]と呼んだ——が〈USラジウム〉を訴えた。そのころにはまだがんを発症している者はいなかったが、女性たちは被曝による急性障害——顎や皮膚や歯の壊死——に苦しんでいた。一年後、企業側は一人あたり一万ドルの賠償と、生活費と医療費の補償として年に六〇〇ドルを支払うことに同意し、両者は和解した。が、結局、その「補償」が長年にわたって支払われることはなかった。裁判所での宣誓の際に手を上げることもできないほど衰弱していたラジウム・ガールズの多くが、和解後まもなく、白血病やその他のがんで亡くなったのだ。

一九三四年七月、マリ・キュリーもまた、白血病でこの世を去った。[*12] 低線量のX線にさらされつづけたエミール・グラッベもまた、慢性被曝による晩発性障害に苦しんだ。一九四〇年代半ばまでに、壊死して壊疽を生じた骨を取り除くために、グラッベの指は一本ずつ切断されていった。[*13] 被曝による腫瘍や前がん性のいぼを取り除くために、その顔には再三にわたる手術が施された。一九六〇年、全身に多種類のがんが転移し、グラッベはシカゴで八五年の生涯を閉じた。

放射線とがんとの複雑な交差――あるときはがんを治し、またあるときはがんを誘発するという性質――は、腫瘍学者の当初の熱意をそいだ。放射線は目に見えない強力なナイフだった――が、やはりナイフだった。そしてナイフというのは、どれほど鋭くて切れがよくても、がんとの闘いにおいては限界があった。とりわけ非限局性のがんに対しては、放射線よりもっと特異的にがんに作用する治療法が必要だった。

一九三二年、ハルステッドと同時期に乳房切除術を考案したニューヨークの外科医ウィリー・マイヤーは、アメリカ外科学会の年次総会での演説を依頼された。重い病気のために寝たきりだったマイヤーは、総会に出席するのは無理だと判断し、代わりに、六段落からなる短いスピーチ原稿を送った。マイヤーの死から六週間後の五月三一日、会場を埋めつくした外科医たちの前で彼の手紙が読みあげられた。[*14] その手紙のなかには、がん医療が一つの終着点にたどり着いたという認識と、今まさに新たな方向性が必要とされているという認識がはっきりと示されていた。「すべての症例に術後の全身治療を加えたなら」とマイヤーは書いている。「根治手術成功後の多くの患者が、再発することなく生存するはずだと信じている」

　マイヤーはがんの根本的な性質をつかんでいた。がんはたとえ始まりは局所的だったとしても、例外なく、狭い場所から飛び出す日を今か今かと待ち構えている。患者が医者のところにやってきたときには、多くの場合、すでにがんは手術できる範囲を超えて広がっており、ガレノスが二千年近く前にありありと思い浮かべていた、まさにあの黒胆汁のように、体じゅうにこぼれてしまっているのだ。

　結局のところ、ガレノスは正しかったのかもしれない。デモクリトスが原子の存在を言いあて、銀河の発見の何世紀も前にエラスムスがビッグバンについて推測したのと同じ意味合いにおいて。つまり、ただの偶然だったのかもしれないし、いかにも金言的ではあったが。ガレノスはもちろん、がんのほんとうの原因には気づいていなかった。体内に詰まったり、煮えたって腫瘍をつくったりする黒胆汁は存在しなかった。しかし彼は神秘的にも、その幻想的で直感的な隠喩のなかで、がんの本質をとらえていたのだ。がんはしばしば、ほんとうに体液性の病となる。カニのようにせわしなく動きながら、臓器から臓器へと目には見えないトンネルを掘っていく。彼がほのめかしたとおり、がんはまさに「全身性」の病なのだ。

染色と死《ダイング・アンド・ダイング》

化学か医学を専門的に学んだことのない者には、がん治療がほんとうはどれほどむずかしいかわからないのかもしれない。がん治療というのは、たとえば――あくまでもたとえだが――左耳は溶かすけれども右耳にはなんの害も与えないような物質を見つけるのに似ている。がん細胞とその祖先である正常細胞とのちがいはそれほどわずかなのだ。*1

――ウィリアム・ウォグロム

生命は……化学的事件だ。*2

――パウル・エールリヒ、一八七〇年、学生だったころのことば

全身性の病には全身性の治療が必要だ。しかし、がんを治せるのはいったいどんな全身治療なのだろう？　究極の薬理学的乳房《にゅうぼう》切除術をおこなえるような――正常細胞には傷をつけずに、がん細胞だけを切り取れるような――微細な外科医のような薬を、果たしてつくれるだろうか？　そんな魔法の治療を夢見たのはウィリー・マイヤーだけではなかった。彼以前の何世代もの医師が同様の薬を夢に描いてきたのだ。しかし、全身を駆けめぐる薬に病んだ臓器のみを特異的に攻撃させるには、どうし

たらいいのだろう？

　特異性というのは、標的とその宿主とを見分けられる薬の能力を指す。試験管のなかでがんを殺すのはそれほどむずかしくはないし、化学の世界にはごくわずかな量で数分のうちにがん細胞を殺してしまえる有毒物質がたくさんある。問題は、選択的な毒、すなわち、患者の命を奪うことなくがんだけを殺せる薬を見つけることにある。特異性のない全身療法は無差別爆弾のようなものだ。がんを殺す毒が有用な薬となるためには、その毒はすばらしく鋭敏なナイフでなくてはならない。マイヤーはそのことを知っていた。がんを殺せるほどに充分鋭く、それでいて患者に危害を加えないほどに充分選択的でなくてはならないのだ。

　そんな特異的かつ全身性の毒を追い求める旅は、それとはまったく異なる種類の化学物質の研究によって加速した。物語は、植民地主義とその主な戦利品である綿とともに始まる。一八五〇年代、インドやエジプトから大量の綿を積んでやってきた船がイギリスの港で次々と荷下ろしをするなか、綿工業生産はイギリスで爆発的に増加し、下請け産業全体を支えられるほどになった。マンチェスター、ランカシャー、グラスゴーまで広がる巨大な繊維工場ネットワークが中部地方に誕生し、綿布の輸出がイギリス経済を支えた。一八五一年から一八五七年にかけて、捺染品のイギリスの輸出量は四倍以上――一年あたり六〇〇万から二七〇〇万反《たん》――に増加した。[*3]一七八四年にはイギリスの総輸出量のわずか六パーセントにすぎなかった綿製品の輸出が、一八五〇年代には五〇パーセントとなってピークを迎えた。[*4]

　綿布の製造ブームは染色ブームを呼び起こしたが、その二つの産業――布と色――は不思議なほど技術的な足並みがそろっていなかった。綿布の製造とちがって、染色という仕事は、いまだに産業化以前のままであり、布の染料は、忍耐と経験、それに絶え間ない指示を必要とする昔ながらの作業をとおして、腐りやすい野菜から抽出しなければならなかった[*5]（さび色のカルミンは茜の根から、藍色はマメ科コマツナギ属の草木から、といった具合に）。染料で布地にプリントを施すのは（たとえば、人気の高いキャラコ・プリントをつくるのは[*6]）さらに大変で、濃縮剤、媒染剤、溶剤を多くの工程で必要とし、完成までには何週間もかかることが多かった。それゆえに繊維産業は、漂白剤や洗剤を溶解したり、染料の抽出を監督したり、染料を布に固着させる方法を研究したりするための専門的な化学者を必要としており、ほどなく、ロンドンじゅうの工芸学校や研究所で、染料合成を専門とする新たな学問分野、実用化学が花開いた。

一八五六年、そうした研究所の一つで学んでいた一八歳の研究生、ウィリアム・パーキンが、ほどなく染色産業の聖杯となる物質――まったくのゼロからつくることのできる安価な化学染料――の合成に成功した。ロンドンのイーストエンドの自宅アパートメントの一室に設えた粗末な実験室（「狭く細長い部屋の半分に、瓶を並べるための棚を数個と、テーブルを一個置いただけの実験室[*7]」）で、パーキンは研究所からこっそり持ち帰ったガラスのフラスコを使って硝酸とベンゼンを加熱し、やがて、予期せぬ反応をまのあたりにする。フラスコのなかで、薄いスミレ色の化学物質が合成されたのだ。新しい染料づくりに躍起になっていたその時代には、色のある化学物質はどれも新たな染料候補と見なされた。パーキンが綿の布きれをフラスコのなかに浸すと、その新しい化学物質は綿を染色し、さらに、洗濯によっても布は色落ちしたり滲んだりしなかった。パーキンはその物質をアニリン・モーヴと名づける。

パーキンの発見は繊維産業にとってまさに天からの授かりものだった。アニリン・モーヴは安価なうえに腐ることもなく、野菜染料に比べて製造や貯蔵がはるかに容易だった。パーキンはさらに、その親化合物がほかの染料の基礎構造となることを発見し、その骨格にさまざまな側鎖をぶら下げることで、いくつもの鮮やかな色をつくり出した。一八六〇年代半ばまでには、ライラック、青、マゼンタ、アクアマリン、赤、紫といったたくさんの新しい合成染料がヨーロッパの繊維工場にあふれていた。一八五七年、一九歳になったばかりのパーキンに、ロンドン王立化学会の歴代最年少フェローという栄誉が与えられた。

アニリン・モーヴが発見されたのはイギリスだが、染料の製造がもっとも発展したのはドイツだ。一八五〇年代末、急速に産業化を進めていたドイツは、ヨーロッパとアメリカの繊維市場に参入したいと強く望んでいた。しかしイギリスとちがってドイツには天然色素を手に入れる経路がなく、ドイツが植民地獲得競争に参加したころには世界はすでに、もうそれ以上は分けられないほど細かく分割されていた。そこでドイツの繊維業者は、一度は無理だとあきらめた市場への参入をふたたびめざして、人工染料の開発に乗り出した。

イギリスでは、染料産業はまたたくまに非常に入り組んだ化学ビジネスへと発展したが、ドイツでは、合成化学はさらに爆発的なブームとなった（繊維産業に牽引され、国の助成金で優遇され、急速な経済成長に後押しされたためだ）。一八八三年には、天然のカルミンをまねた鮮やかな赤色の化学物質、アリザリンのドイツでの生産量はロンドンのパーキンの工場をはるかに上まわる、一万二千トンにものぼった。*8 ドイツの化学者たちは先を争うように、より明るく、より鮮やかな、より安価な化学物質を次々とつくり出し、ヨーロッパじゅうの繊維工場に力ずくで押し入った。一八八〇年代半ばには、ドイツは化学の軍拡競争（より醜い軍事競争の前兆のような争い）における勝者として台頭し、ヨーロッパの「染料バスケット」となった。

ドイツの繊維化学者は最初、染色産業の影に隠れるようにして暮らしていた。しかし自分たちの成功に勇気づけられると、今度は染料や溶剤だけでなく、フェノール類、アルコール類、臭化物、アルカロイド、アリザリン、アミドなど、自然界では決して遭遇することのない新しい分子の広大な宇宙をつくりはじめた。一八七〇年代末までには、使い途のわからない化学物質をいくつも合成しており、「実用化学」はすでに自らのカリカチュアに――あれほど先を争うようにしてつくった製品の、今では実用目的を探しているような産業に――なっていた。

合成化学と医学とのかつての関係は、大いに失望させられるものだった。一七世紀の医師、ギデオン・ハーヴェイは、化学者を指して、「もっとも厚かましく、無知で、空疎で、やたらと肥えた、無駄に自慢ばかりする人種」[*9]と呼んだが、両者のあいだの軽蔑と敵意はその後も消えることはなかった。一八四九年、王立化学大学でのウィリアム・パーキンの師、アウグスト・ホフマンは、医学と化学のあいだに存在する深い裂け目を認め、悲観的にこう述べている。「これらの化合物はいまだに一つとして、人体に応用される道を見いだしてはいない。われわれはこれらの物質を……病気の治療薬として使用できないでいる」[*10]

しかしそんなホフマンですら、合成化学の世界と自然界とのあいだの境界線がいずれは消え去ることを知っていた。ベルリンの科学者、フリードリヒ・ヴェーラーは一八二八年[*11]、ごくありふれた無機化合物であるシアン化アンモニウムを加熱した結果、腎臓でつくられる尿素が合成されることを発見し、科学界に形而上学的な嵐を巻き起こした。この一見地味なヴェーラーの実験には、とてつもなく大きな意味があった。尿素はその先駆物質こそ無機化合物だが、まぎれもない「天然の」物質だった。生体の器官によって産生されるそんな有機化合物が、フラスコ内でいとも簡単に合成されるという事実は、生物についての概念を根本的にくつがえしかねなかった。何世紀にもわたって、生体の化学現象には動物生気と呼ばれる、実験室では合成できないなんらかの神秘的な物質がかかわっていると考えられていて、その理論は生気論と呼ばれていた。ヴェーラーの実験は、その生気論を粉砕したのだ。彼は有機化合物と無機化合物が相互に変換できることを証明した。生物学は化学だった。ひょっとしたら人体ですら、次々と反応を繰り返す化学物質の詰まった袋みたいなものなのではないだろうか――腕と脚と目と脳と魂のついた、ビーカーみたいなものなのでは。

生気論が崩壊した今、この新たな理論の医学への応用は必然的成り行きだった。生体の化学物質を実験室で合成できるなら、それらの合成物質が生体システムに作用する可能性もあるのではなかろうか？ 生物学と化学がそんなにも互換性があるのなら、フラスコ内でつくられた分子が生物器官の機能に影響をおよぼす可能性もあるのでは？

医師でもあったヴェーラーは、弟子や協力者とともに、化学の世界から医学の世界へと活動の場を移そうと努めた。が、実際には、彼の合成した分子はあまりに単純すぎた――いわば化学の棒人形のようなもので、生物細胞に働きかけるにはより複雑ないくつもの分子を必要としていた。

そのような多芸多才な化学物質は実のところ、すでに存在していた。フランクフルトの染料工場に、それこそふんだんに。生物学と化学のあいだに橋を架けるには、ヴェーラーはただ、ゲッティンゲンの自分の研究室からフランクフルトの研究室まで短い日帰り旅行をするだけでよかった。だがヴェーラーも、彼の弟子も、最後の橋を架けることができなかった。その膨大な数の分子の一団は、ドイツの繊維化学者の棚に放置されたままだった。医学革命を起こすはずのそれらの物質は、海を隔てた向こうの大陸にあったも同然だった。

染色産業の製品開発のためにおこなったヴェーラーの尿素実験がついに生きた細胞と接するまでには、実に五〇年を要した。一八七八年、ライプツィヒで卒業論文のテーマを探していた二四歳の医学生パウル・エールリヒ[*12]は、布の染料——アニリンとその誘導体——を動物組織の染色に使ってはどうかと思いついた。染料によって組織が染色され、顕微鏡での観察が容易になればしめたものだと考えたのだ。しかし驚いたことに、アニリン誘導体は組織全体を黒っぽく染めるどころか、細胞のある部分だけを選択的に染め、その構造だけをくっきりと浮かび上がらせた。まるで染料には細胞のなかに隠れている化学物質を見分けることができるかのようだった。ある物質とは結合するが、それ以外の物質とは結合しないといったように。

染料と細胞との反応によって視覚的に示されたこの分子間の特異的結合は、エールリヒの頭に取り憑いて離れなくなった。一八八二年、彼はロベルト・コッホとともに[*13]、コッホが発見した結核の原因菌——結核菌——を染め出す新たな化学染色を発見した。その数年後には、ある毒素を動物に注射するとその「抗毒素」がつくられることを発見し、その抗毒素が驚くべき特異性で毒素と結合して毒素を不活性化することを突き止めた（この抗毒素はのちに抗体であることが判明する）。さらにエールリヒは馬の血液からジフテリア毒素の抗血清を精製するのに成功すると、ベルリン郊外シュテグリッツの血清研究所に移ってその血清をガロン単位でつくりはじめ、その後、私設研究所を創設するためにフランクフルトに移った。

しかし生物界をより広く探求すればするほど、エールリヒは最初の考えに引き戻されていった。生物界には、一種類の鍵しか合わぬよう設計された精巧な錠のような分子——自らの相手を厳密に選ぶ分子——が満ちていた。抗毒素とぴたりと結合する毒素や、細胞内のある特定の部位だけを染める染料や、さまざまな微生物が混じり合うなかから一種類の微生物のみをすばやく見つけ出す化学染色が。もし生物学が化学物質をピースとする精巧なパズルゲームだとしたら、細菌細胞と動物細胞を見分け、宿主に触れることなく前者のみを殺せる化学物質も存在しうるのではないか？

学会から帰る途中のある日の夜遅く、ベルリンからフランクフルトへ向かう夜行列車の狭苦しいコンパートメントのなかで、エールリヒは二人の同僚の科学者に自分の考えを生き生きと語った。「思いついたんだよ……病気の症状を緩和するだけの物質じゃなくて、病気を特異的に、根本的に治せる物質を人工的につくり出せるんじゃないかと……その治療的物質は――これは推測だけれど――病原菌を直接殺せるものでなくちゃならない。〝遠隔から作用する〟のではなく、微生物に直接結合してそれを破壊できるような物質でなければならないんだ。微生物とその物質とのあいだに特殊な関係性、すなわち、特異的親和性が存在する場合にのみ、その化学物質は標的の微生物を殺せるんだ[*14]」

そのころにはもう、エールリヒのコンパートメントに乗り合わせた同僚たちはうとうとしはじめていた。しかし列車のコンパートメントでのその熱弁は、医学におけるもっとも重要な考えを、純化された根源的な形で表現していた。病に侵された体を治すために、ある特異的な化学物質を用いるという「化学療法」の概念はかくして、真夜中に誕生したのだった。

エールリヒはその「治療的物質」を、彼にとって馴染み深い場所、つまり最初の彼の生物学的実験で重要な役目を果たした、染色産業の化学物質の宝庫のなかに探しはじめた。彼の研究室は今では、[*15]景気のいいフランクフルトの染色工場――フランクフルト・アニリンファーベン・ファブリーク社、レオポルド・カセラ社――と地理的にも近く、谷を渡って少し歩けば、化学染料やその誘導体を容易に手に入れられた。こうして何千もの化学物質が入手できるようになると、エールリヒは動物に対するそれらの物質の生物学的効果を調べるための一連の実験を開始した。

彼がまず最初に探したのは、抗微生物剤として働く化学物質だった。なぜならすでに、化学染料が微生物の細胞に特異的に結合するという事実をつかんでいたからだ。彼はネズミとウサギをトリパノソーマ（睡眠病という恐ろしい病を引き起こす微生物）に感染させたあと、化学物質を注射して、それが感染を抑えるかどうか調べた。数百の化学物質を試した結果、エールリヒと彼の共同研究者はついに最初の抗生物質を発見し、エールリヒはその明るいルビー染料の誘導体をトリパンレッドと名づけた。病原微生物の名前と染料の色を合わせたその名前はまさに、一世紀近くにわたる医学の歴史を象徴していた。

自らの発見に力づけられて、エールリヒは化学実験の一斉射撃を開始した。彼の前には、生化学の広大な宇宙が広がっていた。珍しい特性を持つ分子からなる、独特の法則に支配された世界が。ある化合物は血液中で前駆物質から活性薬物へと変化し、またある物質はそれとは逆に、活性薬物から不活性分子へと変化した。尿とともに排出される化合物もあれば、胆汁中に濃縮される化合物もあり、血中ですぐに分解する化合物もあった。動物の体内で何日も生きつづける分子があるかと思えば、その化学的な従兄弟――主要原子をいくつか変えただけの誘導体――は数分のうちに体内から消えた。

一九一〇年四月一九日、ヴィースバーデンの内科学会総会の満員の会場で、エールリヒは「特異的親和性」を持つ新たな分子を発見したと発表した。[*16] それは、大ブームとなるはずの薬物だった。化合物六〇六号という暗号めいた名で呼ばれたこの新薬は、梅毒の原因菌である梅毒トレポネーマに作用した。エールリヒの時代には、一八世紀ヨーロッパの「秘密の病」[*17]である梅毒は扇情的な病気であり、タブロイド紙を沸かせる疫病だった。それゆえにエールリヒは、自分の発見した抗梅毒薬はまたたくまにセンセーションを呼び起こすはずだと予想しており、それに備えてもいた。化合物六〇六号はすでにサンクトペテルブルグの病院の患者に秘かに投与されていて、マクデブルク病院でも神経梅毒の患者を対象に追試がおこなわれており、どちらの場合もめざましい治療効果をあげていた。ヘキスト染料会社の資金援助を受けて、化合物六〇六号を一般的に使える薬として製造するための巨大な工場の建設がすでに始まっていた。

トリパンレッドと化合物六〇六号（エールリヒはそれを、救済《サルベーション》から取って、サルバルサンと名づけた）をめぐるエールリヒの成功は、病気というのは、正しい分子の鍵によって開けられるのを待っている病理学的な錠にすぎないことを証明した。彼の前には、治療できそうな病気の列がどこまでも続いていた。エールリヒは自分の薬を「魔法の弾丸《たま》」と呼んだ——相手を殺すことのできる能力が「弾丸《たま》」で、特異性が「魔法」だった。このどこか古めかしい、錬金術のような響きを持つことばは、腫瘍学の未来をとおして執拗に響きつづけることになる。


エールリヒの魔法の弾丸《たま》には最後の標的が残っていた。そう、がんだ。梅毒にしても、睡眠病にしても、微生物が原因の病気だった。彼は少しずつ究極のゴールに近づいていった。つまり、ヒトの悪性細胞に。一九〇四年から一九〇八年にかけて、彼は綿密な計画のもと、膨大な化学物質の兵器庫のなかに抗がん薬を探しつづけた。アミドも、アニリンも、サルファ剤も、ヒ素も、臭化物も、アルコール類も試してみたが、どれもうまくいかなかった。がん細胞にとって有害な物質は例外なく、正常細胞にとっても有害だったのだ。失望した彼は、きわめて特殊な戦略を試してみることに決める。それは、肉腫細胞に代謝産物を与えない戦略、つまり、おとりの化学物質を使ってがん細胞を騙し、死にいたらしめるという戦略だった（五〇年後に出現するスバラオの葉酸拮抗薬を予感させるような戦略だ）。だが、がん細胞だけを殺すことのできるそんな究極の抗がん剤は結局、見つからなかった。彼の薬理学的な弾丸《たま》は魔法とはほど遠く、あまりにも無差別であるか、あまりにも弱すぎるか、そのどちらかだった。

一九〇八年、抗原と抗体の特異的親和性の原則を明らかにした業績を讃えられてノーベル賞を受賞した直後、エールリヒはドイツ皇帝ヴィルヘルム二世の宮殿に招かれ[*18]、そこに集まった皇帝の個人的な観客を前に演説するよう促された。皇帝は極度の心気症患者で、いくつもの本物の病気と想像上の病に悩まされていた。彼は助言を求めていた。エールリヒがすでに抗がん剤を手中にしているのか知りたがった。

エールリヒはことばを濁し、がん細胞は細菌細胞とは本質的に異なる標的だと説明した。特異的親和性というのは、逆説的にも「親和性」ではなく、その反対、つまり相違点に依存しているのです。私の開発した化学物質が細菌だけにうまく結合したのは、細菌の酵素がヒトの酵素と根本的に異なっていたからなのです。しかしながらがんの場合は、がん細胞と正常なヒトの細胞とがあまりにも似ているために、がん細胞だけを選択的に殺すのは不可能に近い。

エールリヒはこの調子で話しつづけた。もうほとんど、一人物思いにふけっていた。彼の思考は深淵な何か、生まれたばかりのあるアイデアのまわりをぐるぐるまわっていた。異常細胞を標的にするには、正常細胞の生物学的メカニズムを解き明かさなければならない。最初にアニリンに出会ってから数十年後、エールリヒの思考はふたたび、特異性——すべての生物細胞のなかに隠された生物学のバーコード——に戻っていった。

皇帝はもはやエールリヒの思考にはついていけなかった。はっきりとした結論の見えてこない陰気な論考には興味がなく、彼は結局、演説を途中で中断させた。

エールリヒは一九一五年、コッホの研究所で働いていたときに感染したと思われる結核に倒れた。療養のため、炭酸ガスと塩化ナトリウムの豊富な湯が湧くことで有名な温泉街、バードホンブルグに移り、眼下に平野を臨む部屋から、母国が第一次世界大戦に突入していくさまを苦々しい思いとともにに眺めた。かつては彼の開発した治療薬の生産をおこなっていた染料工場も――そこにはバイエルやヘキストも含まれていた――今では化学兵器の前駆物質となる化学物質を大量生産していた。なかでもとりわけ有毒だったのは、溶剤のチオジグリコール(染料の中間産物)と加熱した塩酸とを反応させると発生する、皮膚にただれをつくる無色の液体だった。そのガスのにおいはまちがえようがなく、マスタードや焼いたニンニク、あるいはホースラディッシュを火にかけて潰したようなにおいと表現され、やがて、マスタードガスと呼ばれるようになった。

エールリヒの死から二年後の一九一七年七月一二日の霧の立ちこめる夜、ベルギーの小さな町イーペルの近くに駐屯していたイギリス軍に、小さな黄色い十字の印のついた砲弾の雨が降り注いだ。砲弾内の液体はすぐに気化し、ある兵士が言ったように、「分厚い黄緑色の雲が空を覆った」[*19]あと、雲はひんやりした夜の空気のなかに拡散していった。バラックや塹壕で眠っていた兵士たちは、その後何十年にもわたって記憶にこびりつくことになる吐き気を催すような強烈なにおいで目を覚ました。そのホースラディッシュのような刺激臭は石灰分の多い土地を広がっていき、数秒後、兵士たちは泥のなかで咳き込んだり、くしゃみをしたりしながら、慌てて隠れはじめた。目が見えなくなった者たちが死体のあいだを這いまわった。マスタードガスは革とゴムに浸透し、服に染み込み、やがて死体がマスタードのにおいを発するまで、毒の霧のように何日も戦場に立ちこめた。その夜だけで、マスタードガスは二千人の死傷者を出し、その後の一年で、さらに何千人もの死者を出すことになった。

マスタードガスが引き起こす急性の症状――呼吸障害、火傷、水疱、失明――のあまりのすさまじさに、当初、その遅効性の影響は見過ごされた。だが一九一九年、アメリカ人病理学者のカップル、エドワードとヘレンのクラマー夫妻がイーペルの爆撃を生き延びた数名の兵士を検査した結果、男たちの骨髄に異常が見られることを発見した。[*20]正常の造血細胞が枯渇した彼らの骨髄は、爆破されて焼け焦げた戦場に奇妙なまでに酷似しており、細胞数が著しく減少していた。男たちは貧血を患っており、月に一回の頻度で輸血しなければならなかった。感染症にもかかりやすく、白血球数がずっと正常値以下のままの症例もあった。

ほかの恐怖にそれほどまでに強く取り憑かれていた世界でなかったら、このニュースはおそらく、腫瘍医のあいだで小さなセンセーションを呼び起こしたはずだ。毒性は疑う余地がなかったが、それでも、この化学物質は骨髄に選択的に作用して、ある種の細胞だけを一掃したのだ――まさに、特異的親和性を持つ化学物質だった。が、恐怖物語のあふれた一九一九年のヨーロッパでは、この話がとりわけ人々の注意を惹くことはなかった。クラマー夫妻は二流の医学雑誌に論文を投稿し、この話はほどなく、戦争健忘症のなかで忘れ去られた。

化学兵器の製造にたずさわる化学者は、別の戦争のための新たな化学兵器をつくり出そうと研究所に戻っていき、エールリヒの遺産を受け継いだ者たちは、特異的な化学物質を別の場所に探しはじめた。彼らが探していたのは人体からがんを消し去る魔法の弾丸《たま》であって、人々を半殺しにしたり、盲目にしたり、皮膚をただれさせたり、持続的な貧血状態をもたらすような毒ガスではなかった。それゆえに、彼らの追い求めていた弾丸《たま》が最終的に、まさにそんな化学兵器から現われることになるのは、特異的親和性にまつわる皮肉であり、エールリヒの夢の残忍な歪曲だったといえよう。

毒された雰囲気

もしこの薬がききめをあらわさなかったら？
……
もしこれが毒であったら？[*1]

――『ロミオとジュリエット』

われわれは第一幕ですでに、芝居の雰囲気をあまりに毒してしまったため、良識のある者は誰も、最後まで見届けたいとは思わないだろう。[*2]

――ジェームズ・ワトソン、化学療法について、一九七七年

一六世紀の医師パラケルススは、あらゆる薬は毒が変装したものだと言った。[*3] がん細胞を跡形もなく消し去らねばならないという、焼けつくような強迫観念に取り憑かれていた腫瘍医たちは、その裏返しの理論のなかに、がんの化学療法のルーツを見いだした。すなわち、あらゆる毒は薬が変装したものなのかもしれない、と。

黄色い十字の印のついた爆弾がイーペルに落とされてから二五年以上が経過した、一九四三年一二月二日、ドイツ空軍の航空機隊が、南イタリアのバーリ港に停泊中のアメリカ軍船舶団に対して空襲

をおこなった。[*4] 船舶はたちまち火に包まれた。そのなかの一つ、ジョン・ハーヴェイ号には、ドイツ軍が化学兵器を使った場合の報復攻撃にそなえて、七〇トンのマスタードガスが極秘貨物として――その貨物については乗組員にも知らされていなかった――積まれていた。ジョン・ハーヴェイ号が爆発すると同時に猛毒の貨物も爆発し、事実上、連合軍が自分たちを攻撃したような恰好になった。

ドイツ軍による急襲は予期せぬ恐ろしい成功に終わった。バーリ港周辺にいた漁師や住人は焦げたニンニクのような、ホースラディッシュのようなにおいを嗅いだと訴えはじめた。海から助け出された油まみれの男たち――そのほとんどが若いアメリカ人兵士だった――の腫れぼったい目は閉じられ、誰もが傷みと恐怖にわしづかみにされていた。兵士たちは紅茶を与えられ、毛布で包まれた。が、そのせいで、マスタードガスは男たちの体に付着したままの状態で閉じ込められることになった。助け出された六一七名の男のうち、八三人が一週間以内に亡くなった。[*5] ガスはまたたくまにバーリ港周辺に広がり、弓状の荒廃を跡に残した。数カ月のうちに、一千人近くの男女が合併症で死亡した。

マスコミが「バーリ空襲」と呼んだその出来事は、連合国にとっての政治的大失態だった。負傷兵はただちにアメリカに戻され、現地で亡くなった民間人に剖検をおこなうための調査員がバーリ港周辺に秘密裏に派遣された。その剖検によって、以前クラマー夫妻が見いだしたのと同じ事実が明らかになる。爆撃は生き延びたものの、のちに負傷して死亡した人々の血中からは白血球がほぼ消失しており、細胞の枯渇した骨髄はまるで焼け野原のような像を呈していた。マスタードガスは骨髄細胞を特異的に攻撃した――まさに、エールリヒの治療薬のグロテスクな分子的パロディーだった。

バーリ空襲を機に、兵士に対する化学兵器の影響についての調査が加速した。化学兵器を研究するための化学戦争班と呼ばれる秘密機関が科学研究開発局（ＯＳＲＤ）の所属機関としてつくられ、毒物の研究を依頼する契約書が国じゅうの研究所に送られた。マスタードガスの研究を依頼されたのは、二人の科学者、イェール大学のルイス・グッドマンとアルフレッド・ギルマンだった。

グッドマンとギルマンはマスタードガスの「皮膚をただれさせる」効果（皮膚と粘膜に火傷をつくる作用）ではなく、クルムハール効果（白血球数を大幅に減少させる作用）のほうに強い興味を覚えた。[*6] この作用を、より毒性を弱めて、病院で利用することはできないだろうか？　と彼らは考えた。医師の管理下で、ごくわずかの量を用いて、きちんと記録しながら、悪性の白血球を標的として用いることはできないだろうか？

この着想をためしてみようと、ギルマンとグッドマンはまず動物実験から始めた。ネズミとウサギにナイトロジェンマスタード（マスタードガスの誘導体）を静脈注射すると、皮膚にただれができることなく、血中と骨髄から正常白血球がほぼ消失した。つまり、二つの薬理効果を引き離すことができたのだ。この結果に励まされたギルマンとグッドマンはヒトを対象にした研究へと進んだ。二人が選んだ疾患はリンパ節のがん、リンパ腫だった。一九四二年、彼らは胸部外科医のグスタフ・リンドスコーグを説得し、リンパ腫を患った四八歳のニューヨークの銀細工師に一〇回連続でナイトロジェンマスタードを静注してもらった。それは一回かぎりの試験だったものの、明らかな効果が得られ、ネズミと同様にヒトでも奇跡的な寛解《かんかい》がもたらされた。患者のリンパ節の腫脹は消失し、臨床医はその現象をがんの神秘的な「軟化」と呼んだ。まるで二千年近く前にガレノスが視覚的に描写したがんの「甲殻」が溶けてなくなったかのように。

しかし、やはり再発は起こった。いったんやわらかくなった腫瘍はふたたび硬くなり、また大きくなった――ファーバーの白血病細胞が一度消えたあとで爆発的に増加したのと同じように。戦時中の秘密主義に束縛されていた二人がようやく自分たちの研究結果を報告できたのは一九四六年のことで、それはファーバーの葉酸拮抗薬の論文がメディアに登場する数カ月前のことだった。

イェール大学から南に数百マイル離れたところにある、ニューヨークのバローズ・ウェルカム社（のちのグラクソ・スミスクライン社）の研究所では、生化学者のジョージ・ヒッチングスがエールリヒの手法に着目し、がん細胞を殺す能力を持つ分子を探していた。[*7] イエラ・スバラオの葉酸拮抗薬からヒントを得たヒッチングスは、細胞に取り入れられた結果その細胞を殺す、おとり分子の合成に取り組んだ。ヒッチングスがおとり分子の標的にしたいと考えていたのは、DNAやRNAの前駆体だったのだが、ヒッチングスのそのアプローチは学術機関の科学者たちから「魚釣りの旅」と軽蔑的に呼ばれた。「学術機関の科学者たちは、彼の研究を軽蔑し、かかわり合おうとしなかった[*8]」とヒッチングスの同僚の一人は語る。「生化学や生理学や薬理学に関する充分な基礎知識もないままに化学療法を実施するなんて時期尚早だ、と彼らは主張した。事実、その分野はエールリヒの発見以来、三五年ものあいだなんの進展もなかったからね」

一九四四年になっても、ヒッチングスはまだ一匹の魚も釣り上げていなかった。細菌の培養皿がかびの生えた荒れ果てた庭のように、有望な薬を生み出すこともなく彼のまわりに積み上げられていった。彼はとっさの判断で、ガートルード・エリオンという名の若い女性を助手として雇う。そのエリオンという女性の未来はヒッチングスのそれ以上におぼつかないように見えた。リトアニア移民の両親のもとに生まれたエリオンは生来の科学の才能と化学に対する飽くなき知識欲の持ち主で、昼は高校で科学を教え、夜と週末に卒業論文のための研究をし、一九四一年、ニューヨーク大学で化学の修士号を取得した。資質も才能も意欲も申し分なかったにもかかわらず、大学の研究職を見つけることができず、何度も不採用となったあげく、仕方なく、スーパーマーケットの製品管理者として働きはじめた。やがて時代を代表するもっとも革新的な合成化学者の一人となる（そしてノーベル医学・生理学賞を受賞する）ガートルード・エリオンにヒッチングスが出会ったのは、彼女がニューヨークの食品研究所でピクルスの酸味やマヨネーズ用の卵の黄身の色に関する研究をしていたときのことだった。

ピクルスとマヨネーズに囲まれた人生から救い出されたガートルード・エリオンは、合成化学の世界に没入した。ヒッチングスと同じく、彼女もまずは、DNAを阻害して細菌の成長を止めることのできる化学物質の探求から開始した――だがそこに、彼女なりの戦略的な工夫を加えた。未知の化学物質を手当たりしだいに試すのではなく、プリン体と呼ばれる化合物に集中したのだ。*9 プリンはDNAの構成要素として知られる環状分子で、エリオンは、その環状の骨格にさまざまな側鎖をつけることでいくつもの新しいプリン誘導体をつくろうと考えた。

エリオンの新たな分子のコレクションは、風変わりな猛獣のメリーゴーランドのようなものだった。ある分子――2・6－ジアミノプリン――はごく少量でも大変毒性が強いため、動物に投与することすらできなかった。またある分子はニンニクのにおいを千倍も純化したような強烈なにおいを発した。多くが不安定だったり、使いものにならなかったり、またはその両方だったりしたが、一九五一年、エリオンは6－メルカプトプリン（6－MP）と呼ばれる誘導体を発見した。

6－MPは動物を対象にした初期の毒性試験の結果、危うく見捨てられかけた（その薬物はなぜかイヌに対して大変毒性が強かったのだ）。しかし、マスタードガスががん細胞を殺したという事実が化学療法を支持する初期の腫瘍内科医たちの自信を高めており、さらに、一九四八年に前陸軍将校のコーネリアス・〝ダスティ〟ローズが軍の化学戦争班の班長の職を離れてスローン・ケタリング記念がんセンター（および附属研究機関）の所長に就任すると、戦場を舞台にした化学戦争と人体を舞台にした化学戦争とが結びついた。がんを殺す能力を持つ毒性化学物質に強い興味を抱いていたローズは、スローン・ケタリング記念がんセンターとバローズ・ウェルカム社のヒッチングスとエリオンの研究室との共同実験を実現すべく積極的に働きかけた。かくして6－MPは、培養細胞を用いた数カ月の実験のあと、実際の患者への効果を検証する目的で出荷された。

予想どおり、6－MPの最初の標的として選ばれたのは、そのころには腫瘍学のスポットライトを独占するようになっていたまれな悪性腫瘍、急性リンパ性白血病（ALL）だった。一九五〇年代初め、スローン・ケタリング記念がんセンターのALLの子供を対象に、二人の研究医、ジョゼフ・バーチュナルとメアリ・ロイス・マーフィが6－MPの臨床試験を開始した。*10

6－MPは驚くほど迅速に寛解《かんかい》をもたらした。白血病細胞は減少し、たいていは治療開始から数日後に血中からも骨髄からも消失した。しかし残念ながら、ボストンのときと同様、今回もやはり、寛解は一時的で、続いたのは数週間だけだった。葉酸拮抗薬の場合と同じように、今度もまた、治癒の夢はほんの一瞬垣間見えただけだった。

ショービジネスの女神

「ジミー」という名前はニューイングランドのどの家庭にとっても馴染み深い名前である……隣の家の子のニックネームみたいなものだ。[*1]

――『〝ジミー〟が建てた家』

私は長い旅をして見慣れない国に行き、影の男を間近に見た。[*2]

――トーマス・ウルフ

ボストンとニューヨークでの白血病の寛解《かんかい》は確かに頼りなく弱々しかったが、それでもファーバーを大いに魅了した。もっとも死亡率の高いがんの一つであるリンパ性白血病が二つの異なる化学物質で抑えられたのなら（ほんの一、二カ月にすぎなかったとしても）、そこにはなんらかの深い原則があるにちがいなかった。化学の世界にはひょっとしたら、そのような毒が、正常細胞に影響を与えることなくがん細胞だけを取り除くよう完璧にデザインされた毒が、いくつも隠れているのかもしれない。毎晩の回診のあいだも、夜が更けるまでメモを取ったり塗抹標本を観察したりするあいだも、そんなごく小さな考えが彼の頭をノックしつづけていた。もしかしたら自分は、とてつもなく刺激的な原則に行きあたったのかもしれない、とファーバーは思った――がんを化学物質だけで治せるという原則に。

だがどうしたら、そんなすばらしい化学物質を探す研究を軌道に乗せられるだろう？　ボストンのファーバーの研究室はあまりに規模が小さすぎた。小児白血病の――さらにはがん全般の――治療薬の開発に向けて、自分を邁進させてくれるような強力な基盤をどうしたらつくれるだろうか。

科学者は歴史学者と同じくらい熱心に歴史を研究する。なぜなら科学者という仕事は他に類を見ないほど切実に、過去に依存しているからだ。あらゆる実験が過去の実験との会話であり、あらゆる新説が古い説の反証だ。ファーバーもまた、過去を夢中で研究し、やがて、ある重要なエピソードが彼の心をとらえた。それは、国を挙げてのポリオ撲滅キャンペーンにまつわるエピソードだった。一九二〇年代、ハーバード大学の学生だったころ、ファーバーはポリオがボストンの市《まち》で大流行し、多くの小児麻痺患者をあとに残すのをまのあたりにした。急性期には、ポリオウイルスが横隔膜を麻痺させるために患者は呼吸ができなくなった。それから一〇年が経過した一九三〇年代の半ばになっても、そうした麻痺に対する唯一の治療法は「鉄の肺」[*3]と呼ばれる人工呼吸器（現在使われている陽圧換気による人工呼吸器が普及する以前に使われていた人工呼吸器。患者の首から下を気密タンクに入れタンク内を間欠的に陰圧にする）だけだった。ファーバーがレジデントとして小児病院の病棟を回診しているあいだ、背後では鉄の肺が休みなく呼吸を続け、子供たちは何週間ものあいだ恐ろしい機械のなかに閉じ込められた。鉄の肺のなかで身動きが取れなくなっている患者の姿は、ポリオ研究の置かれていた地獄の辺土《リンボ》のような麻痺状態を象徴していた。ウイルスの性質についても、感染の生物学的メカニズムについてもほとんど解明されておらず、ポリオの流行拡大を抑えようとするキャンペーンは宣伝も不充分で、世間の耳目を集めることもなかった。

ポリオ研究は一九三七年、フランクリン・ルーズベルトによって冬眠から起こされた[*4]。自身がかつてのポリオ流行の被害者で、腰から下が麻痺していたルーズベルト大統領は一九二七年、ウォームスプリングズ財団と呼ばれるポリオの専門病院と研究所を兼ね備えた施設をジョージア州に創設した。最初、ルーズベルトの政治顧問たちは、大統領のイメージをポリオから遠ざけようとした（下半身が麻痺した大統領が国を不況から助け出そうとしている姿は、イメージとして好ましくないと考えられ、ルーズベルトが公の場に姿を現わす際には上半身しか見えないよう工夫された）。だが一九三六年の大統領選で圧勝し、再選されると、挑戦的な復活者、ルーズベルトは自らの大義に立ち返り、ポリオ研究と啓蒙活動の支援グループである全国小児麻痺協会を立ち上げた。

病気関連の財団としてはアメリカの歴史上もっとも規模の大きな財団であるウォームスプリングズ財団はポリオ研究を活気づかせ、創設から一年も経たないうちに、俳優のエディ・カンターが財団のための募金運動、「マーチ・オブ・ダイムズ・キャンペーン」を開始した。その大規模かつ協調のとれたキャンペーンは国民に、ルーズベルト大統領に一〇セント硬貨《ダイム》を送ってポリオ教育と研究を支援しよう、と呼びかけるもので、ハリウッドのセレブやブロードウェイのスターやラジオのパーソナリティが時流に乗ってこのキャンペーンに加わると、驚くべき反響があった。数週間のうちに、二六八万個の一〇セント硬貨がホワイトハウスに送られたのだ[*5]。国じゅういたるところにポスターが貼られ、金と人々の関心がポリオ研究にどっと流れ込んだ。一九四〇年代後半には、このキャンペーンから一部の資金を得たジョン・エンダーズがポリオウイルスの培養にほぼ成功し、エンダーズの研究をもとに、アルバート・サビンとジョナス・ソークがポリオ・ワクチン開発に向けた準備を着々と整えていた。

ファーバーは白血病、いや、がん全般を対象に、これと同じようなキャンペーンを立ち上げたいと考えた。そして、キャンペーンを主導する小児がんのための財団を思い描いた。しかし財団をつくるには味方が必要で、それも、できれば病院の外に必要だった。しかし彼には、病院の外にほとんど味方がいなかった。

味方を見つけるのに、遠くを探す必要はなかった。一九四七年五月の初め、ファーバーがまだアミノプテリンの臨床試験をしていたころ、ビル・コスター率いるニューイングランドのバラエティクラブの一行がボストン小児病院に視察にやってきた。

ショービジネスの関係者——プロデューサーやディレクターや俳優やエンターテイナーや映画館のオーナー——によって一九二七年にフィラデルフィアに創設されたバラエティクラブは、当初、ニューヨークやロンドンのダイニングクラブをモデルにしていた。だが、創設からちょうど一年後の一九二八年、偶然、もっと社会的な活動目標を見つけることになった。一九二八年の冬、市《まち》が大恐慌の深い裂け目に転落しそうになっていたころ、一人の女性がシェリダン・スクエア劇場の戸口の階段に、赤ん坊を置き去りにした。赤ん坊の服にピンでとめられたメモには次のように書かれていた。

どうかわたしの赤ちゃんの面倒を見てください。この子の名前はキャサリンです。わたしはもうこの子を育てられません。子供はほかに八人います。主人は失業中です。この子は感謝祭の日に生まれました。ショービジネスのみなさんはとても善良な方々だと聞いております。みなさんがこの子の面倒を見てくださることを神様にお祈りしています。[*6]

このエピソードの映画のようなメロドラマ性と「ショービジネスの善良さ」に訴える真情あふれることばが、できたばかりのクラブのメンバーに強い印象を与えた。クラブはその孤児の女の子を養子にし、女の子の養育費を払った。女の子は——ミドルネームにはクラブの名前を、姓には彼女が発見された映画館の名前を取って――キャサリン・バラエティ・シェリダンと名づけられた。キャサリン・シェリダンの物語はマスコミに広く取り上げられ、メンバーの予想を越えるメディアの注目がクラブに集まった。慈善事業団体としていきなり世間の注目を浴びるようになったクラブは、子供の福祉をそのプロジェクトの中心に据えることにした。一九四〇年代末、戦後の映画制作ブームによってクラブの金庫に多額の金が流れ込むと、国じゅうの市《まち》という市《まち》に新しい支部が誕生した。キャサリン・シェリダンの物語と彼女の写真は印刷され、国じゅうのクラブのオフィスで宣伝に使われた。シェリダンはクラブの非公式マスコットになったのだ。

金と世間の注目がいっきに流れ込んだのをきっかけに、クラブは子供のための慈善プロジェクトのさらなる対象を探しはじめた。コスターがボストンの小児病院を訪れたのも、そんな新しいプロジェクトを探すためだった。病院内や著名な医師の研究室や診察室に案内されたコスターは、小児病院の血液病部門の部長に、病院にどんな寄付をしたらいいか、何か提案はないかと訊いた。が、部長から返ってきたのはいかにも慎重な答だった。「そうですね、新しい顕微鏡が一つ要るんですが」[*7]

一方、ファーバーのオフィスに立ち寄った彼が出会ったのは、明瞭な話し方をする並はずれたビジョンを持った熱っぽい科学者、あたかも箱のなかの救世主のような人物だった。ファーバーは顕微鏡をほしがってはおらず、望遠鏡的に大きな計画を持っていた。そしてその計画が、コスターの心をとらえた。彼はファーバーから、小児がんを専門に研究する大病院をつくるための新たな基金を創設するのに手を貸してほしいと頼まれた。

ファーバーとコスターはすぐに活動を開始した。一九四八年初め、二人は小児がんの研究と支援活動を活性化させるための組織、小児がん研究基金を設立し、一九四八年の三月には慈善富くじ販売をとおして四万五千四五六ドルを集めた[*8]――最初にしては悪くない額だったが、ファーバーとコスターが望んでいたよりは少なかった。がん研究に人々の興味を惹きつけるにはもっと効果的なメッセージが必要であり、がん研究をいっきに世間の注目の的にするような戦略が必要だと二人は考えた。そして、その年の春、コスターはシェリダンのときの成功を思い出し、ファーバーの研究基金のための「マスコット」探しを思いついた――がん研究にとってのキャサリン・シェリダンを見つけよう、と。そんな世間の注目を集めるような「顔」を探して、コスターとファーバーは小児病院の病棟や、ファーバーのクリニックを探しはじめた。

しかし、その計画はうまくいきそうになかった。ファーバーはそのとき、アミノプテリンを使って何人かの患者を治療しており、上階のベッドは具合の悪い子供たちでいっぱいだった。多くが化学療法の副作用で吐きつづけて脱水を起こしており、体や頭を起こしていることすらできなかった。ましてや、がん治療のための楽天的マスコットとして人々の前に連れ出せるはずはなかった。が、患者のリストを熱心に調べていたファーバーとコスターはようやく、メッセージを伝えられるくらいの元気はありそうな子供を見つける。エイナル・グスタフソンという名の、やせ細った、青い目をしたブロンドの少年で、白血病ではなく、珍しい内臓のリンパ腫の治療を受けていた。

グスタフソンはメイン州のニュースウェーデンに住む物静かで真面目な、年の割にしっかりした少年だった。[*9] スウェーデン移民の祖父母を持ち、ジャガイモ農場に住み、教室が一つしかない学校にかよっていた。一九四七年の晩夏、ブルーベリーの収穫期の直後、グスタフソンは腹部の激痛を訴えた。虫垂炎を疑ったルイストンの医者は手術をおこなったが、見つかったのは虫垂炎ではなくリンパ腫だった。その病気の生存率はわずか一〇パーセント。医者は化学療法なら彼の命を救えるかもしれないと考え、グスタフソンをボストンのファーバーに紹介した。

エイナル・グスタフソンというのはしかし、発音しにくい名前だった。ファーバーとコスターはとっさの判断で、彼にジミーという新しい名前を授けた。

コスターはすぐにジミーの売り込みにかかった。一九四八年五月二二日、北東部の暖かな土曜の夜、ラジオのクイズ・ゲーム番組『トゥルース・オア・コンシクエンシーズ』の司会、ラルフ・エドワーズがカリフォルニアからの通常の番組を中断して、ボストンの放送局に中継をつないだ。[*10]「『トゥルース・オア・コンシクエンシーズ』の役割の一つは」とエドワーズは言った。「このお馴染みのクイズショーを、ショーを見にこられない方々にお届けすることです……今晩はみなさんを、ジミーという名の男の子のところにお連れします。

彼の名字をお伝えしないのは、ジミーが国じゅうの家や病院にいる少年少女と同じ一人の少年だからです。ジミーはがんに苦しんでいます。彼はすばらしい少年です。自分がどうしてほかの子供たちのように外で遊んでいないのか、その理由はわかっていません。野球の大ファンで、お気に入りのチームのボストン・ブレーブスの活躍をいつも追いかけています。それでは、ラジオの魔法を借りてアメリカ合衆国を横断し、ジミーのベッドサイドまでみなさんをお連れしましょう。アメリカ最大の都市の一つ、マサチューセッツ州ボストンにある、がん研究で名高い全米屈指の病院、ボストン小児病院へ。ジミーは私たちのことを知りません……ジミーをお願いします」

ややあって、雑音の向こうからジミーの声が聞こえた。

ジミー　こんにちは。

エドワーズ　こんにちは、ジミー！　『トゥルース・オア・コンシクエンシーズ』のラルフ・エドワーズだよ。きみは野球が好きだって聞いたんだけど、ほんと？

ジミー　うん。野球のファンなんだ。

エドワーズ　野球のファンなんだね！　今年はどこが優勝すると思う？

ジミー　ボストン・ブレーブスだといいなって思う。

しばらくのあいだあたり障りのない会話を続けたあと、エドワーズは彼が約束した「トリック」の蓋を開けた。

エドワーズ　フィル・マシー（ボストン・ブレーブスのキャッチャー）に会ったことはある？

ジミー　ないよ。

フィル・マシー　（病室にはいってくる）こんにちは、ジミー。おれの名前はフィル・マシー。

エドワーズ　え？　誰だって？　ジミー？

ジミー　（息を呑んで）**フィル・マシー！**

エドワーズ　彼は今どこにいるの？

ジミー　**ぼくの病室！**

エドワーズ　ほんと？　きみの病室に、イリノイ州出身のフィル・マシーがいるんだね！　チーム一のホームランバッターは誰だっけ？　ジミー？

ジミー　ジェフ・ヒース。

（ヒースが病室にはいってくる）

エドワーズ　いま来たの誰？　ジミー？

ジミー　ジェフ……ヒース。

ジミーがあっけにとられているあいだに、選手たちが次々とTシャツやサインボールや試合のチケットや野球帽を手に病室にはいってきた。エディ・スタンキー、ボブ・エリオット、アール・トーギソン、ジョニー・セイン、アルビン・ダーク、ジム・ラッセル、トニー・ホームズ。ピアノが運び込まれた。ブレーブスの選手が歌いはじめ、ジミーがあとに続いた。ジミーの調子っぱずれだけれど熱のこもった、大きな声が響きわたった。

ぼくを野球に連れてって
観客席に連れてって
ピーナッツとクラッカージャックも買ってね
家に帰れなくたっていいや

エドワーズのスタジオの観客が歓声をあげた。多くが目を潤ませた。歌詞の最後の一行が胸に刺さるように感じる者もいた。番組が終わりに近づいてボストンとの中継が切れると、エドワーズは少し間《ま》をおいてから声を低めて言った。

「いいですか、みなさん。ジミーには聞こえてないよね？……私たちはジミーの写真も、フルネームも公表しません。彼が気づくといけないからです。ジミーのようにがんで苦しむ何千人もの少年少女を幸せにするために、小児がんの治療法を見つけるための研究に力を貸しましょう。小児がんの研究というのは大人も助け、そして、がんをその発症から食い止めるのです。

ジミー少年が今一番ほしがっているのはテレビです。野球の試合をラジオで聴くだけでなく、見たいからです。もしあなたやあなたの友人が二五セント硬貨か、一ドル紙幣か、一〇ドル紙幣を今晩小児がん研究基金のジミー宛てに送ってくれたなら、そして、この価値ある目的のために二万ドル以上の寄付が集まったなら、ジミーにテレビを買ってあげられます」

中継時間は八分間。ジミーが話したのは一二文で、歌ったのは一曲。「すばらしい」ということばは五回使われ、ジミーのがんについての言及はほとんどなかった。がんは口に出されぬまま、まるで病室のなかの幽霊のように背後にひそんでいた。視聴者の反応は驚異的だった。その晩、ブレーブスの選手たちがまだ病室を去らないうちに、小児病院のロビーの外にはもう寄付者の列ができはじめていた。ジミーの郵便箱は葉書と手紙であふれ[*11]、宛名にはただ「マサチューセッツ州、ボストン、ジミー」としか書かれていないものもあった。人々は手紙といっしょに紙幣や小切手を送り、子供たちは小遣いのなかから二五セントや一〇セント硬貨を送った。ブレーブスも寄付した。一九四八年の五月までに、コスターが設定した目標額の二万ドルをはるかに上まわる二三万一千ドルが集まっていた。ジミー基金のための赤白のブリキの缶が何百個も野球場の外に置かれ、映画館では硬貨を集めるための缶がまわされ、うだるような夏の夜、野球のユニフォームを着たリトルリーグの選手たちが缶を手に家々を一軒一軒まわった。ニューイングランドじゅうの小さな町で「ジミーの日」が設けられた。約束のテレビ――木の箱にはいった一二インチの白黒テレビ――がついに運び込まれ、病室のベッドのあいだの白い台の上に置かれた。

急速に進歩する、消費の激しい一九四八年の医学研究界にとって、ジミー基金の集めた二三万一千ドルという金額は確かに感銘深い額ではあったけれど、ささやかだといわざるをえなかった――ボストンの病院を数階分建て増しするには充分だったが、がん研究のための国家的な科学の殿堂を建てるにはとても足りなかった。それに対し、一九四四年にマンハッタン計画がオークリッジのウラン精製工場につぎ込んだ額は毎月一億ドル。[*12] 一九四八年にアメリカ人がコカコーラに費やした額は一億二千六〇〇万ドルにものぼった。[*13]

しかしジミーのキャンペーンの真髄をドルやセントで換算してしまっては、その要点をとらえそこねる。ファーバーにとってジミー基金キャンペーンは初期実験のようなもの、新たなモデルを立ち上げるための土台のようなものだった。この実験をとおしてファーバーは、がん撲滅キャンペーンというのは政治キャンペーンと同じだと気づいた。科学的な道具だけでなく、偶像や、マスコットや、イメージや、スローガンや、宣伝のための戦略を必要としているのだと。どんな病気でも、政治的な注目を浴びるためにはまず宣伝が必要だった。政治キャンペーンに宣伝が必要なように。病気が科学的な変貌を遂げるためには、その前にまず、政治的変貌を遂げなければならなかった。

葉酸拮抗薬が腫瘍学におけるファーバーの最初の発見だったとしたら、この決定的な真実は彼にとっての二番目の発見だった。この発見を機に、ファーバーのキャリアは、彼がかつて経験した病理医から白血病専門医への転身をはるかに上まわる、大きな変貌を遂げることになった。そして、彼のこの二番目の変貌――臨床医からがん研究を推進する運動家への転身――は、がんそのものの変貌を反映してもいた。がんがそれ自身の地下から出て、まぶしいスポットライトの下に立ったことで、本書の物語の軌道はいっきに変わる。それこそが、本書の中心に横たわる大変革だった。

ジミーが建てた家

語源的にみると、患者(patient)とは苦しむ者のこと。もっとも、いちばん強く恐れられるのは苦痛そのものではなくて、人をおとしめる苦痛である。[*1]

――スーザン・ソンタグ『隠喩としての病い　エイズとその隠喩』

シドニー・ファーバーの目標はすべて「望みのない症例」だけでできている。[*2]

――《メディカル・ワールド・ニューズ》一九六六年、一一月二五日

かつてシドニー・ファーバーが自分の研究室の狭さについて冗談を言った時代があった。「助手が一人にマウスが一万匹[*3]」と彼は言った。実際、その当時の彼の医学界での生活はすべて一桁の数字で言い表わせた。病院の地下に押し込められた薬屋の小部屋のような一つの部屋。白血病の子供の命をときおりわずかに延ばすアミノプテリンという名の一つの薬。五人に一人の確率で起こる、最長でも一年しか続かない寛解《かんかい》。

しかし一九五一年の初めまでには、ファーバーの仕事は彼の古い研究室の範囲を超えて急速に拡大した。患者とその親がクリニックに殺到したため、小児病院の外の広い地区(ビニー・ストリートとロングウッド・アヴェニューの角にあるアパートメント・ビルディング)にクリニックを移した。が、

その新しいクリニックもすぐに手狭になり、小児病院の病棟もあっというまに満床になった。ファーバーは小児病院の小児科医の多くに邪魔者扱いされていたため、病院内に病棟を広げるのは不可能だった。「大半の医者が彼を思い上がった頑固者だと思っていた」[*4]と、ある病院ボランティアは回想する。小児病院には、ファーバーの体のはいり込むスペースはあっても、彼のエゴのはいり込むスペースはなかった。

孤立し、怒りに駆られたファーバーは基金集めに専念した。患者全員を収容できるような建物がまるごと必要だったのだ。しかし、新しい小児がんセンターを設立するようハーバード大学医学部を説得するのに失敗すると、ファーバーは自分の力でなんとかしようと考えはじめる。小児病院の目の前に新しい病院をつくろう、と。

初期の基金集めの成功に勇気づけられていたファーバーは、ハリウッドスターや、政界の実力者や、有名スポーツ選手や、蓄財家といったきらびやかな一団を頼りに、さらに大規模な研究費募金活動を展開した。一九五三年に、ブレーブスのフランチャイズがボストンからミルウォーキーに移ると、[*5]ファーバーとコスターはボストン・レッドソックスに巧みに接近し、ジミー基金をレッドソックスの公式慈善基金にした。

ほどなくファーバーは新たに別の有名人を仲間に加える。朝鮮戦争から帰還したばかりの、映画俳優並みにハンサムな若い野球選手、テッド・ウィリアムズだ。一九五三年八月、ジミー基金はウィリアムズのための「お帰りなさい、テッド」パーティーを主催し、[*6]その大掛かりな基金集めパーティーで一人あたり一〇〇ドルの夕食を出し、結果として、一五万ドルの募金を集めた。その年の終わりまでには、ウィリアムズはファーバーのクリニックを定期的に訪れるようになっており、その際にはよく、タブロイド紙のカメラマンが、偉大な野球選手と幼いがん患者を一緒に写真に収めようとぞろぞろとついてきた。

ジミー基金は人々にとってお馴染みの名前になり、お馴染みの大義になった。募金用の大きな白い「貯金箱」（巨大な野球ボールの形をしていた）がスタットラー・ホテルの外に置かれ、ボストンじゅうの広告板に小児がん研究基金のポスターが貼られた。数え切れないほどの赤白の缶——「ジミーの缶」——が映画館の外に出現し、大小さまざまな供給源から募金が流れ込んだ。*7 国立がん研究所（ＮＣＩ）から一〇万ドル、ボストンでの豆料理の夕食会から五千ドル、レモネードスタンドから一一ドル、ニューハンプシャーでの子供サーカスから数ドル。

一九五二年の初夏には、ファーバーの新しい病院がほぼ完成した。ロングウッド・アヴェニューのすぐそば、ビニー・ストリートのはずれに立つその大きな立方体のどっしりとしたビルは、無駄を省いた機能的かつ近代的な建築物であり、大理石模様の柱やガーゴイルで飾られた周囲の病院とは意図的とも取れるほど一線を画していた。細部にわたってファーバーの並々ならぬこだわりが見て取れた。一九三〇年代という時代を経験したファーバーは元来、倹約家だったが（「子供を大恐慌から引き離すことはできても、その子の心から大恐慌を取り除くことはできない」*8〈エスティローダー〉の社長、レナード・ローダーはファーバーたちの世代についてそう語っている）、しかしジミーの病院に関しては、ファーバーはなんの節約もしなかった。正面ロビーへとつながる広いセメントの階段——子供たちがのぼりやすいように傾斜はごく緩やかに設計されていた——にはスチーム暖房をほどこし、五年前の冬にファーバーの仕事を危うく中断させかけたボストンの容赦のない暴風雪から守った。

上階の清潔で明るい待合室にはメリーゴーランドとおもちゃの詰まった箱が置かれていた。「岩山」の風景のなかを走る線路の上をおもちゃの列車ががたごと走り、模型の山にはテレビが埋め込まれていた。「もし女の子が人形に夢中になったら、女の子はその人形をもらえた。おもちゃ箱のなかにはまだたくさん人形があったからだ」[*9]と一九五二年の《タイム》の記事には書かれている。図書館には何百冊もの本と、三台の揺り木馬と、二台の自転車が置かれていた。廊下の壁を飾っていたのは、すぐ近くの病院の廊下に取り憑いた、すでにこの世にはいない教授たちのお決まりの肖像写真ではなく、画家に依頼して描かせたおとぎ話のキャラクターたちの等身大の絵だった。白雪姫、ピノキオ、ジミニー・クリケット。それはまさに、がんランドに溶け込んだディズニー・ワールドだった。

新病院のそんな派手さと華やかさだけを見たら、ファーバーはあと少しで白血病の治療薬を見つけられそうなのだと、このぴかぴかの病院は彼にとって、優勝者のトラック一周のようなものなのだと思い込んでもおかしくはなかった。しかし実際には、彼はまだゴール――白血病の治療薬――に到達してはいなかった。彼のボストンのチームは今では別の薬――ステロイド――を白血病治療の投薬計画《プロトコール》に加えており、ステロイドと葉酸拮抗薬の併用によって寛解《かんかい》期間を数カ月延長できるようになっていた。だが、一番強い治療をおこなっても、白血病細胞は必ず薬剤耐性となって、しばしば爆発的に再増殖した。階下《した》の明るい部屋で人形やおもちゃの列車を手に遊んでいた子供たちはいずれ必ず、陰気な病棟へ連れ戻され、末期の苦しみのなかでせん妄状態や昏睡状態に陥った。

五〇年代初めにファーバーの病院で自分の子供ががん治療を受けた経験を持つある女性はこう書いている。[*10]「この病院にいる子供たちのほとんどが数カ月以内に亡くなるのだと気づいてからは、病院の明るい雰囲気には驚かされっぱなしでした。でもよく見てみると、親たちの目がなぜか輝いて見えるのは、涙をためているせいだったんです。なかには丈夫そうに見える子もいたけれど、実際には、白血病の治療薬の副作用で体がまるくなっただけだと知りました。傷痕のある子や、体のあちこちがひどくむくんでいる子。四肢のどれかがない子もいました。髪を剃った顔色の悪い弱々しい子もいて、手術をしたばかりだとわかりました。脚を引きずっている子や車椅子の子もいましたし、咳をしている子やひどくやせ細っている子もいました」

事実、注意深く見れば見るほど、現実がいっそう強く胸に刺さった。風通しのいい、真新しいビル。せわしなく動きまわる数十人の助手たち。そんな理想的な環境に腰をすえながらも、ファーバーの頭には回避できない現実がこびりついていた。ファーバーは彼自身の待合室のなかに閉じ込められたまま、子供たちの寛解《かんかい》をさらに数カ月延ばしてくれる新しい薬を今も探しつづけていた。患者たち――スチーム暖房のほどこされた立派な階段をのぼって彼のオフィスにやってきて、音楽の流れるメリーゴーランドのまわりを飛び跳ね、おとぎ話の幸福の輝きに浸っている子供たち――はいずれみんな、一九四七年と同じ、無情ながんのために亡くなった。

しかし寛解が延びてその質が向上したという事実は、まったく別のメッセージをファーバーに伝えてもいた。白血病に対して総合的な攻撃を仕掛けるためには、もっと努力しなければならない、と。「急性白血病は」と彼は一九五三年に書いている。「ここ数年のあいだに開発された新しい化学物質に対して……ほかのどのがんよりも著しい反応を見せた。それらの薬によって、延命と、症状の緩和と、数週間から場合によっては何カ月も続く幸福な生活が、ときに普通の子供と同じ生活がもたらされたのだ[*11]」

ファーバーが必要としていたのは、より効果的な抗白血病薬の開発研究を資金面で援助し、活性化させる方策だった。「われわれは全速力で走っている」と彼は別の手紙に書いているが、彼にとってはそのスピードは遅すぎた。ボストンで集めた金も「ずいぶん少なくなってしまった[*12]」ファーバーはより大きな推進力を、より大きな基盤を、そしておそらくは、より大きな視野を必要としていた。今ではもう彼は、ジミーの建てた家では収まりきらなくなっていた。

第二部　せっかちな闘い

唯一の大罪は、せっかちなことかもしれない。せっかちなために、われわれは楽園を追われ、せっかちなために、戻れないでいる。[*1]

——フランツ・カフカ

今年がんで亡くなる32万5000人の患者にはもう待っている余裕はない。それに、がんの治療薬を発見するのにがんの基礎研究がすべて完了するのを待つ必要もない…………医学の歴史には、治療薬がまず見つかって、それから何年も何十年も、ときに何世紀も経ってからその薬の薬効のメカニズムが解明された例がたくさんある。[*2]

——シドニー・ファーバー

アメリカが200歳の誕生日を迎える前にがんを征服するというのを目標にしませんか？なんとすばらしい休日になることでしょう！

——《ニューヨーク・タイムズ》に載った
ラスカライツの広告
1969年12月

「社会を形成する」

だからこそ科学者は、大衆に信頼されるような政治的立場につくことが少ないのだ。物事の細部にこだわる訓練を積みすぎたために、彼らの視野は狭くなってしまっている。科学の進歩を有益に応用するには、もっと広い視野が必要だ。*1

——ミカエル・シムキン（一九一二〜一九八九。腫瘍学者）

がん対策だけを特別扱いして……それを大統領イニシアチブの対象になどしたら、国立衛生研究所が解体してしまうのではないかと懸念している科学者がいるのは知っている。しかし私の意見はちがう……われわれは狡猾で容赦のない敵と闘っているのであり、（そんなわれわれが）断固とした明確な行動を要求するのは、当然のことなのだ。えんえんと続く委員会の会合や、終わりのない概説や、現状を正当化する使い古された説明などではなく。*2

——リスター・ヒル（一八九四〜一九八四。上院議員）

一八三一年、フランスの貴族で政治思想家のアレクシ・ド・トクヴィルは、アメリカを旅行した際、アメリカ国民の組織づくりの熱狂的なエネルギーに驚嘆した。「あらゆる年代の、あらゆる地位の、あらゆる気質のアメリカ人が絶え間なく、無数の多様な関係――宗教的・道徳的関係、真面目な関係や無益な関係、一般的または限定的な関係、大小さまざまな規模の関係――をつくっている」とトクヴィルは書いている。[*3]「催しをしたり、学校を創設したり、宿屋をつくったり、教会を建てたり、本を広めたり、対蹠地《たいせきち》に伝導師を送ったりするために、アメリカ人同士は関係を結ぶ……立派な手本を示すことによって人々に真実を教え込んだり、感情をはぐくんだりしてはどうかと提案されたなら、彼らは社会を形成する」

トクヴィルのアメリカ旅行から一世紀以上を経て、アメリカのがん研究の現状を変えようと模索していたファーバーは直感的に、トクヴィルの考えの根底にある真実をつかんだ。夢のような変革をもっとも効率よくもたらせるのが社会を形成している一般市民のグループだとしたら、がんへの国家的攻撃を開始するにあたって必要なのは、そんな一般市民の力だった。それは彼一人で始められる旅でも、彼一人で終えられる旅でもなかった。彼は背後に巨大な力を――影響力という点でも、組織の規模という点でも、資金力という点でも、ジミー基金をはるかに超える力を――必要としていた。が、変革を可能にする本物の金と本物の力はいまだに議会の支配下にあり、国の巨大な金庫をこじ開けるには一般社会の力を動員する必要があった。しかし、そんな大規模なロビー活動は自分の技量をはるかに超えるものだということもまた、彼は知っていた。

一人だけ、このプロジェクトに打ってつけのエネルギーと財源と情熱の持ち主をファーバーは知っていた。好戦的なニューヨーカーのその女性は、自分の個人的使命とは、グループづくりとロビー活動と政治活動によってアメリカ人の健康地図を一変させることだと宣言していた。裕福かつ政治経験豊かで、多くの人脈を持つその女性は、ロックフェラー家の人々と昼食をともにし、トルーマン家の人々とダンスをし、ケネディ一家と食事をし、のちのファーストレディ、レディ・バード・ジョンソンをファーストネームで呼んだ。その女性のことを、ファーバーはボストンの友人や寄付者から聞いており、以前、ワシントンの政界に顔を出した際にばったり出くわしてもいた。人を安心させる魅力的な笑みと決して崩れないふっくらとしたヘアスタイルは、ニューヨークの美容院でもワシントンの政界でも注意を惹いた。その印象的な名前、メアリ・ウッダード・ラスカーと同様に。

メアリ・ウッダードは一九〇〇年、ウィスコンシン州のウォータータウンで生まれた。父親のフランク・ウッダードは小さな街の銀行家として成功し、母のサラ・ジョンソンは一八八〇年代にアイルランドから移住してきたあと、シカゴのデパート〈カーソンズ〉の販売員として働いた。サラは出世街道をひた走り、やがて売り場一の高給取りになった。メアリがのちに書いているように、人に何かを売るのはサラの「持って生まれた才能」だった。その後サラはデパートの販売員を辞め、慈善事業や公共プロジェクトのロビー活動に専念する——服を売るのではなく、思想を売ることにしたのだ。メアリのことばを借りれば、サラは「売りたいと思ったものは……なんでも売れる」[*4]女性だった。

メアリが販売の訓練を始めたのは一九二〇年代初めだった。ラドクリフ大学卒業後に彼女が最初に見つけたのはニューヨークの画廊の委託販売員の仕事で、彼女はそこでヨーロッパ絵画の販売にたずさわった——抜け目ないビジネスセンスだけでなく、巧みな戦略も必要とする、まさに食うか食われるかの世界だった。一九三〇年代半ば、メアリは画廊を離れて、簡単なレディメイドのドレスデザインをチェーン店に売る〈ハリウッド・パターンズ〉という会社を起こした。ここでもまた、すぐれた直感が絶妙のタイミングと重なった。一九四〇年代、働く女性が急増するなか、大量生産される仕事着は幅広い市場を獲得し、彼女は大恐慌と第二次世界大戦から抜け出すことに成功したのだ。それも、経済的にどこまでも潤って。一九四〇年代後半までには、途方もない力を持つビジネスウーマンになっており、ニューヨーク社交界での地位は不動となり、さらに社交界の花形としてめきめきと頭角を現わしつつあった。

一九三九年、メアリは、シカゴを拠点とする広告会社〈ロード・アンド・トーマス〉の社長、六〇歳のアルバート・ラスカーと出会う。[*5] メアリ・ウッダードと同じく、アルバート・ラスカーも天才的な直感力を持つビジネスマンだった。〈ロード・アンド・トーマス〉で彼は「印刷された広告魂」[*6]と自身が呼ぶところの新たな広告戦略を考案し、それを完成させた。すぐれた広告というのは消費者を誘惑して商品を買わせるための、響きのいい文句やイメージの単なる寄せ集めではない、と彼は説いた。消費者になぜその商品を買うべきなのかを教える、コピーライターの生み出す傑作でなければならない。広告とは情報と根拠の運搬係であって、情報のインパクトを大衆にそのまま伝えるためには、情報はそのもっとも本質的な形にまで純化されなければならない。大成功だったアルバート・ラスカーの広告キャンペーン——サンキストオレンジ、歯磨き粉のペプソデント、ラッキーストライクなど——はどれもこの戦略に基づいたものだった。広告は情報の潤滑油であり、情報はその本質的な図像にまで純化させなければならない。そんなアルバートの考え方はやがて、がん対策キャンペーンに深く持続的な影響を与えることになる。

メアリとアルバートは短いロマンスと旋風のような婚約期間を経て、出会ってからわずか一五カ月後に結婚した[*7]——メアリにとっては二度目の、アルバートにとっては三度目の結婚だった。メアリ・ラスカーはそのとき四〇歳。裕福で気品に満ち、進取の気性に富む彼女は、ビジネスウーマンから社会活動家へと転身した母親の軌跡をたどるように、人生の目的となるような慈善事業を探しはじめた。

この探求はすぐに彼女自身の心のなかへ、彼女の人生の内側へと向かった。子供時代から思春期にかけての三つの記憶が彼女につきまとっていた。一つ目の記憶では、彼女は恐ろしい病（おそらくは細菌性胃腸炎か肺炎）にかかっていて、生死の境をさまよっている。熱に浮かされ、もうろうとした状態で目が覚めると、両親の友人の声が聞こえてくる。この子はたぶん助からない、と声は言う。

「サラ、あなたはたぶん、この子を育てられない」

二つ目の記憶では、母に連れられてウィスコンシン州のウォータータウンに住む洗濯女の家を訪ねる。その女性は乳がんの手術――両方の乳房《にゆうぼう》に根治術が施されていた――からの回復途上にある。メアリは七人の子供たちの走りまわる、低い小さな簡易ベッドの置かれた暗い小屋のなかに足を踏み入れ、そして、目の前の光景の物寂しさと悲惨さに衝撃を受ける。がんの広がりを食い止めるために乳房を切除するという考え――「切り取るの？」とメアリは探るように母に訊いた――が彼女を困惑させ、その心にこびりつく。洗濯女はやがて回復し、メアリは「がんというのは残酷だけれども、必ずしも不治の病というわけではないのだ」と気づく。

三つ目の記憶では、彼女は大学にかようティーンエージャーだ。一九一八年のインフルエンザ大流行の際に感染し、インフルエンザ病棟に隔離されている。外では死のスペイン風邪が猛威をふるい、いくつもの街や都市の人口を激減させている。メアリは回復するが、スペイン風邪はその年、アメリカだけで六〇万人の命を、世界全体では五千万人近くの命を奪い、歴史上最大規模の大流行となる。

これら三つの記憶には一本の脈絡があった。身近な脅威として常に存在する病気の破壊的な力と、いまだ実現されてはいないもののときおり垣間見える、人の寿命を変えることのできる医学の力。メアリ・ラスカーは病気と闘うために医学研究の潜在能力を――いまだ多くが未開拓なその力を――解き放たなくてはならないと考えた。一九三九年、アルバートと出会ったその年に、彼女の人生はふたたび病気にぶつかった。ウィスコンシン州に住む母が心臓発作と脳卒中を立てつづけに起こし、後遺症で体が麻痺して寝たきりになったのだ。アメリカ医師会の会長に手紙を書いて治療法について尋ねたメアリは、医師たちのあまりの知識のなさと、医学の潜在能力がいかに引き出されていないかを知って驚き、そして、強い憤りを覚えた。「ほんとうに馬鹿げていると思ったわ。ほかの病気の治療法は見つかっているというのに……感染症にはサルファ剤が開発されていたし、壊血病やペラグラといったビタミン欠乏症も治療できるようになったのに、なぜ脳卒中はお手上げなのか理解できなかった。人は誰もが脳卒中で死ぬというわけじゃないでしょ……だから、なんらかの誘因があるにちがいないのに」

一九四〇年、メアリ・ラスカーの母は長い闘病生活を経てウォータータウンで亡くなった。母の死をきっかけに、何十年も前から彼女のなかで育ちつつあった怒りと憤りが沸点に達した。彼女は自分の使命を見つける。「わたしは心臓発作とがんに断固立ち向かいます」[*8]とのちに彼女は記者に語っている。「人が罪に立ち向かうのと同じように」人が罪を撲滅しようと努力するのと同じように、病気の撲滅に向けて努力すると彼女は心に決めた——伝道をとおして。病気に対する国家戦略の重要性を信じない人がいたら、あらゆる手段を使って、その人を改宗させてみせる、と。

彼女が最初に改宗させたのは夫だった。メアリの熱意を理解したアルバート・ラスカーは、彼女のパートナーかつ助言者かつ戦略家かつ共謀者になった。「基金は無限にある」と彼はメアリに言う。「それをどうやって手に入れるか手ほどきしよう」空前の規模のロビー活動や募金活動によってアメリカの医学研究の風景を一変させるという考えが、彼女を興奮させた。人がプロの科学者やプロスポーツ選手であるのと同じように、ラスカー夫妻はプロの名士であり、ネットワークづくりやロビー活動、歓談や会話や説得や手紙の書き方、カクテルパーティーの企画や交渉、有名人の名前をひけらかす術や契約締結のプロだった。資金づくり——さらに重要なことには、友達づくり——は二人の血に染み込んでおり、そのコネの深さと広さを武器に、二人は寄付者や政府の心の奥に——そして、ポケットの奥に——手を伸ばすことができた。

「歯磨き粉に……年間二、三〇〇、いえ四〇〇万ドルをかけて広告する価値があるのなら」とメアリ・ラスカーは言った。[*9]「アメリカをはじめとする世界じゅうの国の人々に麻痺や障害をもたらす病気の研究には、何億ドルもの価値がある」それからほんの数年で、彼女は《ビジネスウィーク》が呼ぶところの「医学研究を助けるやさしい妖精《フェアリー・ゴッドマザー》」になった。[*10]

「フェアリー・ゴッドマザー」はある朝、予期せぬ台風の力を借りて、がん研究の世界に降り立つことになる。一九四三年四月、彼女はニューヨークのアメリカがんコントロール協会（ＡＳＣＣ）のクラレンス・クック・リトル博士のオフィスを訪ねた。[*11]がん研究の発展のために協会がどのような活動をしているのか正確に把握し、協会に適切な援助をしたいと考えたためだ。

だがその訪問は彼女を幻滅させた。[*12]医師と数人の科学者からなる専門家組織であるその協会は、排他的で活動の停滞した、いかにも融通のきかないマンハッタンのソーシャルクラブだった。二五万ドルというわずかな年間予算から研究プログラムに費やされるのはさらにささやかな額で、[*13]募金活動はウーマンズ・フィールド・アーミーと呼ばれる組織に一任していたが、そこで働くボランティアたちはＡＳＣＣの役員ですらなかった。電撃戦のような広告戦略とメディアからの絶え間ない注目——「印刷された広告魂」——があたりまえだったラスカー夫妻には、ＡＳＣＣのしていることはすべて行きあたりばったりで、非効率的で、古くさくて、いかにも素人くさく見えた。彼女は痛烈な批判を展開する。「医者たちには多額の資金を管理することなどできないのです。彼らはとてもちっぽけなビジネスマンであり……ちっぽけな専門家なのです」[*14]メアリ・ラスカーにとって彼らは、がん医療の全体像をとらえることのできない、視野の狭い人々だった。彼女はＡＳＣＣに五千ドルを寄付し、また来ると約束した。

メアリはすぐに独自の活動を開始する。最初にすべきことは、がん問題を大衆の問題にすることだった。彼女がまず向かったのは、大手の新聞や有名な雑誌ではなく、アメリカ人の心にもっとも深く到達できるメディア《リーダーズ・ダイジェスト》だった。彼女は《リーダーズ・ダイジェスト》の友人を説得し、一九四三年一〇月にがんのスクリーニング検査（ふるい分け検査。症状のない段階で病気を発見するための、比較的簡単な検査）と早期発見に関する一連の記事を掲載してもらった。[*15] 数週間のうちに、ポケットマネーや個人的な逸話や写真の添えられた葉書や電報や手書きのメモが出版社のオフィスにあふれた。母の死を悲しむ兵士も寄付をした。「数年前に母が、がんで亡くなりました……おれたちは今、太平洋の戦地の塹壕のなかで暮らしています。でも、少しでも力になれたらと思って」[*16] 祖父をがんで亡くした小学生の女の子が、手紙に一ドル紙幣を同封して送ってくれた。その後の数カ月のうちに《リーダーズ・ダイジェスト》には何千通もの手紙と、ＡＳＣＣの年間予算を超える、三〇万ドルもの寄付が集まった。[*17]

この反応に勇気づけられて、メアリ・ラスカーはついに、ＡＳＣＣの徹底的な改革に乗り出した。彼女が見すえていたのは、がん対策そのものを活性化させるという、より大きな目標だった。一九四九年、メアリに宛てた手紙のなかで、ある友人はこう書いている。「国民の健康についての国の無知に対しては、二叉の攻撃を仕掛けることができます。専門家と一般人の協力による長距離攻撃と……圧力団体による短距離攻撃です」[*18] ＡＳＣＣをこの「短距離圧力団体」につくり変える必要があった。ＡＳＣＣの役員になったアルバート・ラスカーは、広告代理店の重役であるエマーソン・フットを協会に迎え入れ、組織を合理化してほしいと依頼した。[*19] ラスカー夫妻と同様、ＡＳＣＣのあまりに古くさい体質を知ってショックを受けたフットは、ただちに新しい行動計画を作成し、停滞したままのソーシャルクラブを高度に組織化されたロビー活動団体へと改革すべく立ち上がった。集められたのは活動家だった。生物学者や疫学者や医学研究者や医師ではなく、ビジネスマンや映画プロデューサーや広告業者や製薬会社の重役や弁護士、つまりラスカー夫妻の幅広い人脈から選ばれた友人や知人だった。一九四五年までに、ASCCの理事会における医師以外の役員の数は急速に増え、古参メンバーを数でしのぐまでになった。「素人グループ」[*20]と呼ばれたそのグループは、協会の名前をアメリカがん協会（ACS）に改めた。

徐々に、しかしはっきりとわかるほどに、協会の体質も変わっていった。ASCCはリトルのもとで、ほとんど耐え難いほどに詳細な、臨床医向けのがんの標準治療覚書を作製するのにエネルギーを費やしてきたが（患者に提供できる治療はほとんどなかったため、その覚書が実際の臨床現場で役立つことはなかった）、ラスカー夫妻のもとでは予想どおり、広告と基金集めが最優先事項となった。ACSは一年間で、九〇〇万冊の「教育的」小冊子と、五万枚のポスターと、一五〇万個のウィンドーステッカーと、一六万五千個の募金箱と、一万二千枚の車内広告と、三千個の展示物をつくった。[*21]かつてラスカー夫妻の同僚が「レディーズ・ガーデンクラブ」[*22]と呼んで痛烈に批判したウーマンズ・フィールド・アーミーはしだいに追いやられ、やがては効率的な基金集めマシーンに取って代わられた。寄付は爆発的に増加し、一九四四年には八三万二千ドルにすぎなかったのが、一九四五年には四二九万二千ドルに、一九四七年には一二〇四万五千ドルにものぼった。

世間での知名度の変化と資金が、古参メンバーと新メンバーとのあいだに避けがたい対立をもたらした。かつてメアリ・ラスカーを喜んで迎え入れたクラレンス・リトルはいつのまにか自分が「素人グループ」に置き去りにされつつあることに気づいた。ロビイストや基金調達者は「正当化できない好戦的な厄介者だ」[*23]と彼は不平を言った。が、もはや手遅れだった。一九四五年、協会の年次会議で繰り広げられた「素人」との激しい対決を最後に、彼は辞任を余儀なくされる。

リトルの辞任によって理事会のメンバーが入れ替わると、フットとラスカー夫妻を止める者はもう誰もいなくなった。方針転換に見合うように、協会の規約と細則が復讐とも取れるほどあっというまに書きかえられ[24]、ロビー活動や基金集めにふたたび重点がおかれた。〈スタンダード・コーポレーション〉の社長で、「素人グループ」の主要な扇動家の一人であるジム・アダムズは、メアリ・ラスカーに宛てた電報のなかで新しい規則を提案したが、それはほぼまちがいなく、科学組織の規則としてはもっとも珍しい部類にはいる条項だった――「委員会に専門家や科学者を四人を超えて入れてはならない。最高責任者は素人でなければならない[25]」

この二文で、アダムズはアメリカがん協会（ＡＣＳ）に起きたとてつもなく大きな変化を要約していた。協会は今では、情熱的な「素人」活動家集団の率いる、医療キャンペーンのための広報活動および資金集めをおこなう、冒険を恐れない巨大組織になっていた。そしてメアリ・ラスカーは、しだいに結集しつつあるこの集団的な力の中心的存在、女王バチだった。活動家たちはメディアで「ラスカライツ」と呼ばれるようになり、彼らはその名前をプライドとともに受け容れた。

メアリ・ラスカーは五年でがん協会をよみがえらせた。彼女の「短距離圧力団体」は充分に威力を発揮しており、ラスカライツは今ではその長距離ターゲット、すなわち議会を見すえていた。がんとの闘いに対して連邦政府のサポートが得られたなら、キャンペーンの規模は驚異的に拡大するはずだった。

「研究室や病院でがんと闘いつづけるためには、まずは議会で闘わなければならないと気づいたのは、おそらくあなたが初めてでしょう[26]」乳がん患者で活動家のローズ・クシュナーは賞賛を込めてメアリ・ラスカーにそう書き送った。しかし、抜け目のないメアリが気づいていたのは、それよりももっと重要な真実だった。がんとの闘いは、議会の前に、研究室で始めなければならない、という真実だった。彼女にはさらに別の味方が必要だった。科学研究基金をめぐる闘いを先導してくれるような、科学の世界の住人が。がんとの闘いには広告業者やロビイストだけでなく、誠実な科学者のスポンサー、スピンドクター（政治問題などで、メディアを巧みに使って世論を操作する専門集団）たちを正当化してくれるような本物の医者《ドクター》が必要だった。その人物はラスカライツの方針をほとんど本能的に理解してくれる人でなければならず、その方針を非の打ちどころのない完璧な科学的威信で支えてくれるような人物でなければならなかった。さらに理想を言えば、がん研究に没頭している人物ならなおよく、そんな没入状態から飛び出して広い国家的な舞台に立ちたいと望んでいるような人ならもっとよかった。そのような役があてはまる人物――そしておそらくは唯一の人物――はシドニー・ファーバーだった。

実際、両者のニーズは完璧に一致した。ラスカライツが科学的戦略家を必要としているのと同じくらい切実に、ファーバーはロビイストを必要としていた。半分にちぎれた地図の片方ずつを手に途方に暮れていた旅人同士が、ようやく出会ったのだ。

一九四〇年代末、葉酸拮抗薬による治療でファーバーの名が国じゅうに知れわたってほどなくして、ファーバーとメアリはワシントンで会った。葉酸拮抗薬に関するファーバーの論文が世に出てからほんの数カ月後の一九四八年の冬に、国立がん研究所（ＮＣＩ）の所長ジョン・ヘラーがメアリに手紙を書いて、化学療法という概念と、その概念を思いついたボストンの医師を紹介したのだった。化学療法――がんを完全に治すことのできる化学物質（スローン・ケタリング記念がんセンターのダスティ・ローズは好んでそれを「がんのペニシリン」と呼んだ[*27]）――という概念がメアリを魅了した。一九五〇年代初めまでには、彼女は定期的にファーバーと手紙のやり取りをするようになっており[*28]、手紙のなかで、そのような薬についてさかんに質問した。ファーバーは長々とした詳細な手紙――彼が呼ぶところの「科学の専門書」[*29]――を書き送り、ボストンでの研究の進捗状況を伝えた。

ファーバーにとって、芽生えたばかりのメアリ・ラスカーとの関係は心を浄化させ、思考を明晰にさせる効果――「一種のカタルシス」と彼は呼んだ――を持っていた。ファーバーは彼女に科学の知識を伝えたが、より重要だったのは、自分の科学的、政治的野心をも彼女に打ち明けたことであり、その同じ野心が彼女の眼にも映っているのを、ときにいっそう拡大されて映っているのを見たことだった。一九五〇年代半ばには、二人の手紙の内容はかなり大胆になっていた。ファーバーとメアリ・ラスカーは、がんに対する組織化された総攻撃の可能性について臆することなく語った。「一つの組織的パターンが、私の期待をはるかに越えるスピードでできあがりつつある」[*30]とファーバーは書いている。彼が語っていたのは、NCIをがんとの闘いおけるより強力で集中的な戦力に再編するためにワシントンを訪れたときの感想だった。

メアリ・ラスカーはすでに、ある医師が言ったように、「連邦議会の常連[*31]」だった――その顔や、セラックニスで固めたみたいな決して乱れない髪や、トレードマークのグレーのスーツや真珠は今では、医療関係のあらゆる委員会やフォーカスグループの光景の一部になった。ファーバーもまた「常連」になりつつあった。ぱりっとしたダークスーツを完璧に着こなし、鼻先にインテリっぽい眼鏡をのせた彼の姿はまさしく、議員たちの持つ研究医のイメージそのものだった。ある人物は、彼には医学研究の「伝道師のようなオーラ」があったと回想する。「その手にタンバリンを持たせたら[*32]」すぐにも、「仕事に取りかかった」と。

ファーバーの伝道師のタンバリンに、メアリは彼女自身の情熱のドラムビートを添えた。彼女は引用や質問を用いて要点を強調しながら、自らの大義について情熱的かつ自信たっぷりに語り、書いた。

ニューヨークではアシスタントの一団を雇い、新聞や雑誌に隅から隅まで目をとおさせて、ほんの少しでもがんについての言及があればその記事を切り抜かせた。それらすべてをメアリは読み、余白にきちょうめんな小さい字で疑問点を書き込んで、ラスカライツのほかのメンバーに毎週配った。「私はあなたに何度も手紙を書きました。今では私のお気に入りのテクニックになりつつある方法、メンタル・テレパシーを使って[33]」とファーバーはメアリに愛情を込めて書いている。「でもそれらの手紙が投函されることはありませんでした」知人としての関係に親しみが加わり、やがて友情が花開くと、ファーバーとメアリはその後何十年にもわたって続くことになるパートナーシップを結んだ。

一九五〇年代、ファーバーは自分たちのがん撲滅キャンペーンを指すのに「聖戦」ということばを使いはじめた。それは非常に象徴的なことばだった。シドニー・ファーバーにとっても、メアリ・ラスカーにとっても、がん撲滅キャンペーンはまさしく「聖戦」であり、もはや宗教的な隠喩でしかその本質を言い表わせないほどに狂信的な科学の闘いになっていた。もうすでに二人は、治療薬についての揺るぎない、確固たる展望をつかんだかのようだった。そして、気乗りしない国をそこに向けて引っぱっていくためなら、どんなことでもするつもりだった。

「化学療法の新しい友人」

人の死は強大な国の衰亡に似ている。
かつては勇ましい軍隊と、名将と、予言者と、
豊かな港と、無数の船を持っていたその国はもう
包囲された市《まち》を解放することもなければ
誰かと同盟を結ぶこともない。*1

――チェスワフ・ミウオシュ、『衰亡』

メアリ・ラスカーのカクテルパーティーやシドニー・ファーバーのジミー基金といった科学の外側にある出来事が、実は科学政策を左右していることが、最近ようやくわかってきた。*2

――ロバート・モリソン

一九五一年、ファーバーとメアリ・ラスカーが「テレパシー」を使うほど熱心にがん撲滅キャンペーンについて語り合っていたころ、ある重大な出来事が二人の活動に切迫感を与えた。アルバート・

ラスカーが大腸がんと診断されたのだ。ニューヨークの外科医は勇敢にもがんの切除を試みたが、がんはすでに周囲のリンパ節に広く転移しており、外科的には打つ手がなかった。一九五二年の二月、アルバート・ラスカーは診断のもたらしたショックで麻痺したまま、病室で死を待っていた。[*3]

ラスカライツのメンバーは、この出来事に含まれる皮肉に気づかずにはいられなかったはずだ。一九四〇年代後半に作成した、がんに対する国民の意識を高めるための広告のなかで、ラスカライツはしばしば、アメリカ人の四人に一人ががんにかかると指摘した。アルバートはその「四人に一人」になった――彼が征服しようと努力したまさにその病に屈したのだ。「これはいささかフェアじゃないと思いました」[*4]とシカゴの親しい友人は書いている（多分に控えめに）。「この分野の研究を前進させようと、持てるかぎりの力を使ってがんばってきた本人が苦しまなくてはならないなんて」

メアリ・ラスカーの大量の個人文書――箱八〇〇個分もの回想録や手紙や覚書やインタビュー録――のなかには、この大きな悲劇についての言及はほとんど見あたらない。病気のことで頭がいっぱいだったにもかかわらず、それが具体化したことについてや、死の野卑な力に関しては、不思議なほど沈黙を保っている。ニューヨークのハークネス・パビリオン病院に入院しているアルバートを見舞って、しだいに昏睡に陥っていくその姿を見守ったときの回想や、さまざまな腫瘍医――そこにはファーバーも含まれていた――に宛てた、最後の望みを託せる薬はないかと尋ねる手紙のなかに、彼女の内面の哀しみが垣間見えることはあった。アルバートの死の数カ月前には、それらの手紙はいっそう執拗で、なりふりかまわないものになっていった。がんはすでに肝臓に転移していて、彼女は慎重に、しかし執拗に、病気の進行を食い止める治療法はないかと探した。どんなとっぴなものでもかまわないから、と。それでもやはり、彼女を圧倒的に支配していたのは沈黙だった――誰もはいり込めない、濃密な、底のない孤独だった。メアリ・ラスカーは一人きりで深い哀しみのなかに降りていくことを選んだのだ。

アルバート・ラスカーは一九五二年五月三〇日の朝八時に亡くなった。[*5] 身内だけのこぢんまりとした葬儀がニューヨークの自宅で営まれた。《ニューヨーク・タイムズ》に載った死亡記事には次のように書かれていた。「彼は単なる慈善家ではなく、資産のみならず、経験と能力と勇気をも、惜しみなく与えた」

夫の死のあと、メアリ・ラスカーは徐々に公の場に戻っていった。基金集めパーティーやダンスパーティー、慈善興行からなる日常がまた始まり、彼女のスケジュールはびっしりと埋まった。さまざまな医学財団のためのダンスパーティー、ハリー・トルーマンのさよならパーティー、関節炎のチャリティー・パーティー。彼女は落ち着いていて、情熱的かつエネルギッシュに見えた――流星のように輝きながらニューヨークの上流階級に舞い戻ってきたかのように。

しかし、一九五三年にニューヨークの社交界に戻ってきた人物は、一年前にそこを去った女性とは根本的にちがっていた。彼女のなかで何かが壊れ、何かが鍛えられた。アルバートの死の影で、メアリ・ラスカーのがん撲滅キャンペーンはより切迫した、執拗な色調を帯びた。彼女が探していたのはもはやその聖戦を宣伝するための戦略ではなく、聖戦を闘うための戦略だった。彼女の友人のリスター・ヒル上院議員はのちに「われわれは狡猾で残忍な敵と闘っている」[*6]と述べたが、これほど大規模な闘いには、容赦のない、全面的な、断固たるコミットメントが必要だった。便宜主義は科学を感化するだけでは足りなかった。科学を侵略しなければならなかった。がんと闘うために、ラスカライツには徹底的に再構築されたがん研究所が必要だった。基礎から立て直された、官僚的無駄の削ぎ落とされた、多額の資金で支えられた、しっかりと監督された国立がん研究所（NCI）が――がんの治療薬を求めて邁進する、目的意識のはっきりとした組織が。国のがん対策はその場しのぎの散漫かつ抽象的な対策に甘んじている。メアリ・ラスカーはそう感じていた。それを若返らせるためには、アルバート・ラスカーの精神を引き継がせる必要があった。ビジネス界と広告業界でお馴染みの、方向性のはっきりとした集中的な戦略だ。

ファーバーの人生もまた、がんとぶつかった（彼はおそらく一〇年ほど前からその衝突を予感していたはずだ）。一九四〇年代末、ファーバーは不可解な慢性の炎症性腸疾患（大腸と胆管にがんの発生しやすい消耗性の前がん性疾患である潰瘍性大腸炎と考えられる）を発症した。一九五〇年代半ば（正確な日にちは不明）、ファーバーはボストンのマウント・アーバン病院で大腸の摘出術を受ける。彼がそのケンブリッジの小さな私立病院を選んだのは、ロングウッドのキャンパスにいる同僚や友人に自分の病名や手術について知られたくなかったからだろう。さらに推察するに、手術で見つかったのはただの「前がん状態の組織」ではなかったにちがいない。なぜなら、のちにメアリ・ラスカーがファーバーを「がんを生き延びた人」と呼んだからだ（がんの種類は明かさなかったが）。自尊心が高く、用心深く、秘密主義者の――がんとの闘いと自分の個人的な闘いを混同させるのを嫌がっていた――ファーバーは、公の場で自分の体験に触れることをそれとなく避けた（息子のトマス・ファーバーも、それについては話したがらなかった。「否定も肯定もしません」と彼は言った。晩年の父が「病気の影のなかで」暮らしていたことを認めはしたが。その曖昧な表現を、私は尊重することにした）。大腸手術の唯一の名残は人工肛門だったが、ファーバーはそれを白いカフスシャツと四つボタンのスーツで器用に隠して回診した。

秘密主義と思慮のマントで覆い隠されてはいたものの、ファーバーのがんとの個人的な対峙もまた、彼のキャンペーンの様相をがらりと変え、そこに切迫感をもたらした。メアリ・ラスカーの場合がそうだったように、彼にとっても、もうがんは抽象的概念ではなくなった。その影が自分の頭上を不吉によぎるのがはっきりと感じられた。「がんの治療薬を発見するのに、がんの基礎研究がすべて完了するのを待つ必要はない……………医学の歴史には、治療薬がまず見つかって、それから何年も何十年も、ときに何世紀も経ってからその薬の薬効メカニズムが解明された例がたくさんある」と彼は書いている。

「今年がんで亡くなる患者はもう待ってなどいられない」と彼は強調した。彼自身も、そしてメアリ・ラスカーも、もう待ってはいられなかった。

自分たちのやろうとしていることが大きな賭けだということは、メアリ・ラスカーも知っていた。なにしろ、ラスカライツの提唱するがん戦略は、一九五〇年代に生物医学研究界を支配していたモデルとは相容れないものだったからだ。そのモデルの設計士はマサチューセッツ工科大学出身の長身で細身のエンジニア、科学研究開発局（ＯＳＲＤ）の局長のヴァネヴァー・ブッシュだ。一九四一年に設立されたＯＳＲＤは戦時下で重要な役割をはたした機関であり、その主な目的は、アメリカ人科学者の才能を新たな軍事技術の開発に結びつけるというものだった。この目的を達成するために、ＯＳＲＤは基礎研究にたずさわる科学者を引き抜いて、「目的指向型研究」プログラムに配置した。基礎研究——根本的な問題についての散漫かつ自由な調査——などというものは平時の贅沢だった。戦争はもっと切迫した、目的ある研究を要求していた。新しい兵器も製造しなければならなかったし、戦場の兵士を助ける新たな技術も開発しなければならなかった。しだいに軍事技術戦争の様相を呈してきたその戦争——新聞は「魔法使いの戦争」と呼んだ——にアメリカが勝つには、科学者の魔法使い集団が必要だった。

「魔法使い」はすでに驚くべき技術的魔法を生み出していた。物理学者はソナーやレーダーや無線誘導弾や水陸両用戦車をつくり出し、化学者は悪名高き戦用ガスを初めとする破壊的化学兵器を製造し、生物学者は高高度や海水摂取が人体におよぼす影響を研究していた。難解な学問世界の大司教である数学者さえも暗号解読のために動員されていた。

これらの活動のまぎれもない頂点に君臨していたのは、言うまでもなく、ＯＳＲＤの主導するマンハッタン計画の産物、原爆だった。ヒロシマに原爆が投下された翌朝の一九四五年八月七日、《ニューヨーク・タイムズ》の紙面上にはマンハッタン計画の大成功を賞賛することばがほとばしった。「産業研究所のやり方にならって研究を組織化したり、計画的にしたり、研究に方向性を持たせたりすることに反対している大学教授たちは……考えなおすべきだ。アメリカ軍にとってもっとも重要な研究が産業研究所のやり方に則っておこなわれ、その結果、独自のやり方で研究する気まぐれな科学者たちにまかせていたら完成まで半世紀はかかったと思われる発明が、わずか三年で世界にもたらされた……問題が提起され、チームワークと計画と正しい方向づけによって解決された。好奇心を満足させたいというただの欲求によってではなく」[*7]

その社説のいかにも浮かれた調子は、科学に対するアメリカ人の心情を反映していた。マンハッタン計画は科学研究の従来モデルを覆した。《ニューヨーク・タイムズ》が嘲笑的に指摘したように、核爆弾をデザインしたのは、不可解な真実を求めて（「好奇心を満足させたいという単なる欲求に突き動かされて」）さまよい歩いているツイードを着た「気まぐれな」大学教授ではなく、具体的な任務を遂行するために送り込まれた科学者の集中ＳＷＡＴチームだった。科学の統治法の新モデル――特定の命令と、タイムラインと、目標に基づいておこなわれる研究（ある科学者のことばを借りるなら、「正面攻撃」的科学）――がマンハッタン計画から生まれ、その結果、軍事技術の革新が戦争中にいっきに進んだのだ。

しかし、ヴァネヴァー・ブッシュには確信がなかった。一九四五年に初めて出版された『科学――果てしなきフロンティア』[*8]と題する、トルーマン大統領に宛てた重要な報告書のなかでブッシュは、戦後の研究モデルについて概観しているが、そのモデルとは戦時中のモデルを真逆にしたものだった。「基礎研究は」とブッシュは書いている。「実用的目標を念頭に置くことなしにおこなわれ、その結果、自然やその法則についての普遍的な知識と理解がもたらされることだろう。そしてこの普遍的知識こそが、多くの重大な実用的問題を解決するための道具となるはずだ。たとえ個々の実用問題に対する直接的な答とはならなくても……。

基礎研究が新たな知識をもたらし、科学知識の資産をつくり出す。その資産から引き出された知識が実用に応用される……すなわち基礎研究は技術発展のペースメーカーなのだ。一九世紀につくり出された偉大なテクニカル・アートは、ヨーロッパ人科学者によってもたらされた基礎的な発見を土台にして、そこにアメリカ人の発明の才を加えてできあがったものだ。しかし今は事情がちがう。どれほど技術力が高くとも、基礎研究を他国まかせにしているような国は、産業発展で遅れをとり、世界貿易競争で弱い立場に立たされる」

戦時中にもてはやされた目的指向型研究――「実用」科学――は、アメリカの科学の未来にとっての持続可能なモデルではない、とブッシュは主張したのだ。ブッシュが認めたように、広く褒め称えられたマンハッタン計画でさえ、基礎科学の価値を証明したにすぎなかった。事実、原子爆弾はアメリカ人の「発明の才」の産物だったが、その発明の才は、原子とそこに閉じ込められたエネルギーの性質に関する基礎的な発見――原爆の製造などまったく念頭におかずにおこなわれた研究――の土台の上に立っていた。原爆が実際に誕生したのはロスアラモス研究所だったが、その概念自体はヨーロッパに深く根ざした戦前の物理学と化学の産物だった。戦時中のアメリカの科学を象徴する自国製品も、少なくとも概念上は、輸入品だったのだ。

これらすべてのことからブッシュが学んだのは、目的指向型戦略というのは戦時中こそ有益だが、平時にはほとんど役立たないということだった。「正面攻撃」は前線には有用だったが、戦後の科学研究は命令によって生み出されるべきではなかった。かくしてブッシュは、戦時中とは真逆の科学研究モデルを推進しはじめ、科学者には自主的に研究を進めることが許され、研究に期限を設定しないことが推奨されるようになった。

その計画はワシントンに、長期間にわたる深い影響をおよぼした。一九五〇年に創設された国立科学財団（NSF）[*9]は、科学の自主性を促すためにつくられたもので、やがて、ある歴史学者が指摘したように「政府の金と科学の独立性をうまく調和させるという（ブッシュの）大構想を文字どおり実現した機関」へと変わっていった。新たな研究文化――「治療や病気予防に目的を絞った研究ではなく、長期的な基礎研究を主体にする文化[*10]」――は急速に、NSFや国立衛生研究所（NIH）の内部に浸透していった。

ラスカライツにとってそれは、根本的な対立を予感させる動きだった。がんとの闘いが必要としていたのはまさしく、ロスアラモスできわめて効率的に達成された、目的を絞った集中的コミットメントだった。第二次世界大戦は医学研究の世界を新たなテーマと新たな解決法で満たした。新しい蘇生技術の開発、血液や凍結血漿に関する研究、ショック状態での副腎ステロイドの役割、脳血流や心血流に対する副腎ステロイドの作用。医学研究委員会の委員長、A・N・リチャーズのことばを借りれば、「医学研究の労働力がこれほどまでに協調したのは[*11]」医学の歴史上初めてのことだった。

共通の目的。協調。ラスカライツを活気づけたのはそれらのことばだった。彼らが求めていたのは、がんのためのマンハッタン計画だった。彼らはしだいに、がんに総攻撃を仕掛けるのに、がんのメカニズムが解明されるのを待っている必要はないと感じはじめていた。結局のところファーバーも、がん細胞はおろか正常細胞にもおよぼすアミノプテリンの作用についてすらほとんどわからない段階で最初の白血病の臨床試験をおこなったのではなかったか。一九二〇年代のイギリスの数学者、オリヴァー・ヘヴィサイドは、「消化機能について理解していない私は、夕食を食べないでおいたほうがいいのだろうか？」[*12]と考え込む科学者について冗談めかして書いているが、ファーバーならこうつけ加えたかもしれない。がん細胞の基本的な機能について解き明かしていない私は、がんを攻撃しないでおいたほうがいいのだろうか？

同じ欲求不満を口にする科学者はほかにもいた。その一人、歯に衣着せぬフィラデルフィアの病理学者、スタンリー・ライマンはこう書いている。[*13]「がんの研究者は、ただ単に〝興味深い〟という観点からだけではなく、がん問題を解決するのに役立つかもしれないという観点から目標を選び出し、その目標に向かって自分たちの仕事を組織化すべく全力をつくさなければならない」ブッシュの崇拝する、期限を設定しない、好奇心に導かれた研究――「興味深い」科学――はただの教義になり果てていた。がんと闘うには、そんな教義をひっくり返さなければならなかった。

この方向への最初の、そしてもっとも重要な一歩は、抗がん剤の開発を目的とする集中部隊の編成だった。一九五四年、ラスカライツによる激しいロビー活動のあと、上院は国立がん研究所（NCI）に、より集中的に抗がん剤を探すためのプログラムをつくる権限を与えた。[*14]一九五五年には、国立がん化学療法サービスセンター（CCNSC）と名づけられたそのプログラムはフル回転していた。一九五四年から一九六四年までのあいだに、部隊は八万二千七〇〇種類の合成化学物質と、一一万五千種類の発酵品と、一万七千二〇〇種類の植物成分を検証し、理想的な薬を求めて年に一〇〇万匹近くのマウスにさまざまな化学物質を投与することになる。

ファーバーは有頂天になった。が、それと同時に、もどかしくもあった。「こうした化学療法の新しい友人の熱意は大変すがすがしいですし、嘘偽りのないものだとは思います[*15]」と彼は一九五五年にメアリ・ラスカーに宛てて書いている。「しかしながら、恐ろしくのろい。プログラムに次々と送り込まれた人々が、まるでアメリカ大陸を探してでもいるかのように愉しんでいるのを見ていると、私はときどきうんざりします」

その間、ファーバー自身もボストンの研究所で新薬発見プログラムを加速させていた。一九四〇年代、土壌微生物学者のセルマン・ワクスマンが土壌細菌の世界を体系的に漁り、その結果、種々の抗生物質を精製した（ペニシリンを産生する青カビ属のペニシリウムと同じく細菌も、他の微生物に化学戦争を仕掛けるために抗生物質を産生している）。そのなかに、アクチノミセスという名の放線菌から産生される抗生物質があり[*16]、ワクスマンはそれにアクチノマイシンＤと名づけた。頭のない胴に二つの大きな翼のついた、古代ギリシャの像のような大きな分子構造を持つその物質はやがて、ＤＮＡに結合してＤＮＡを損傷することがわかった。しかし、細菌の細胞を効果的に殺すアクチノマイシンＤは残念ながら、ヒトの細胞も殺してしまうため、抗生物質としては使いづらかった。

だが、細胞毒性というものは腫瘍学者を常に興奮させる。一九五四年の夏、ファーバーはワクスマンに依頼して、アクチノマイシンＤを含むいくつかの抗生物質を送ってもらい、それらが抗がん剤として使えるか見極めるために、マウスの種々の腫瘍に投与した[*17]。その結果、アクチノマイシンＤが非常によく効くことを発見した。ほんの数回投与しただけで、白血病や、リンパ腫や、乳がんといったマウスのがんの多くが消えたのだ。「これを〝治癒〟と呼ぶのはためらわれるが」とファーバーは期待を込めて書いている。「それ以外になんと呼べばいいのかもわからない」

動物での「治癒」に勇気づけられて、ファーバーは一九五五年、アクチノマイシンDのヒトのがんに対する効果を調べる一連の臨床試験を開始した。残念ながら、アクチノマイシンDは小児白血病には効果がなかったが、ファーバーは動じず、さまざまながん――リンパ腫、腎肉腫、筋肉腫、神経芽腫――の小児患者、計二七五名に投与した。それは薬剤師にとっては悪夢のような臨床試験だった。アクチノマイシンDはきわめて毒性が強かったために生理食塩水で何倍にも薄めなければならず、血管からほんの少し漏れただけで周囲の皮膚が壊死して黒くなった。血管の細い小児ではしばしば、頭皮の静脈ラインから投与された。

この初期の臨床試験で反応があったのは、珍しい種類の腎臓がん、ウィルムス腫瘍だった。小さな子供で見つかることの多いこのがんに対する治療は、腫瘍のできた腎臓を摘出する外科手術が中心で、術後には腎床部にX線が照射された。しかしすべての症例がそうした局所治療の対象となるわけではなかった。なかには腫瘍が見つかった時点ですでに転移――多くは肺に――している症例もあり、その場合には治療はやっかいで、X線の照射とさまざまな薬による治療が試みられたが、持続的な効果が得られる望みはほとんどなかった。

静脈投与されたアクチノマイシンDが肺に転移した腫瘍の増殖を抑制し、何カ月も続く寛解《かんかい》をもたらすことを発見したファーバーは、強い興味を覚えてさらに突き進んだ。X線とアクチノマイシンDがどちらも単独でウィルムス腫瘍の転移巣を攻撃できるなら、二つを組み合わせたらどうだろう？一九五八年、ファーバーは若い放射線医のカップル、ジュリオ・ダンジオとオードリー・エヴァンス、それに腫瘍医のドナルド・ピンケルをこのプロジェクトの担当にした。数カ月のうちにチームは、X線とアクチノマイシンDがたがいの効果を何倍にも高め、きわめて共力《きょうりょく》的に作用することを確かめた。すでにがんが肺に転移した患者にこの併用療法をおこなった結果、しばしば著効が得られたのだ。「約三週間で、転移が広がっていた肺がすっかりきれいになった[*18]」とダンジオは回想する。「私たちがどれほど興奮したか想像してみてごらん。初めて自信たっぷりに〝治せます〟と言えたんだからね」

その興奮は伝染した。X線と化学療法の併用によっていつも長期的な効果が得られたわけではなかったが、ウィルムス腫瘍は化学療法が効いた初めての転移性固形腫瘍だった。ファーバーはついに、長いあいだ待ち望んでいた飛躍を、血液のがんの世界から固形腫瘍の世界への飛躍を成し遂げたのだ。

一九五〇年代末には、ファーバーの心は燃えるたいまつのような楽観で満たされていた。しかし、一九五〇年代半ばにジミー基金クリニックを訪れる者が目にしていたのは、もっと曖昧で複雑な現実だった。一九五六年に二歳の息子、デイヴィッドがウィルムス腫瘍で化学療法を受けたソーニャ・ゴールドスタインの目には、その病院が相対する二つのもののあいだで永遠に宙ぶらりんになっているように映った[*19]。「すばらしいものと悲惨なものとのあいだで……言語に絶する憂鬱と、ことばにできない希望とのあいだで」ゴールドスタインはのちに、がん病棟に足を踏み入れたときの感想をそう記している。「どこにいても興奮が感じられました。わたしたちは今、新たな発見の入り口に立っているのだという感覚が（何度も挫折感に襲われながらもいつも）ありました。そのせいで、もう少しで希望を抱きそうになったほどです」

「大きなホールにはいると、ボール紙の列車が壁際に並んでいます。病棟の廊下の途中には本物そっくりの信号があって、それが緑や赤や黄色に光ります。子供は機関車に乗って、ベルを鳴らします。病棟の反対側には給油量と値段が表示される実物大のガソリンポンプがあって……わたしが最初に受けた印象は、これはちょっとうぬぼれすぎなんじゃないか、というものでした。あまりに強烈すぎて、まるでヘビを入れる囲いみたいに見えたんです」

それはまさにヘビを入れる囲いだった——病気と希望と絶望でぐるぐる巻きにされた、煮えたぎる、埋没した、がんのための囲いだった。ジェニーという四歳くらいの女の子が、隅のほうで新しいクレヨンセットを使って遊んでいた。女の子の母親は魅力的だが激しやすい女性だった。彼女は、屈んで新しい色を選んでいるジェニーを、鉤爪のような鋭い視線でとらえていた。そこでは子供のどんな行動もただの無邪気な振る舞いではなかった。どんな些細なことも、なんらかの徴候や症状や前兆の可能性があった。ゴールドスタインは、ジェニーが「白血病の患者で、黄疸が出たために入院している」のだと気づいた。「その目がまだ黄色い」ことにも気づいた——それは肝不全の前兆だった。ジェニーも、病棟のほかの多くの子供たちと同じように、自分の病気のことはよくわかっていないようだった。彼女の唯一の関心は、大好きなアルミニウムのやかんだった。

「ホールで、小さな女の子がゴーカートに乗っていました。最初その子を見たときには一瞬、叩かれたせいで目のまわりに痣ができたのかと思った……でもルーシーというその二歳の女の子は、目の後ろにがんができていて、それが広がって出血を起こしていたのです。機嫌が悪くて、その最初の日はほとんどずっと泣いていました。デビーもそうだった。天使みたいな顔立ちの四歳の女の子。デビーの顔は真っ白で、具合が悪いせいで眉間にはいつもしわが寄っていました。デビーの腫瘍もルーシーのと同じ——神経芽腫でした。テディは一人きりで病室のベッドに横になっていました。病室のなかにはいる勇気がわいてくるまで何日もかかったわ。目の見えない、骨と皮ばかりのテディの顔は大きく変形していたから。耳の後ろから発生した腫瘍が頭の半分を呑み込んで、以前の目鼻立ちを消し去っていたの。テディは鼻から入れた管から栄養を取っていて、意識ははっきりしていた」

病棟じゅうに、ちょっとした発明や工夫の跡があったが、そのほとんどはファーバー自身が思いついたものだった。子供たちはたいてい衰弱しすぎていて歩けなかったため、患者たちが比較的自由に動きまわれるようにと、部屋じゅうに小さな木のゴーカートが置かれていた。ゴーカートには点滴用ポールが備えつけられていて、抗がん剤を一日じゅう点滴できるように工夫されていた。ゴールドスタインは書いている。「わたしにとって目にした光景のなかで一番哀しかったのは、その小さなゴーカートでした。点滴針を固定するための包帯で腕か脚をぐるぐる巻きにされた小さな子供。ガラス管のぶらさがった点滴用ポール。それらすべてがわたしに、帆のない、マストだけのボートを連想させました。無力なまま、たった一艘《そう》で、海図にない荒れ狂う海を漂っているボートを」

ファーバーは毎夕、海図にない荒れ狂う海に浮かんだ彼自身の帆のないボートをどうにか進めて、病棟にやってきた。それぞれのベッドで立ち止まり、メモを取ったり、症例について意見を交わしたり、例のぶっきらぼうな話し方で指示を出したりした。彼の後ろを、レジデントや看護婦やソーシャルワーカーや精神科医や栄養士や薬剤師からなる一団がついてきた。がんは総合的な病だと彼は主張した——患者の体だけでなく、その精神や社会生活や感情をも蝕む病だと。だから、この病を倒すには多面的で総合的な攻撃しかない、と。その概念を、彼は「トータル・ケア」と呼んだ。

しかし「トータル・ケア」を提供しようとするあらゆる努力にもかかわらず、死は容赦なく病棟にはびこった。デイヴィッドがやってきてから数週間後の一九五六年の冬、死の一斉射撃がファーバーの病院を襲った。最初に亡くなったのは白血病患者のベティだった。それから、アルミニウムのやかんが大好きだった四歳のジェニーが亡くなり、網膜芽細胞腫のテディが続いた。一週間後、別の白血病患者のアクセルが口のなかに大量出血して死亡した。ゴールドスタインは語っている。「死はやがて形式化され、日常業務となった。両親が子供の病棟から出てくる。もう何日も、つかのまの休憩を取るために繰り返してきたように。看護婦が両親を先生の狭いオフィスへ案内する。先生がオフィスにやってきて、ドアを閉める。しばらくすると、看護婦がコーヒーを運んでくる。それからまたしばらくして、看護婦は両親に、子供の私物のはいった大きな茶色の紙袋をわたす。数分後、いつものそぞろ歩きにもどったわたしたちは、〝ベッドメイキング終了《フィニッシュ》〟という札のかかった、空《から》のベッドを目にする」

　一九五六年の冬、ソーニャの息子、三歳のデイヴィッド・ゴールドスタインは、長く熾烈な闘いのあとの最後の数時間を酸素マスクの下でうわごとを囁きながら過ごしたあと、転移性ウィルムス腫瘍のためジミー基金クリニックで亡くなった。ソーニャ・ゴールドスタインは、デイヴィッドの遺物のはいった茶色い紙袋を持って病院をあとにした。

　しかしファーバーは動じていなかった。何世紀ものあいだ空っぽだった化学療法の兵器庫は今では新薬で満たされていた。そうした新薬が切り拓いた可能性はあまりに大きかった。今では薬の投与順序を変えたり、組み合わせを変えたり、投与量やスケジュールを変えたりすることが可能になったばかりでなく、二剤、三剤、ときには四剤を併用した臨床試験をおこなうことも可能になった。原理上は、ある薬が効かなくても別の薬で再治療できるようになり、ある併用法が効かなくても別の併用法を試せるようになった。まるで熱に浮かされたかのように、ファーバーは自分に言い聞かせつづけた。これは「終わり《フィニッシュ》」などではない。総攻撃の始まりにすぎない、と。

　一四階の病室のベッドで、カーラ・リードはまだ「隔離」状態にあった。空気分子ですら、いくつものフィルターをとおったあとでようやく到達できる、ひんやりとした無菌室に閉じ込められたままだった。殺菌石鹸のにおいが服に染み込み、テレビがついたり消えたりした。トレーで運び込まれる大胆かつ楽観的な名前の食事――チャンキー・ポテトサラダ、キエフ風チキン――は何もかも溶けて消えてしまうまでゆでて焼かれたみたいな味がした（実際、そうだった。部屋に運び込まれる前に食べ物はすべて殺菌されていた）。コンピュータ・エンジニアのカーラの夫は毎日午後にやってきて、ベッドの脇に座った。母のジニーは、最初の朝に私が見たときとまったく同じ様子で揺り椅子を淡々と揺らしつづけ、カーラの子供たちがマスクと手袋をつけて病室にはいってくると、顔を窓に向けて静かに涙を流した。

カーラにとって、何日間も続いたこの身体的な隔離は、より深く苦しい孤独のあからさまな隠喩だった。実際の隔離よりも、ずっとつらい精神的な隔離の隠喩だった。「最初の二週間、わたしは別人になっていたわ」と彼女は言った。「病室にはいった人間と、病室から出ていく人間は、まるで別人だった」

「自分が生き残れる確率について何度も考えたわ。三〇パーセント。夜はその数字を自分に向かって何度も繰り返した。三分の一ですらない。まんじりともせず、天井を見上げて思った。三〇パーセントってなんだろう？　一生の三〇パーセントに何が起こるだろう？　わたしは今三〇歳――九〇歳の三分の一だ。あるゲームに勝つ確率が三〇パーセントだと言われたら、わたしはそのゲームをするだろうか？」

カーラが入院した翌朝、私はいくつもの書類を持って彼女の病室を訪れた。それは化学療法の同意書で、がん細胞を殺すための毒を、彼女の体にただちに注入することをわれわれに許可するための書類だった。

化学療法は三段階に分けておこなわれます。最初の段階は約一カ月続きます。うまくいけば、速射砲のように立てつづけに投与される薬が完全寛解《かんかい》をもたらしますが、その治療は同時に、正常な血球も殺してしまいます。白血球数はゼロに向かって急降下するでしょう。もっとも危険なのは数日間で、そのあいだは、現代医療のつくり出しうるもっとも無防備な状態で暮らさなければなりません。つまり、免疫システムのない、周囲の環境に対して完全に無防備な状態で。

もし寛解《かんかい》が得られたら、今度は数カ月かけて、その寛解状態を「地固めする」ための強化療法をおこないます。要するに、化学療法を続けるわけですが、今度はより低用量で、長い間隔をあけておこないます。そのころには退院して家に帰れるようになるので、週に一度通院して化学療法を受けていただきます。この地固め・強化療法は八週間か、ときにそれ以上続きます。

最悪の部分は、最後に取っておいた。急性リンパ性白血病の白血病細胞には、脳のなかに隠れるというたちの悪い性質があります。しかし、静脈に投与される抗がん剤は、どれほど効果的な薬でも、脳を浸す脳底の液槽や脳室にははいり込めません。血液脳関門と呼ばれるこの仕組みは、脳を白血病細胞にとっての「聖域」にしてしまいます（私たち自身の体ががんを助けていることを暗示する不吉なことばですが）。その聖域に抗がん剤を送り込むには、腰椎穿刺を何度かおこなって脊髄液に薬剤を直接注入しなければなりません。白血病細胞の脳での増殖を予防するために、全脳照射――頭蓋骨を透過するX線を脳に直接照射する方法――もおこなわれます。寛解を「維持する」ためには、さらに二年以上にわたって化学療法を続けなければなりません。

導入。強化。維持。完治。真っ白な紙に書かれたそれらの四つの点を、鉛筆書きの矢印が結んだ。

カーラはうなずいた。

これから二年間のあいだに使用される予定の大量の抗がん剤の名前を私が次々にあげていくと、彼女はそれら一つ一つを、まるで新しい早口ことばを教えてもらった子供のように、小声で繰り返した。

「シクロホスファミド、シタラビン、プレドニゾン、アスパラギナーゼ、アドリアマイシン、チオグアニン、ビンクリスチン、6-メルカプトプリン、メトトレキサート」

「肉　屋」

無作為化臨床試験は大変困難である。答が導き出されるまでには果てしなく時間がかかるうえに、結果を出すためには大規模なプロジェクトにしなければならない。（しかし……）次善の策もない。[*1]

——H・J・デ・コーニング
《アナルズ・オブ・オンコロジー》、二〇〇三年

すぐれた（医師）には、病気についての第六感がそなわっているようだ。なんらかの知的プロセスが病気を定義し、分類し、ことばにする前に、彼らはその病気の存在を感じ、その部位を特定し、重症度を知覚する。患者のほうも、そんな医師に出会ったときにはこう感じる——この先生は注意深く、抜け目がなく、準備万端で、思いやりがある、と。医学生たる者、そんな出会いを決して見逃してはならない。医学のあらゆる瞬間のなかで、これほどのドラマと、感情と、歴史に満ちた瞬間はないのだから。[*2]

——マイケル・ラコーム
《アナルズ・オブ・インターナル・メディシン》、一九九三年

腫瘍学の新たな武器が生きた患者に配備されたのは、一九四〇年代には郊外のゴルフクラブにたとえられたかの研究所、メリーランド州ベセスダの国立がん研究所（ＮＣＩ）でのことだった。

一九五五年四月、メリーランドの湿度の高い春の真っ盛り、ＮＣＩに採用されたばかりの研究者、エミル・フライライクは、赤煉瓦造りの臨床センタービルのなかにある自分の新しいオフィスに行き、ドアに表示された名前がまちがっているのに気づいて憤慨した。名前の最後の三文字が抜け落ちていたのだ。ドアのプレートには「エミル・フライ、医学博士」とあった。「当然、まず思ったのは、こういうのって、いかにもお役所仕事だよな、ってことだった」

それはスペルミスではなかった。オフィスに足を踏み入れたフライライクは、長身でやせ形の若者に出会った。男の名はエミル・フライ。フライライクのオフィスは隣にあって、ドアには正しい名前が表示されていた。

名前こそそっくりだったが、二人のエミルの性格はまるきりちがっていた。[*3] ボストン大学で血液学のフェローシップを終えたばかりの三五歳のフライライクは異彩を放つ、激しやすくて大胆な男だった。興奮してまくし立てることが多く、いきなり声を張り上げたかと思うと、そのあとにはたいてい、いっそう爆発的な大爆笑が続いた。彼は「五五病棟」と呼ばれる、シカゴのクック郡病院のめまぐるしい救急救命室でインターンとして働いていたが、病院側に厄介者扱いされて通常よりも早く契約を切られた。ボストンに移った彼は、マイノットの同僚の一人で、第二次世界大戦中にはペニシリン製造の先頭に立っていたチェスター・キーファーとともに働いた。彼の思考には抗生物質や葉酸やビタミン類や葉酸拮抗薬といった物質が縫い込まれており、それに、彼はファーバーを深く尊敬していた。綿密な仕事をする研究者としてのファーバーだけでなく、無礼で、衝動的で、超人的なファーバーを。

敵をあっというまに怒らせることもできれば、それと同じくらいあっというまに後援者を魅了することもできるファーバーを。「おだやかな気分のフライライクなんて見たことがない[*4]」とフライはのちに語っている。

もしフライライクが映画の登場人物だったとしたら、彼には引き立て役が必要だった。ハーディにとってのローレルのような（ローレル＆ハーディは一九三〇年代に活躍したアメリカのお笑いコンビ）、オスカーにとってのフェリックスのような人物が（一九六五年に初演されたブロードウェイ喜劇、『おかしな二人』の登場人物）。その午後、ＮＣＩのオフィスの戸口で彼が出会った背の高いやせた男こそが、彼の引き立て役だった。フライライクが無愛想で、派手で、欠点と言っていいほどに衝動的で、細かいことにいちいち熱くなる性格だったのに対し、フライは冷静沈着で注意深い交渉者であり、裏方で働くほうを好んだ。エミル・フライ――同僚にはトムと呼ばれていた――は三〇年代にはセントルイスで美術を学び、四〇年代末にほとんど思いつきで医学部にはいったあと、朝鮮戦争で海軍兵となり、ふたたびセントルイスに戻ってレジデントとなった。魅力的で、おだやかな話し方をする慎重な男で、いつもことばを選んで話した。重態の子供や、苛立ち、怒りっぽくなっている両親に対応するときの彼の姿は、水中をすべるように進んでいく一流の水泳選手を思わせた――あまりに熟達しているので、技巧というものがいっさい消え去って見えたのだ。

二人のエミルをベセスダに呼んだのは国立がん研究所（ＮＣＩ）の臨床センターの新所長、ゴードン・ズブロド[*5]だった。知的で思慮深い、威厳あふれる研究医であるズブロドは、国立衛生研究所（ＮＩＨ）にやってくる前、第二次世界大戦中に、一〇年近くにわたって抗マラリア剤の開発にたずさわった経験があり、その経験が、抗がん剤の臨床試験に対する彼の初期の興味に深い影響を与えていた。ズブロドがとりわけ興味を持ったのは小児白血病だった。ファーバーが臨床研究の最前線に投げ込んだ、まさにそのがんだ。しかしズブロドは、白血病と闘うということはつまり、その激しさや不安定さや、むら気で爆発的で予想不可能な性質と闘うことだと知っていた。薬は検証できる。が、なんといってもまずは子供たちを生きながらえさせなければならなかった。骨の髄まで司令官であるズブロドは――フライライクは彼をがん研究の「アイゼンハワー」と呼んだ――病棟という前線を守らせるために、ボストンとセントルイスでそれぞれのフェローシップを終えたばかりの二人の若い医師、フライライクとフライを徴集した。フライライクはそのほんの数週間後に、家財一式と、妊娠中の妻と、九カ月の娘を乗せたおんぼろのオールズモビルを運転してやってきた。フライはくたびれた古いスチュードベーカーでアメリカを横断し、ズブロドのもとにやってきた。[*6]

災難の方程式となってもおかしくなかったこの二人の出会いは、しかし、うまくいった。出会ってすぐに、二人のエミルは自分たちが独特の相乗効果を生み出せることに気づいた。二人の協力は腫瘍学の前線を走る深い分水嶺を象徴していた。過度の慎重さと大胆すぎる実験とのあいだの裂け目を。フライライクが実験のてこの力点を強く押しすぎるたびに――彼はしばしば、自分自身と患者を危機に陥らせそうになった――フライがそれを押し戻し、フライライクの非現実的で、たいていは毒性の強すぎる新しい治療法を注意深く緩和した。フライとフライライクの闘いはすぐに、NCI内の奮闘の象徴となった。「当時のフライの仕事は」と、ある研究者は回想する。「フライライクが面倒に巻き込まれないようにすることだった」[*7]

ズブロドにも、白血病研究が面倒に巻き込まれないようにするための独自の計画があった。新薬や併用療法や臨床試験が急増するにつれ、それぞれの研究所が、本来闘うべき相手はがんであるということを忘れて、患者やプロトコールをめぐる言い争いや意見の食いちがいにばかり気を取られるようになることを彼は懸念していた。ニューヨークではバーチェナルが、ボストンではファーバーが、ロズウェル・パークがん研究所ではジェームズ・ホランドが、NCIでは二人のエミルが、それぞれ臨床試験を始めたくてうずうずしていた。急性リンパ性白血病（ALL）というのはまれな病気のため、患者一人一人が白血病臨床試験にとっては貴重な財産だった。ズブロドは、そうした研究所間の軋轢を回避するために研究者の「連合《コンソーシアム》」をつくって、患者と臨床試験とデータと知識を共有してはどうかと提案した[*8]（ズブロドの提唱した「コンソーシアム」は一九五六年に急性白血病研究グループB（ALGB）と命名され、フライがその会長となる）。

ズブロドの提案は腫瘍学の世界を一変させた。「ズブロドの協力的グループモデルががん医療をにわかに活気づかせた」（のちにグループの会長となる）ロバート・メイヤーはそう回想する。「腫瘍学者は初めて、自分たちにはコミュニティーがあるのだと感じた。がん専門医はもはやのけ者でも、病院の地下のどこかの小さな部屋から毒を処方しているだけの男でもなくなった」[*9]ファーバーが議長をつとめた最初のグループミーティングは大成功だった。研究者たちはプロトコールと呼ばれる共通の臨床試験をできるだけ早く開始することで合意した。

ズブロドは次に、臨床試験のプロセスの整理に取りかかった。がんの臨床試験はあきれるほどにまとまりを欠き、雑然としすぎている、と彼は主張した。腫瘍医は医学の歴史上もっともすぐれた臨床試験をまねなければならない、と。客観的でバイアスのない、洗練された臨床試験をおこなうために、抗生物質開発の歴史を学ばなければならない。

一九四〇年代、新しい抗生物質が次々に開発されはじめると、医師たちは大きなジレンマに直面した。新薬の効果をどうしたら客観的に調べられるだろう？　イギリス医療研究委員会にとって、その問題はとりわけ切迫したものだった。一九四〇年代初期に新しい抗生物質、ストレプトマイシンが発見されると、結核は治るのだという楽観がいっきに広まった。しかしストレプトマイシンは培養皿のなかの結核菌を殺しはしたものの、ヒトの結核に対する効果は不明だった。さらに、医師たちがほかのさまざまな感染症の治療にも用いたため、ストレプトマイシンは非常に不足していた。ストレプトマイシンを医師たちに適切に分配するためにも、ヒト結核への効果を見定める客観的な臨床試験が必要だった。

だが、どんな臨床試験をすればいいのか？　ブラッドフォード・ヒルという名のイギリスの統計学者が（彼自身、かつては結核患者だった）、驚くべき解決策を提案した。ヒルはまず、あらゆる人々のなかでもとりわけ医者を信用してはならないと認識するところから始めた。医者には、本能的なバイアスなしにそのような臨床試験をおこなうのは不可能だ、と。どんな生物実験も必ず「対照」群――無治療のグループのことで、そのグループと比較することによって、ある治療の効果を判定する――を必要とするのだが、医者に自由にやらせたら、彼らは必ず（たとえ無意識にでも）、あるタイプの患者ばかりを選び、そうしてできあがった非常に偏ったグループへの薬の効果を、主観的な基準を用いて判定してしまう。つまり、バイアスの上にバイアスを重ねていくというわけだ。

ヒルが提唱した解決策は、ストレプトマイシン投与群と偽薬《プラセボ》投与群とに、患者を無作為に割り付けるというものだった[10]。患者をそれぞれの群に「無作為割り付け」すれば、割り付けの段階でのバイアスがなくなって中立性が強化され、その結果、仮説を厳密に検証できる。

ヒルのこの無作為化臨床試験は成功した。ストレプトマイシン投与群ではプラセボ投与群に比べて明らかな症状の改善が見られ、こうしてストレプトマイシンは、新しい抗結核薬として祭られることになった。だが、おそらくそれ以上に意義深かったのは、ヒルの考案した方法が永久に祭られたという点だ。無作為化臨床試験は医学者にとって、どんな治療的介入にしろ、その効果をもっともバイアスのない方法で検証できるもっとも厳密な方法となった。

そうした抗生物質の初期の臨床試験にヒントを得たズブロドは一九四〇年代後半、この原則を用いて抗マラリア薬の臨床試験をおこない、そして今度は、その原則をNCIの臨床試験の土台にしてはどうかと提案した。つまり、新しいプロトコールを検証するためのNCIの臨床試験は、一貫していなければならず（一つの臨床試験が一つの重要な理論や仮説を検証し、そして必ず、イエスかノーの答を導き出さなければならない）、段階的でなければならず（ある臨床試験の結果から第二、第三の臨床試験が生み出されなければならず、その絶え間ない前進は、白血病を完治させるまで続けられる）、さらに、客観的かつ、可能なら無作為でなければならなかった（患者の割り付けと反応の判定法に関する、バイアスのない、明確な規準を設けなければならない）。

ズブロドとフライとフライライクが抗生物質の世界から学んだ重要な教訓は、臨床試験の方法論だけではなかった。「抗生物質に対する薬剤耐性との類似点について、われわれは深く考察した」[*11]とフライライクは回想する。というのも、ボストンとニューヨークでファーバーとバーチェナルがそれぞれ、非常に残念な結果に遭遇していたからだ。つまり、白血病を一剤で治療した場合には必ず、白血病細胞がその薬に耐性になったのだ。不安定でつかのまの反応のあとには必ず、容赦のない再発が続いた。

その状況は結核治療を思い出させた。がん細胞と同じく抗酸菌——結核の原因菌——も、一剤で治療した場合にはその抗生物質に耐性となった。一剤のみの治療を生き延びた結核菌は分裂し、変異し、薬剤耐性を獲得し、その結果、もはや薬は使いものにならなくなった。そうした薬剤耐性に対抗するために、結核治療にたずさわった医師たちは、抗生剤の猛攻撃を仕掛けた——二剤、または三剤を併用することによって、あたかも分厚い毛布をかぶせるかのように細胞分裂をことごとく消し、薬剤抵抗性を食い止め、可能なかぎり徹底的に感染を消滅させたのだ。

しかし、がんに対して二剤、三剤を同時に使ってもいいのだろうか――それとも、そんな併用療法は毒性が強すぎて、即座に患者の命を奪ってしまうだろうか？　しだいに増えていく抗白血病薬のリストを見れば見るほど、フライフライクとフライとズブロドの頭のなかには、併用療法という概念がはっきりと浮かび上がってきた。毒性は強くとも、白血病の撲滅にはやはり、二剤か三剤の併用療法が不可欠だった。

最初のプロトコール（プロトコールⅠ）は、[*12]二つのもっとも強力な抗白血病薬、ファーバーのメトトレキサートとバーチェナルの6-メルカプトプリンを併用してメトトレキサートの投与量を検証するというもので、国立がん研究所（NCI）、ロズウェル・パークがん研究所、ニューヨークのバッファロー小児病院の三病院が参加に同意した。臨床試験の目的は意図的にシンプルにし、一つのグループにはメトトレキサートを大量投与し、もう一つのグループはそれより少ない量が投与されることになった。参加者は四八人。病院にやってきたその日に、子供の親には、無作為割り付けの結果の書かれた紙のはいった白い封筒が手渡された。

複数の施設と多くのエゴがかかわっていたにもかかわらず、臨床試験は驚くほど順調に進んだ。副作用は増加し、二剤併用療法は患者にとって耐え難いほど苦しいものだったが、大量投与されたグループのほうが長期間にわたって寛解《かんかい》を維持することが判明した。それでも、そのプロトコールがもたらしたのは治癒とはほど遠いものだった。大量投与で治療された子供ですら、ほどなく再発し、一年以内に亡くなった。

しかしプロトコールⅠはひとつの重要な前例となった。なんといっても、ズブロドとファーバーの推奨するがんの協力グループモデルがついに始動したのだ。三病院の何十人もの医師や看護婦や患者がいっせいに、唯一の共通プロトコールに従い、どの病院も自分たちの個性を棚上げして、完全にプロトコールの指示どおり動いた。「これは、悪性新生物の化学療法についての初めての比較研究である」[*13]とフライは述べている。その場しのぎで、いちかばちかの治療法に頼ることの多かったがんの世界に、ついに基準ができたのだ。

一九五七年の冬、急性白血病研究グループBは最初のプロトコールにさらなる変更を加えた。今度は、ある患者群には併用療法をおこない、別の患者群にはメトトレキサートか6-メルカプトプリンのどちらか一剤のみを投与した。このようにして実験をより簡潔にしたことによって、反応のパターンがいっそう明確になった。どちらの薬も単剤のみを用いた場合には寛解率《かんかいりつ》が一五から二〇パーセントとわずかだったのに対し、メトトレキサートと6-メルカプトプリンを併用すると、寛解率は四五パーセントに跳ね上がった。

それから二年後の一九五九年に始動した次の化学療法プロトコールは、いっそう危険な領域に足を踏み入れたものだった。患者はまず全員、二剤併用療法で治療され、完全寛解が得られたら、今度は半数の患者に対してさらに数カ月間の化学療法を続け、残りの半数の患者にはプラセボが投与された。今度もまた、同様のパターンが得られた。すなわち、より徹底的に治療された患者のほうが、長期間にわたって寛解を維持したのだ。

臨床試験を重ねるごとに少しずつ、まるでばねが端に向かってほどけていくように、急性白血病研究グループBは前進していった。このきわめて重要な六年間のあいだに、一剤や二剤ではなく、四剤の抗がん剤を、しばしば連続で投与するようになっていた。そして一九六二年の冬には、白血病医療のコンパスは一つの方向をはっきりと指していた。一剤よりも二剤のほうがいいのなら、二剤よりも三剤のほうがいいのなら、四剤を一緒に投与したら——結核治療のように併用したら——どうだろう？

フライもフライライクも、これはNCIの臨床試験の避けられない到達点だと感じていた。しかし、たとえ無意識にはわかっていたとしても、二人は何カ月ものあいだ足音を忍ばせてその考えのまわりをぐるぐるまわりつづけていた。「強烈な反対にあうのは必至だった」[*14]とフライライクは語っている。白血病病棟はすでに、NCIの別の医師からは「肉屋」[*15]と呼ばれるようになっていた。「非常に毒性の強い薬を三剤も四剤も子供に投与するなんて残酷きわまりないと考えられた。常軌を逸していると ね」とフライライクは言う。「ズブロドですら、コンソーシアムを説得できなかった。国立がん研究所（NCI）を〝国立肉屋〟にしたい人間など、どこにもいなかった」

最初の勝利

……私としても、ことばにはとても強い表の意味と言外の意味があるという考えには同感だが、「戦争」はきわめて特殊な状況であって、「戦争」ということばには特別な意味がある。つまり、いつ殺されるか、いつ重傷を負わされるかわからない状況下に若い男女を置く、という意味だ。本物の戦争がおこなれている最中に、戦争を研究活動の隠喩として用いるのは不適切だと言わざるをえない。国立衛生研究所（NIH）は、国民の健康を向上させるための知識を生み出すことに専念する研究者コミュニティーであり、そこでおこなわれているのは偉大な活動であって、戦争ではない。[*1]

――サミュエル・ブローダー、国立がん研究所（NCI）所長

フライとフライライクが大胆にも、この四剤併用療法について思案しているさなかに、すばらしいニュースが二人のもとに舞い込んだ。

国立がん研究所（NCI）のフライライクのオフィスからほんの数部屋隔てた場所で、ミン・チュウ・リとロイ・ハーツという名の二人の研究者が胎盤のがん、絨毛がんの研究をおこなっていた。白血病よりもさらにまれながんである絨毛がんは、異常妊娠の一つである胞状奇胎を取り巻く胎盤から発生し、肺や脳に急速に転移して患者を死にいたらしめる。すなわち患者にとって絨毛がんの発生は、

異常妊娠と、それよりさらに深刻な致死的な悪性腫瘍の発生という、二重の悲劇となる。それはまさに、誕生から死への急転換だった。

一九五〇年代に、がんの化学療法専門医が医学界からのけ者と見なされていたとしたら、ミン・チュウ・リ[*2]はのけ者のなかののけ者だった。中国の奉天医科大学からアメリカにやってきた彼は、ニューヨークのスローン・ケタリング記念がんセンターでわずかな期間働いたあと、朝鮮戦争時の徴兵を逃れる目的でNCIにやってきて、ハーツの産科助手としての二年間のポジションをうまく手に入れた。彼は研究には興味があったが（少なくとも興味があるふりをしていたが）、周囲の人間からは知的放浪者とみなされていた。どんなものにしろ、一つの研究や計画に本腰を入れて取り組めないタイプだと。彼の目下の計画は朝鮮戦争が終わるまでベセスダにひそんでいることだった。

しかし、ミン・チュウ・リにとって形だけのものにすぎなかったフェローシップは、一九五六年の八月のある晩を境に、彼を一日じゅう虜にする研究へと変わった。その晩当直だった彼は、夜更けに、転移性絨毛がんの女性の容体を安定させようと悪戦苦闘していた。がんはすでに進行し、大量出血を起こしており、三時間後、女性はミン・チュウ・リの目の前で死亡した。ファーバーの葉酸拮抗薬について聞いたことのあったリは、ほとんど直感的に、ボストンの子供の骨髄内で急速に分裂している白血病細胞と、ベセスダの女性の体内で急速に分裂している胎盤細胞とを、頭のなかで結びつけた。葉酸拮抗薬がこの病気に使われた例はなかったが、もしその薬が白血病細胞の増殖を止めるなら――たとえ一時的にすぎないとしても――絨毛がんの拡大をも部分的に抑制するのではないか？

長く待つ必要はなかった。最初の症例から数週間後、ふたたび絨毛がんの患者に遭遇したのだ。エセル・ロンゴリアというその若い女性[*3]は最初の症例と同様、きわめて重症であり、肺のなかでブドウの房のように増殖した腫瘍が肺の内側へ出血していた――出血はあまりにも速く、処置が追いつかなかった。「非常に急速に出血していたため[*4]」と、ある血液専門医は回想する。「彼女自身の血液を戻したらどうだろうということになった。それで、医師たちは大急ぎで彼女の血液を管で集めて、それをそのまま輸血した。まるで循環ポンプのように」（その解決策はいかにもNCIらしいものだった。患者自身の腫瘍から流れ出ている血液を輸血するなどという処置をほかの病院でやったら、とんでもないことだと思われただろうし、嫌悪感こそ抱かれなかったが、NCIではそのやり方は——どんなやり方も——ごくあたりまえの処置だった）。「状態が安定すると、医師たちは葉酸拮抗薬の投与を開始し、一回目の投与を終えると、帰っていった。翌朝の回診でまた彼女に会えるとは誰も期待していなかった。NCIでは期待するということがない。医師たちはただ待ち、観察し、ときどき驚くだけだ」

エセルは持ちこたえた。翌朝の回診時、彼女はまだ生きていた。ゆっくりと深い呼吸をして。出血量も減少しており、葉酸拮抗薬をさらに数回投与できそうなくらいには状態は落ち着いていた。四回目の投与後、ミン・チュウ・リとハーツは腫瘍の大きさがわずかでも小さくなっていることを期待して、胸部のX線撮影をした。そこで二人が目にしたのは、面食らうほどの変化だった。「腫瘍の塊が消えていた。胸部X線所見は改善し、患者は正常に戻ったように見えた」とフライライクは書いている。がん細胞から分泌される絨毛性ゴナドトロピンは急速に減少し、ゼロにかぎりなく近づいていった。ほんとうに、がんは消えたのだ。そんな反応は見たことがなかった。医師たちはほかの患者のX線写真と取りちがえたのかもしれないと考え、確認のために写真をX線検査室に送り返した。が、まちがいではなかった。転移性の固形がんが、化学療法で消失したのだ。有頂天になったミン・チュウ・リとハーツは大急ぎでその結果を論文にまとめて発表した[*5]。

だが、ちょっとした問題があった——あまりにも些細なために、容易に無視してしまえそうに思える所見が。絨毛がん細胞は絨毛性ゴナドトロピンという、鋭敏な血液検査で検出できるホルモン（腫瘍マーカー）を分泌している（類似の検査は妊娠判定に用いられている）。ミン・チュウ・リは、初期の実験で、そのホルモン値を、メトトレキサートに対するがんの反応の指標として用いることに決めていた。hCGと彼が名づけたその値は、がんの代用物であり、いわば血液中にがんが残す指紋のようなものだった。*6

ミン・チュウ・リを悩ませたのは、予定された化学療法がすべて終了した時点で、hCG値はもうほとんど無視できるくらいに低下していたものの、完全には下がりきっていないという点だった。彼は毎週のように自分の研究室でhCGを測定したが、やはり正常値までは下がっておらず、ほんのわずかな数値がどうしても消えなかった。

ミン・チュウ・リはしだいに数値に取り憑かれていく。血中のホルモンはがんの指紋であり、それがまだ残っているのなら、がんも残っているということだった。たとえ肉眼的には消えていても、体のどこかに隠れているはずだった。がんが消えたことを示すほかのすべての所見にもかかわらず、自分の患者は完治してはいないと彼は結論づけた。そしてしだいに、患者ではなく、数字を治療しているかのようになっていく。投与回数を増せば薬の毒性も増すという事実を無視して、hCGがついに正常になるまで、彼はどこまでも頑固に投薬を重ねていった。

そんなミン・チュウ・リの決意を知った国立がん研究所（NCI）の施設内倫理委員会は激怒した。患者はすでにがんが「完治」したと思われる女性たちであり、すでに腫瘍が消えた患者に対して化学療法をさらに追加し、非常に毒性の強い毒を副作用が予期できないほど大量に投与するなど、患者に毒を盛っているのと同じだった。ミン・チュウ・リはもともと変わり者と、因襲打破主義者と見なされていたが、今回はさすがに行きすぎだった。七月半ば、委員会は会合を開いてミン・チュウ・リを召喚し、その場で解雇した。[7]

「ミン・チュウ・リは人体実験をおこなっていると批判された」[8]とフライライクは語っている。「だが言うまでもなく、みんな実験していた。トム（フライ）も、ズブロドも、ほかにも大勢――私たちはみんな、実験者だった。実験しないということは、古い法則に従うということだ――まったく何もしないということだ。椅子にゆったりと腰掛けて、何もせずにただ傍観しているなんてことは、彼にはできなかったんだ。つまり彼は、自分の信念に従って行動したかどで解雇されたというわけだ。行動を起こしたかどで」

　レジデント時代をシカゴでともに過ごしていたフライライクとミン・チュウ・リはのけ者同士、ＮＣＩのなかで同盟を築いていた。リの解雇を知ったフライライクはすぐに彼の家を訪れて慰めようとしたが、もはや慰められるような状態ではなかった。[9]数カ月後、ミン・チュウ・リは怒りに駆られたままニューヨークのスローン・ケタリング記念がんセンターに戻り、その後、ＮＣＩに戻ってくることはなかった。

　しかしこの物語にはどんでん返しがある。メトトレキサートを数回追加投与した結果、リが取り憑かれたように追いかけていたホルモン値は彼の予想どおりついに正常となり、患者は追加治療を終えたのだが、その後、徐々にひとつのパターンが浮かび上がってきた。早期に化学療法を終了した患者の場合は必ずがんが再発したのに対し、ミン・チュウ・リのプロトコールで治療された患者では、メトトレキサートの投与が終了してから何カ月も再発が見られなかったのだ。

　リは、腫瘍学の根底に横たわる原則を偶然発見した。がんの全身治療は、あらゆる肉眼所見が消えたあとも長期間にわたって続けなければならない、という。hCG——絨毛がんによって分泌されるホルモン——は絨毛がんのまぎれもない指紋、すなわち腫瘍マーカーだった。その後数十年にわたっておこなわれたいくつもの臨床試験が、リのこの原則の正しさを証明することになる。しかし一九六〇年の腫瘍学には、まだその考えを受け容れる準備はできていなかった。数年後、あれほど大急ぎでリを解雇した委員会が一つの事実を知るまでは。リが長期的な維持療法をおこなった患者では、がんが一度も再発しなかったのだ。この治療法——ミン・チュウ・リに仕事を失わせた治療法——は、成人のがんを完治させた、初めての化学療法となった。

マウスと人間

モデル実験というのは、人に真実を見せるための嘘である。[1]

——ハワード・スキッパー

ミン・チュウ・リの絨毛がん治療における経験は、フライとフライライクにとって哲学的な刺激となった。「臨床研究は急を要する」[2]とフライライクは主張した。実際、白血病の子供にとっては、ほんの一週間の遅れが生死を分けた。白血病コンソーシアムのアカデミックな形式主義——ある薬の組み合わせから別の組み合わせへと段階的に、系統的に検証していくというやり方——は、今ではフライライクを段階的に、系統的に怒らせていた。三剤併用療法を検証するのに、白血病コンソーシアムは、「考えうるあらゆる組み合わせを検証し、次に、四剤の組み合わせを検証する。その際には、それぞれの薬の投与量と投与スケジュールを変えて、その一つ一つについても検証する必要がある」と主張した。[3]そんなやり方では、白血病治療が大きく進展するまでに何十年もかかる、とフライライクは主張した。「病棟にはひどく具合の悪い子供たちが次々と入院してきた。白血球数がわずか三〇〇（正常値は四〇〇〇から八〇〇〇個／μl）の女児や男児が運び込まれて、その晩のうちに亡くなる。翌朝、両親と話をする役目を命じられるのはこの私だった。たったいま娘が昏睡状態に陥って亡くなったばかりの母親に、ズブロドの段階的で、系統的で、客観的な臨床研究の説明なんてできるはずなかった」[4]とフライライクは当時を思い出して語った。

一九六〇年に新しい抗がん剤が臨床センターにもたらされると、抗がん剤の組み合わせと投与量のパターンはさらに増加した。その新たな薬、ビンクリスチンは、マダガスカル原産のニチニチソウ由来の非常に毒性の強い植物アルカロイドだ。ニチニチソウは小さな雑草のような匍匐《ほふく》植物で、スミレ色の花と、絡みつく渦巻き状の茎を持つ（ビンクリスチン *vincristine* という名前は、「結合する」という意味のラテン語 *vinca* に由来する）。一九五八年、製薬会社の〈イーライリリー・アンド・カンパニー〉の新薬発見プログラム（何千ポンドもの植物原料をすりつぶし、その抽出物を生物学的に分析するという手法が用いられた）で発見されたビンクリスチン[*5]は、最初、抗糖尿病薬として使われる予定だったが、ごく少量でも白血病細胞を殺す作用があると判明した。細胞が分裂するためにはまず微小管が重合《じゅうごう》しなければならないのだが、ビンクリスチンはこの微小管の端に結合することによってその重合を阻害し、細胞分裂を阻止する。つまり、その名の由来となったラテン語の意味を文字どおり再現するというわけだ。

抗がん剤のリストにビンクリスチンが加わったことで、白血病研究者は気づけば、過剰のパラドックスに直面していた。それぞれが非常に効果の高い四種類の薬――メトトレキサート、プレドニゾン、6-メルカプトプリン、ビンクリスチン――をどのように組み合わせたらもっとも効果的なプロトコールがつくれるのか？ どの薬もきわめて毒性が強いことを考えると、子供の命を奪うことなく白血病細胞だけを殺すことのできる組み合わせなど、ほんとうに見つかるのだろうか？

二剤でも、生み出されるプロトコールのパターンは数十にもなった。四剤となると、白血病コンソーシアムが臨床試験を終えるまでには五〇年、いや一五〇年を要するはずだった。当時、国立がん研究所（NCI）の新人だったデイヴィッド・ネーサンは、新薬の雪崩がもたらした立ち往生のような状態をこう回想する。「フライとフライライクはただ、手にはいる薬を組み合わせていただけだった……それが四剤や五剤となると、併用の仕方や投与量やスケジュールのパターンは無限にあった。もっとも効果的な薬の組み合わせとその投与スケジュールが見つかるまでには何年かかってもおかしくなかった」[*6]ズブロドの段階的で、計画的で、客観的な臨床試験は袋小路に行きあたった。必要だったのは、まったく逆のアプローチ――恐ろしい薬の奈落への直感的な信念のジャンプだった。

アラバマ州出身の科学者、ハワード・スキッパー[*7]――いかにも学者らしい、口調のやわらかな男で、自分のことを、「マウスのドクター」と好んで呼んだ――がフライとフライライクに袋小路からの脱出法を教えた。ＮＣＩにとって、スキッパーは部外者だった。白血病ががんの一つのモデルだとしたら、スキッパーは動物に人工的に白血病をつくり出すことによって、つまり、モデルのそのまたモデルをつくって白血病を研究していた。スキッパーのモデルにはマウス白血病細胞Ｌ１２１０と呼ばれる、培養皿のなかで増殖させることのできるリンパ性白血病細胞が使われていた。それらの細胞を実験用マウスに注入すると、マウスは白血病を発症する――その手法は、ある動物からある動物へ正常組織（グラフト）を移す操作に似ていることから、「移植」と呼ばれた。

スキッパーはがんを病気ではなく、抽象的で数学的な存在ととらえるのを好んだ。Ｌ１２１０細胞をマウスに移植すると、細胞は腹立たしいまでの繁殖力で――一日に二回という、がん細胞としても驚くべきスピードで――分裂し、その結果、マウスに移植された一個の白血病細胞からぞっとするような数の細胞が生まれていった。一、四、一六、六四、二五六、一〇二四、四〇九六、一六三八四、六五五三六、二六二一四四、一〇四八五七六……。細胞は無限大に向かってどこまでも増えつづけ、一六から一七日目には、一個の細胞から二〇億個以上という、マウスの血球細胞をすべて合わせた以上の娘細胞が生まれている計算になった。

スキッパーは、白血病を移植したマウスに化学療法をおこなうと、このほとばしり出るような分裂が止まることを発見した。そして、投薬後の白血病細胞の生死を記録するうちに、二つのきわめて重要な発見をした。[*8] 一つ目は、どのような場合でも、がん細胞の総数がいくつでも、化学療法はある決まった割合の細胞だけを殺すという点だ。さらに、その割合はそれぞれの薬に固有の数値だとわかった。たとえば最初マウスの体内に一〇万個の白血病細胞が存在したとする。そのマウスに一回で九九パーセントの白血病細胞を殺せる薬を投与すると、投与ごとに九九パーセントずつ細胞が死滅していき、化学療法を重ねるにつれて細胞数はどんどん減少していく。一〇万……一〇〇〇……一〇……そして、四回目の投与後にはついにゼロになる。このようにして白血病は、反復プロセスによって殺されていくのだ。怪物の体をまず半分にし、それをまた半分にし、そしてさらに半分にする、といった具合に。

二つ目は、薬を併用することで相乗効果が得られるという発見だった。異なる薬は誘発する耐性メカニズムも、がんに対する毒性も異なるため、それらを同時に使うことによって薬剤耐性の発生率を劇的に下げられると同時に、がん細胞を死滅させる効果を劇的に高めることができる。したがって、単剤よりも二剤のほうが、二剤よりも三剤のほうが効果が高い。スキッパーは数種類の薬を組み合わせて、立てつづけに数回の化学療法をおこない、その結果、マウスの白血病を完治させることに成功した。

このスキッパーの発見から、フライとフライライクは、恐ろしいがどうしても避けられない一つの結論を導き出した。ヒトの白血病がスキッパーのマウスの白血病に似ているとしたら、子供たちへの治療には、一種類や二種類ではなく、多種類の抗がん剤を併用するプロトコールを用いなければならない。さらに、治療回数も一回では足りなかった。「最大限かつ周期的かつ集中的かつ最前線の」[*9]化学療法をおこなわなければならない。無慈悲で冷酷なまでの執拗さで、何度も治療を重ね、患者が副作用に耐えうる限界を押し広げていかなければならない。白血病細胞が血中から消え、子供が一見「完治した」ように見えても、治療をやめてはならない。

　今ではフライクとフライには心の準備ができていた。奈落の底に向かって、きわめて重要で、そして直感的なジャンプをする心の準備が。二人が次に試そうとしていたのは、四剤すべてを併用するプロトコールだった。ビンクリスチンとアメトプテリン（メトトレキサートの別名）、メルカプトプリン、プレドニゾン。そのプロトコールはやがて、それぞれの薬の頭字を取った、新しい頭字語、ＶＡＭＰと呼ばれるようになる。

　その名前にはいくつもの意図的な意味と、偶然の意味が含まれていた。*Vamp*ということばには「即興で伴奏をつける」、「継ぎをあてる」、「今にもばらばらになりそうな小さな部品をつなぎ合わせる」といった意味がある。加えて、「誘惑する女――約束はするけれど守らない女――」という意味もあり、さらには、「靴の爪先」という意味もある――つまり、「キックの際に一番力のかかる部分」という意味だ。

VAMP

医者とは、彼自身ほとんど理解していない薬を、さらに理解していない病を治すために、まったく理解していない人体に投与する者である。

——ヴォルテール

われわれが殺したのは、腫瘍か患者か、そのどちらかだった。[*1]

——ウィリアム・モロニー（一九〇七〜一九九八。血液学者）初期の化学療法について

スキッパーとフライとフライライクの三人にとってVAMP——高用量の、命を脅かす、白血病に対する四剤併用療法——は理にかなった治療法だったかもしれないが、同僚の多くにとっては、背筋が寒くなるような、嫌悪感を抱かせるようなアイデアだった。フライライクはついにその考えをズブロドに打ち明ける。「最大用量のビンクリスチンとアメトプテリンに、6-メルカプトプリン（6-MP）とプレドニゾンを併用したいと考えております[*2]」ズブロドの注意を惹くために、その文章中の「と」は強調されていた。

ズブロドは唖然とした。「毒になるのも、薬になるのも量しだい」という古い医学の格言がある。

あらゆる薬というのは結局のところ、適切な濃度に薄められた毒にすぎない。が、抗がん剤は適切な量でもすでに、毒だった。[☆]白血病の子供はすでに、今にも崩れそうな生の崖っぷちに細い生理学的な糸でかろうじてぶら下がっていた。国立がん研究所（ＮＣＩ）の医師たちは冗談めかして、抗がん剤をよく「今月の毒」[*3]と呼んだ。もし四種類の「今月の毒」を同時に、三歳や六歳の子供に連日投与したなら、患者が一回目の投薬を生き延びる保証すらなく、ましてや何週間にも及ぶ治療など生き延びられるはずがなかった。

　血液がんの全国学会でフライとフライライクがＶＡＭＰの予備計画を発表すると、聴講者は尻込みした。ファーバーにしても、一回に一種類ずつ投与し[*4]、再発した場合にのみ二番目の薬を追加するというやり方を好んでおり、注意深く段階的に薬を加えるという、ゆっくりだが確実な白血病コンソーシアムの投与法に従っていた。「いやまったく」とフライライクは当時を思い出して言う。「とんでもない修羅場だった。私たちは笑いものにされ、正気の沙汰ではないと言われたんだ。残酷だ、医者の資格などないと」[*5]少ない患者数に対して、検証すべき薬の種類と組み合わせが無数にあったため、白血病の臨床試験を新たにおこなうためにはまず、急性白血病研究グループＢの複雑な承認プロセスを経なければならなかった。グループは、フライとフライライクが独断的な大ジャンプをしようとしていると見なし、ＶＡＭＰの後援者となることを断った――少なくとも、ほかの臨床試験が終了するまでは。

　しかしフライは、土壇場である折衷案を出す。ＶＡＭＰを急性白血病研究グループＢとは無関係に、ＮＣＩで独自におこなうというのがその案だった。「それは途方もない考えだった」とフライライクは回想する。「臨床試験をおこなうために、われわれは急性白血病研究グループＢと決別しなければならなかったんだ。われわれ自身が創設にあれほど力を貸したグループと」ズブロドはその案に難色を示した。というのもそれは、彼が大切にしてきた「協力モデル」との訣別を意味していたからだ。さらに、もしVAMPが失敗したら、彼に待ち受けているのは政治的な悪夢だった。「子供たちが亡くなったりしたら、NCIという連邦機関で人体実験をおこなったかどで、われわれは訴えられただろう」とフライライクは述べている。それがいかに危うい領域か、誰もが知っていた。しだいに論争に巻き込まれていったフライは、考えうる最良の形でそれを解決したものの、結局は、急性白血病研究グループBの会長を辞任した。それから何年も経ってからフライライクは、自分たちがどれほど危ない橋を渡ろうとしていたか認めて、こう語っている。「子供たち全員の命を奪う可能性もあった」

一九六一年、VAMPの臨床試験がついに始まった。[*6] 開始とほぼ同時に誰もが感じたのは、それは救いようのない過ちだったということだ――ズブロドがずっと遠ざけようとしていた、まさにその悪夢が現実のものとなってしまった、と。

最初に治療した子供たちは「治療を始める前からすでにとても、とても具合が悪かった」とフライライクは回想する。「VAMPを初めた週の終わりには、多くの子供たちが治療前よりもずっと具合が悪くなっていた。まさに災厄そのものだった」四剤併用療法は子供たちの体で猛威をふるい、正常細胞を一掃した。ほぼ昏睡状態となって人工呼吸器につながれる子供もいた。是が非でも患者の命を救おうと、フライライクは取り憑かれたように病室に足を運んだ。「どんなにピリピリしていたか」[*7] と彼は書いている。「〝だから言ったじゃないか、子供たちはみんな死んでしまうって〟と人々が声

☆ 初期の抗がん剤のほとんどが細胞毒性――細胞を殺す――薬剤で、治療域と中毒域がきわめて近かった。薬効に密に絡みついた副作用を避けるため、医師たちは細心の注意を払いながら調薬した。

をそろえて言うのが今にも聞こえるようだった」彼はいつまでも病棟を離れず、質問や指示を次々と浴びせて病棟スタッフを悩ませた。彼のなかで父親のような独占欲が生まれていた。「患者はみんな、私の子供だった。子供たちが少しでも楽になるようにと、できるかぎりのことをした」

ＮＣＩ全体が、緊迫感を持って成り行きを見守った――なぜなら自らの命もまた、危険にさらされていたからだ。「私がしたのは、些細なことばかりだった」[*8]とフライライクは書いている。「アスピリンを少し与えたり、熱を下げたり、毛布を持ってきたり。とにかく、子供たちの苦痛を取り除きたい一心だった」がん医療の先の見えない前線に放り出され、毒性の強い薬の未知の組み合わせを検証していたＮＣＩの医師たちがよりどころにしたのは、最古の医学の原則だった。彼らは患者の苦痛を取り除き、親のように世話をした。ケアと支持に徹し、患者の枕を叩いて膨らませた。

苦痛に満ちた三週間がようやく終わりを迎えようとするころ、数人の患者が回復し、やがて、予期せぬ成果がもたらされた。もはや希望を抱くことすら耐えがたく感じられていたまさにそのときに、正常の骨髄細胞が徐々に増えはじめ、そして、白血病細胞が消えたのだ。骨髄生検の結果が次々と返ってきた。しかし、白血病細胞はどこにも見あたらなかった。焼け野原のようだった骨髄に、赤血球と白血球と血小板がいっせいに芽吹きはじめていたが、白血病細胞は戻ってきていなかった。数週間後におこなわれた一連の生検がその結果をさらに確固たるものにした。顕微鏡下で、一個の白血病細胞も見つからなかったのだ。正常細胞がほぼ完全に破壊されたあとに訪れたこの寛解《かんかい》はあまりに完璧で、ＮＣＩの全医師の予想を上まわるものだった。

数週間後、ＮＣＩのチームはさらに勇気をかき集めて、別の少数の患者集団にＶＡＭＰをおこなった。今回もまた、血球数が破滅的に急降下したあと――「足首にひもを巻いて、崖から飛び降りるようなもの」[*9]と、ある研究者は語っている――骨髄は回復し、白血病細胞は消えた。数日後に骨髄が再生しはじめると、フライライクはためらいながらも生検をおこなった。白血病細胞は消失したままであり、あとに残されていたのはあふれんばかりの希望だった。正常の血球からなる骨髄像が戻りつつあった。

一九六二年までに、フライとフライライクは用量をさまざまに変えたＶＡＭＰ療法で六人の患者を治療していた。寛解《かんかい》は確かで、持続的だった。臨床センターには今では、化学療法を数回乗り越えた、かつらやスカーフを被った子供たちの懐かしいおしゃべりがあふれていた。それは、白血病の歴史のなかではきわめて異例な光景だった。批判的だった人々も少しずつ考えを変え、国じゅうの臨床センターがフライとフライライクの臨床試験に参加した。「患者は信じられないほど回復した」[*10]一一歳の患者を治療したあるボストンの血液専門医は一九六四年に書いている。驚きは徐々に楽観に取って代わられた。ハーバード大学出身の血液専門医で、最初からもっとも強くＶＡＭＰに反対していた、自説を曲げないことで知られる著名な医師、ウィリアム・デメシェクもこう書いている。「小児がん専門医を包んでいた気分は事実上、一晩でがらりと変わった。〝情け深い運命論〟から〝攻撃的な楽観主義〟へと[*11]」

楽観主義は確かに力強かったが、長続きはしなかった。一九六三年九月、フライとフライライクがＶＡＭＰの予期せぬ成功を祝う会議から意気揚々と帰ってきてからほどなくして、寛解中の数人の子供が病院に戻ってきた[*12]。頭痛や痙攣、それに、顔の神経がときどきピリピリしびれる、といった症状を訴えていた。

「私を含めた数人の医師は最初、たいして気にしていませんでした[*13]」と、ある血液専門医は回想する。「症状はすぐに消えるだろうと思っていたんです」しかし、もう一〇年近く白血病細胞の人体での広がり方を研究していたフライライクは、その頭痛は簡単には消えない類いの頭痛かもしれないと考えていた。一〇月までには、さらに多くの子供たちが知覚の麻痺やしびれ、頭痛や痙攣、顔面神経麻痺といった症状を訴えて病院に戻ってきており、フライとフライライクの緊張は高まっていった。*14

一八八〇年代、ウィルヒョウは、白血病細胞がしばしば脳に浸潤することを発見していた。フライとフライライクは、がん細胞の中枢神経への浸潤の有無を調べるために、腰椎穿刺――まっすぐな細い針を脊髄腔《せきずいくう》に刺して数ミリリットルの液体を採取する――をおこない、髄液を観察した。その透明な液体は脳に直接接触しているため、脳検査の代用となるのだ。

科学にまつわる民間伝承のなかには、偉大な発見の瞬間についての物語がある。脈が速くなり、ごくあたりまえの事実がスペクトルのように分光する。さまざまな観察結果が結晶化して、万華鏡のピースのように一つのパターンを形づくるときの、過熱したような、時が止まったような感覚。リンゴが木から落ちる。男がバスタブから飛び出る。不安定な方程式が自らの均衡を見つける――。

しかし、科学の歴史には、めったに記録されることのないもう一つの発見の瞬間――前者のアンチテーゼ――がある。失敗の発見だ。たいていの場合、科学者はたった一人でその瞬間を迎える。ある患者のCT画像が示す、リンパ腫の再発。薬で殺したはずのがん細胞の再増殖。頭痛を訴えてNCIに戻ってくる子供。

髄液の所見はフライとフライライクの背筋を凍らせた。髄液中で白血病細胞が何百万という単位で爆発的に増えており、脳のなかでコロニーをつくっていたのだ。頭痛やしびれは、やがて現われる深刻な症状の前触れだった。その後の数カ月のあいだに、すべての患者がさまざまな神経症状――頭痛、しびれ、光点が見える、など――を訴えて戻ってきて、やがて昏睡状態に陥った。骨髄生検に異常はなく、体内にがんは見つからなかった。だが、白血病細胞はすでに中枢神経に浸潤しており、あっというまに予期せぬ死をもたらした。

それは、がん治療をくつがえす生体の防御機能の結果だった。脳と脊髄は、外部の化学物質が脳に容易にはいり込んでしまうのを防ぐ、血液脳関門と呼ばれる厳密な細胞のシールによって守られている。それは脳に毒を到達させないために進化した、太古からの生物学的な機能なのだが、その機能のせいでVAMPは中枢神経に達することができず、結果として、脳はがんにとっての体内の「聖域」になってしまったのだ。白血病細胞はそんな抗がん剤の到達できない聖域で増殖し、コロニーをつくった。一人、また一人と、子供たちは亡くなった――彼らを守るための機能のせいで。

フライとフライライクはこの再発に強い衝撃を受けた。研究医にとって、臨床試験は自分の子供のようなものであり、真に個人的な投資である。これほどの情熱と愛情を注いだ事業がつぶれ、息絶える瞬間を見るのは、子供の死を経験するのと同じだった。ある白血病専門医は書いている。「私は患者のことをよく知っている。彼らの兄弟やイヌやネコの名前も知っている……いくつもの恋愛が一度に終わるような、そんなつらい痛みだ[15]」

七カ月にわたる心浮き立つ熱烈な臨床試験のあと、国立がん研究所（NCI）を舞台にした恋愛は実際に終局を迎えた。VAMP療法後の脳での再発は、NCIの医師たちの士気を失わせた[16]。もっとも骨の折れる段階――一二カ月にわたる操作と説得と甘言の日々――で、どうにかVAMPを生かしつづけようとあれほど尽力したフライも今では、エネルギーの最後の蓄えが尽きたように感じていた。疲れを知らないフライライクですら、もはや勢いを失い、NCIのほかの医師たちからの敵意が日増しに強くなるのをひしひしと感じていた。医師としてのキャリアの絶頂にあって、彼もまた、かつては彼を鼓舞した研究所内の果てしない争いに、もはやうんざりしていた。

一九六三年冬、フライはNCIを去って、テキサス州ヒューストンのMDアンダーソンがんセンターで働きはじめ、VAMPの臨床試験は一時的に中断された（最終的にはテキサスで再開されることになるのだが）。ほどなくフライライクも研究所を離れ、ヒューストンのフライに合流した。こうして、フライライクとフライとズブロドを維持してきた脆い生態系は、数カ月で崩れ去った。

しかし白血病の物語は——がんの物語は——ある施設から別の施設へと移り、もがきながら困難を乗り切った医師たちの物語ではない。ある病気の堤防から別の病気の堤防へと移り、もがきながら困難を乗り切った患者たちの物語だ。回復力、創意、粘り強さ——しばしば偉大な医師に帰せられるそれらの性質は、病気と闘う者から発散されて初めて、治療者に反映される。医学の歴史というものが医師の物語として語られるのだとしたら、それは、医師の貢献が、より本質的な患者の英雄的行為を反映しているからにほかならない。

さきほど私は、すべての患者が再発して亡くなったと書いた——が、それは正確ではない。ごくわずかに、理由は不明ながら、中枢神経での再発を免れた症例が存在したのだ[*17]。NCIおよび、勇敢にもVAMPの臨床試験をおこなったいくつかの病院で、患者のうちの約五パーセントが一年にわたる旅を終えることができ、そして寛解《かんかい》は数週間や数カ月ではなく、何年も続いた。来る年も来る年も、患者たちは国じゅうの臨床試験センターに戻ってきては、緊張した面持ちで待合室の椅子に座った。彼らは声変わりし、髪はもとどおりになった。骨髄生検が繰り返されたが、がんが見つかることはなかった。

ある夏の午後、私はウォーターボロという小さな町に向かってメイン州の西部を車で走っていた。ぼんやりとした曇り空を背景に、松とカバノキの太古の森が澄んだ湖に覆いかぶさるように続いている風景は、まさに壮観だった。街はずれで、舗装されていない道にはいり、湖からしだいに遠ざかっていくと、やがて深い松林のなかに立つ小さな下見板の家が現われた。戸口で出迎えてくれたのは、青いTシャツを着た五六歳の女性だった。私が彼女の居場所を突き止めるまでには、一七カ月という月日と、数え切れないほどの電話と質問と面会と照会を要した。ある午後、インターネットで調べている最中に手がかりを見つけ、ことばにならないほどの興奮を覚えながら電話をかけた。果てしなく続く呼び出し音を聞きながら待ち、ついに女性が出ると、その週のうちに会う約束を取りつけた。そしてその日、私は約束を果たすべく大急ぎでメイン州に向かったのだった。彼女の家に着いたとき、自分が約束の時間より二〇分も早く来てしまったことに気づいた。

自己紹介しようとして自分がなんと言ったのか、あるいはなんと言おうとしたのかは思い出せない。が、畏怖の念に打たれていたことだけは覚えている。戸口に立って神経質そうな笑みを浮かべていたその女性こそ、最初のVAMPを生き延びた小児白血病患者の一人だったのだ。

洪水で地下室が水浸しになって、家のソファにカビが生えてしまったとのことで、私たちは木陰に張ったメッシュテントのなかに座った。テントの外ではメクラアブや蚊がブンブン飛びまわっていた。その女性——ここではエラと呼ぶことにする——は、私のために治療記録や写真を集めておいてくれた。それを私に手渡すとき、彼女の体に戦慄が走ったのがわかった。あの試練から四五年が経った今もなお、その記憶が彼女の本能に取り憑いているかのように。

エラが白血病と診断されたのは、VAMPが国立がん研究所（NCI）で初めて使われてから約一八カ月後の一九六四年六月のことだった。エラは当時一一歳。診断の前に撮った写真のなかの彼女は、前髪を切りそろえ、歯列矯正器をつけた、ごく普通の思春期前の少女だった。それから六カ月後（化学療法のあと）の写真では、彼女は様変わりしていた——髪は抜け落ち、貧血のせいで顔色は真っ白で、げっそりとやせていた。車椅子に力なく座っていて、歩けなかった。

エラはVAMP療法を受けた（NCIでの劇的な治療成績を知ったボストンのエラの主治医が、四剤併用療法で――臨床試験とは無関係に――エラを治療するという、かなり大胆な選択をしたのだった）。最初はまさに大惨事だった。高用量のビンクリスチンが深刻な両側性の末梢神経障害を引き起こし、焼けつくような痛みが手足にずっと残った。プレドニゾンが彼女の意識を混濁させ、エラは夜中に叫んだり怒鳴ったりしながら廊下を歩きまわるようになった。意志の強い、頭の混乱した思春期直前の少女の扱いに手を焼いた看護婦が、彼女の両腕をベッドポールにロープで縛りつけた。ベッドに縛りつけられたまま、彼女はよく胎児のように体を丸めていたという。筋肉は衰え、末梢神経障害は悪化した。一二歳で、痛みを抑えるために処方されたモルヒネの中毒になった（「離脱症状を耐え抜いて」、まったくの意志の力で自分を「解毒」したのだと彼女は言った）。彼女の下唇には、次のモルヒネの投与を待ちつづけていたあの悲惨な数カ月間のあいだに幾度となく噛んだ痕が今も残っている。

それでも、驚いたことに、彼女が一番よく覚えているのは、自分は助かったのだという圧倒的な思いだった。「わたしは網の目からこぼれ落ちたんだっていう気がするの」医療記録をそれぞれの封筒に戻しながら、彼女は言い、そして、想像上のハエをよけるように、さっと目をそらした。その目に涙がたまっているのが見えた。病棟にはほかにも数人、白血病の子供がいたが、彼女以外に助かった子はいなかった。「そもそもどうして自分が病気になったのかわからない。それに、どうして自分が助かったのかもわからない。白血病というのはそういうものよ。人を当惑させ、人生を変える」そのとき私の心に、チリバヤのミイラと、アトッサと、乳房《にゅうぼう》切除術を待つハルステッドの患者である若い女性の姿が浮かんだ。

シドニー・ファーバーはエラと会ったことはなかったが、彼女と同じような症例には遭遇していた

——VAMP後の長期生存例に。一九六四年、エラが化学療法を始めたその年、彼は、がんは化学療法で治せるのだという生きた証拠を国会で提示しようと、数少ない生存例の写真を持って意気揚々とワシントンに出向いた。[*18] 彼にはもう、進むべき道がはっきりと見えていた。がん研究が必要としているのは、さらなる推進力だった。さらなる資金、さらなる研究、さらなる宣伝、そして、治癒へとまっすぐに向かう統制された道筋だった。彼の国会での発表はかくして、ほとんど信仰に近いような熱狂を獲得する。そこに居合わせたある人物のことばを借りれば、その写真を見て発表を聞いたあとではもはや、それ以上の証拠は「拍子抜けで不必要」[*19] に感じられたほどだった。ファーバーは今では、白血病という分野から飛び出して、より一般的な固形がんの領域へ足を踏み入れようとしていた。「乳房や卵巣や子宮や肺や腎臓や腸の腫瘍といった、ほかに治療法のないがんや、悪性黒色腫（メラノーマ）などの非常に悪性度の高い皮膚腫瘍に効果のある化学物質を開発するつもりだ[*20]」と彼は書いている。そのような成人の固形がんのうちどれか一つでも治すことができたなら、腫瘍学に革命が起きると彼は知っていた。これは勝てる闘いなのだという、具体的な証拠になるのだ、と。

解剖学者の腫瘍

一九六〇年代に化学療法専門医になるには昔ながらの勇気が要った。がんはいずれ薬に屈するはずだと確信する勇気だ。[*1]

——ヴィンセント・デヴィータ
国立がん研究所（NCI）の研究者（のちのNCI所長）

二〇〇四年二月のある寒々とした朝、二四歳のスポーツ選手、ベン・オーマンは首のしこりに気づいた。アパートメントで新聞を読みながら何気なく顔をなでたときに、小さな腫れ物が指に触れたのだ。大きさは小さな干しぶどうくらい。深く息を吸うと、呑み込むみたいにして胸腔内に潜り込ませることができた。たいしたことないさ、と彼は思った。ただのしこりじゃないか。スポーツ選手である彼にとって、しこりはいわば日常茶飯事だった。たこ、膝の腫れ、おでき、こぶ、痣。どれもいつのまにかでき、いつのまにかなくなった。彼はまた新聞に注意を戻した。心配は一瞬にして消えていた。それがなんであれ、首のしこりもまちがいなくいずれ消えるだろう。

だが、それは大きくなった。最初は気づかないほどだったが、やがて、変化がはっきりとわかった。干しぶどうくらいだったのが、一カ月のうちにプルーンくらいの大きさになり、今では鎖骨の下の浅いくぼみにはっきりと触れるようになっていた。彼は気になって、病院の急患室を受診した。そんなことくらいで受診したのを、ほとんど申しわけなく思いながら。患者の選別担当の看護師はメモに走り書きした。「首のしこり」――そして文の最後にクエスチョンマークを書き添えた。

その一文とともに、オーマンは腫瘍学という馴染みのない世界に足を踏み入れた――奇怪でうつろながんの宇宙のなかに、彼自身のしこりのように呑み込まれた。病院のドアが開き、背後で閉まった。青い手術着を来た女性医師がカーテンの向こうからはいってきて、彼の首を触診した。血液検査とX線撮影が立てつづけにおこなわれ、そのあとにCTスキャンと、いくつかの検査が続いた。CTの結果、首のしこりはその下に広がる大きな腫瘍の一部、いわば氷山の一角にすぎないことが判明した。その番兵のようなしこりの下では、いくつもの腫瘤が首から胸にかけて鎖状に連なり、胸骨の後ろで拳大の腫瘍につながっていた。医学部の学生は、前縦隔の大きな腫瘍は四つのTで表わされると習う。まるで不気味ながんの童謡のように。甲状腺がん（thyroid cancer）、胸腺腫（thymoma）、奇形腫（teratoma）、恐ろしいリンパ腫（terrible lymphoma）。オーマンの場合は――年齢と、いくつもの腫瘤が綿密に絡み合っているその画像所見から――四つのうちの最後、すなわち、リンパ節のがんであるリンパ腫にほぼまちがいなかった。

私がベン・オーマンに会ったのは、彼が最初に病院を訪れてからほぼ二カ月後のことだった。彼はそのとき待合室で本を読んでいた（実際、彼は猛烈な勢いで本を読んだ。スポーツ感覚で、まるでレースにでも出ているかのような競争心に駆り立てられて、週に一冊のペースで小説を読みおえた）。急患室を初めて受診したあとの八週間のあいだに、オーマンはPET検査と、外科医の診察と、首のしこりの生検を受けていた。予想どおり、しこりの正体はリンパ腫、そのなかでも比較的まれな疾病である、ホジキンリンパ腫と診断された。

　さらなる情報がもたらされた。ＰＥＴの結果、オーマンのリンパ腫は上半身の片側に限局していることが判明し、さらに、彼はＢ症状と呼ばれる、ホジキンリンパ腫にしばしば付随する不吉な全身症状——体重減少、発熱、寒け、寝汗——を伴っていないことがわかった。ⅠからⅣまでのステージ分類（Ｂ症状の有無で、各ステージはさらにＢまたはＡに分類される）では、彼のリンパ腫は比較的初期の、ステージⅡＡに相当した。陰鬱な知らせにはちがいなかったが、その朝、待合室に出入りしていた患者たちのなかではほぼまちがいなく、オーマンの病気の予後がもっとも良好だった。強化化学療法をおこなうことによって、かなりの確率で——八五パーセントの確率で——治癒するはずだ。

「強化というのは」と私は彼に言った。「数カ月、場合によっては半年を意味します。治療と治療のあいだに血球数をチェックしながら、化学療法を数コースおこないます」血球数が回復したら、三週間後ごとに同じコースをまた最初から繰り返します——それは、シューシュポス（ギリシャ神話に登場する王。死後地獄で大石を山に押し上げる罰を負わされたが、石は山頂に近づくたびにもとの場所に転がり落ちた）が味わったのと同じような苦しみだった。

最初のコースで髪が抜けると思われます。生涯にわたって不妊になるのは避けられないでしょう。白血球数が激減すると、命にかかわるような感染症の危険性も出てきます。なかでも一番心配なのは、抗がん剤によって将来、新たながんが発生する可能性がある点です。彼はうなずいた。彼の頭のなかで一つの考えがしだいに速度を増しながら駆けめぐり、やがて大きな衝撃を彼にもたらすのを、私はじっと見守るしかなかった。

「長丁場になるのはまちがいありません。マラソンみたいなものです」比喩をどうにか探して、私はたどたどしい口調で弁解がましく言った。「でも、ゴールは必ずあります」

黙ったまま、彼はもう一度うなずいた。そんなことはもうとっくに知っているとでも言いたげに。

オーマンと会ってからまもないある水曜の朝、私は受け持ち患者を診察するために、ボストンを横断するバスに乗って、ダナ・ファーバーがん研究所に行った。私たちのあいだではその研究所はたいてい「ファーバー」と呼ばれていた。生前からすでに大物だった彼は、死後さらにその存在感を増していた。彼の名のついた研究所は、今では科学者と医師が所狭しと働く一六階建てのコンクリートの迷宮、研究所と病院と薬局と化学療法病棟を兼ねた総合施設となっていた。従業員の総数は二千九三四名。数十の会議室と数え切れないほどの研究室、洗濯室と四個所に設置されたエレベーター群、それに、いくつもの図書館が備えつけられていた。その昔、ファーバーが過ごした地下の研究室はもうとっくに、まわりにできた巨大なビル群に圧倒されていた。必要以上に大規模に建てられ、必要以上に飾りたてられた広大な中世の寺院のように、「ファーバー」はとうの昔に、自らの殿堂をすっかり呑み込んでしまっていた。

新しいビルに足を踏み入れると、ロビーに飾られたファーバーその人の油彩の肖像画――かすかに顔をしかめ、かすかに微笑んだ、いかにも彼らしい表情を浮かべて――が、こちらを見返した。彼の小さなかけらがそこらじゅうに散らばっているように感じられた。フェローのオフィスへと通じる廊下には、今も、彼がかつてジミー基金クリニックのために画家に描かせたアニメのキャラクターの「肖像画」が残っていた。白雪姫、ピノキオ、ジミニー・クリケット、ダンボ。私たちが生検に使う骨髄針はまるで別の時代からやってきたように感じられた。ひょっとしたら五〇年前にファーバーや彼の弟子が研いだものかもしれなかった。研究室や外来を歩いていると、今にもがんの歴史に遭遇しそうに思えた。ある朝、私は実際に遭遇した。エレベーターに大慌てで乗り込んだ拍子に、危うく車椅子の老人とぶつかりかけたのだが、最初は患者だと思ったその人物は、一六階の自分のオフィスに向かう途中の、現在は名誉教授のエミル・フライだった。

その水曜の朝に私が診察したのは、ビアトリス・ソレンソンという名の七六歳の女性だった。ビー――彼女はそう呼ばれるのを好んだ――は自然史の教科書に出てくる、自分の体重の一〇倍もある物を運んだり、身長の五倍の高さまで跳んだりできる小さな昆虫や動物を連想させた。とても小柄で、体重は三八キロ、身長は一三五センチしかなく、小鳥のような顔立ちと冬の小枝のような繊細な骨格の持ち主だった。しかし彼女は、体の軽さを魂の重さで相殺するかのように、その小さな体格に力強い人格を宿していた。海兵隊員として二つの戦争の軍務に就いた経験もあった。診察台の上の彼女を見下ろすように立っていると、私はどことなく決まりの悪い、謙虚な思いに打たれた。まるで自分のほうが彼女の魂に見下ろされているように感じたのだ。

ソレンソンは膵臓がんを患っていた。腫瘍は二〇〇三年の夏の終わりに偶然発見された。腹痛発作と下痢で受診した際に受けたCT検査で、膵尾部《すいびぶ》に四センチの腫瘤が見つかったのだ（振り返って考えると、下痢はがんとは無関係だったのかもしれない）。勇敢な外科医ががんの切除を試みたが、切除断端に腫瘍細胞が残っていた。もともと陰鬱な分野である腫瘍学においてもそれは――切除不能な膵臓がんは――もっとも陰鬱なものだった。

ソレンソンの人生はひっくり返った。「とことん闘う」彼女は最初、私にそう言った。われわれは闘った。秋の初めに放射線療法をおこない、その後、５‐フルオロウラシルを用いた化学療法をおこなった。が、治療を続けているまさにそのあいだにも、腫瘍は大きくなっていった。冬、ゲムシタビン（ジェムザール）という新しい薬に切り替えたが、腫瘍細胞はその薬を無視し、まるで嘲笑うかのように肝臓に転移し、痛みを生じさせた。ときどき、薬をまったく使わなかったほうがよかったのではと思えることすらあった。

その朝ソレンソンは、ほかに打つ手があるかどうか訊くために病院にやってきた。白いズボンに白いシャツを着て、薄い皮膚にはしわが刻まれていた。もしかしたら泣いていたのかもしれないが、彼女の顔に浮かんだその暗号のような表情を、私は解読できなかった。

「妻はどんな治療でも試すつもりです。どんな治療でも」と彼女の夫は訴えた。「見かけよりもずっと強いですから」

しかしどれほど強くても、もう試すべき治療は残っていなかった。次に来るはずの明らかな質問に立ち向かうことができず、私は視線を落とした。彼女の主治医は椅子に座ったまま、居心地悪そうに姿勢を変えた。

ビアトリスがとうとう気まずい沈黙を破った。「ごめんなさいね」彼女は肩をすくめ、私たちの向こうをうつろな目で見ながら言った。「もう打つ手はないのよね」

われわれは恥じ入って、頭を垂れた。自らの専門分野の無力さに直面した医師を患者が慰めるのは、きっとこれが初めてではないのだろうと私は思った。

別々の朝に診察された、二つの腫瘍。あまりにもちがいすぎる、二つのがんの姿。片方はほぼ確実に治せるのに対し、もう一方は、決して止められない死への急降下だった。ヒポクラテスが未熟にも、すべての腫瘍を一緒くたにするカルキノス *karkinos* ということばを考え出してからほぼ二五〇〇年経った今も、がんの分類という点では、腫瘍学はまったく進歩していないかのようだった。オーマンのリンパ腫もソレンソンの膵臓がんも、もちろん、「がん」、すなわち、悪性細胞の増殖にほかならなかったが、その二つの病気は予後という点においても、性質という点においても、これ以上ないというくらい異なっていた。両者を「がん」という同じ名前で呼ぶこと自体、時代錯誤のように感じられた。脳卒中から出血から痙攣にいたるまで何もかもひっくるめて「発作」と呼んだ中世の習慣と大差ないように。ヒポクラテスと同様にわれわれも、あらゆるしこり《ランプ》を未熟にも一緒くた《ランプ》にしてしまっているのではないか。

しかし未熟だろうとなかろうと、がんを一緒くたに扱う考え方こそが――がんは多様な疾患ではなく単一の疾患なのだという揺るぎない信念こそが――一九六〇年代にラスカライツを活気づかせていた思想だった。腫瘍学は統一的な真実、一九六二年のファーバーのことばを借りれば「普遍的な治療法」を探し求めていた。そして、一九六〇年代の腫瘍学者があらゆるがんを治す単一の治療法を思い浮かべていたのだとしたら、それは、彼らの念頭にあったのががんという名の単一の疾患だったからにほかならない。一種類のがんを治せれば、必然的に、別の種類のがんも治すことができ、まるで連鎖反応のように、さまざまな臓器のがんを次々と治していける。彼らはそう信じていた。まるでドミノが倒れるように、悪性の殿堂全体が崩れるはずだと。

その想定――単一のハンマーが単一の病を叩きつぶすはずだという考え――こそが、医師や科学者やロビイストにバイタリティーとエネルギーを注ぎ込んでいた。ラスカライツにとってはそれこそが組織化の基本原則であり、信念の源であり、彼らを導く唯一の確かなかがり火だった。実際、ラスカライツがワシントンで追い求めたがん対策の政治的な統合（一人の医師、または一人の科学者に導かれた、単一の研究機関および単一の資金源）も、がんを単一の病気（たった一つの脈絡しか持たないワンパターンの物語）として統合する、より深い医学的な概念に基づいていた。この包括的で壮大な物語なくしては、メアリ・ラスカーもシドニー・ファーバーも、標的を絞った系統的な闘いを思い描くことはできなかったはずだ。

ベン・オーマンをあの夜、急患室へ連れてきた病気であるホジキンリンパ腫が腫瘍学の世界に登場したのは比較的遅かった。発見者のトーマス・ホジキンは背の低いやせ形の一九世紀のイギリスの解剖学者で、エドワード・リア（一八一二〜一八八八。イギリスの画家、ナンセンス詩人）の詩から抜け出てきたような、スペード形の顎ひげと立派な鼻が特徴的な人物だった。ホジキンは一七九八年、ロンドン郊外の小さな村、ペントンヴィルのクエーカー教徒の家に生まれた。*2 早熟な子供はあっというまに、いっそう早熟な青年に成長し、地質学、数学、化学と、気の向くままにさまざまな分野に手を出した。地質学者として短期間修行を積んだあと、薬剤師の勉強をし、最終的に、エディンバラ大学の医学部を卒業した。

偶然の出来事がホジキンを病理解剖学へといざない、いずれ彼の名前がつくことになる疾患へと導くことになった。一八二五年、ロンドンのセント・トーマス・アンド・ガイ病院で医師間の争いが起き、その結果、由緒ある病院が二つに分裂した。ガイ病院と、その新たなライバル、セント・トーマス病院に。多くの離婚がそうであるように、この二つの病院の離婚もまた、財産分与をめぐる熾烈な争いを生んだ。その「財産」とは、気味の悪い一連のコレクション――医学部の学生の教材用に貯蔵された、鼻をつくホルマリン入りの瓶にはいった脳や心臓や胃や骨などの貴重な解剖標本――のことだった。セント・トーマス病院がそれらの貴重な標本を手放すのを拒んだため、ガイ病院は大急ぎで新たな解剖学博物館をつくらなければならなくなった。そして、二度目のパリ訪問で死体の解剖法を学んで帰ってきたばかりのホジキンが、すぐにガイ病院の新しい解剖学博物館の標本集め責任者として抜擢された。その仕事のもっとも創意に富んだ学問的な特典はもしかしたら、彼に与えられた新しい役職名だったのかもしれない――「博物館館長および死体の調査官」という。

ホジキンは大変すぐれた死体の調査官であり、きまじめな館長だった。なにしろ何百もの標本をたった数年で集めたのだ。しかし標本集め自体は平凡な仕事であり、ホジキンの特殊な才能が発揮されたのは、むしろそれらの分類整理に関してだった。病理学者であると同時に図書館司書にもなった彼は、独自の病理学の分類法を考案した。彼が標本を保管していた最初の建物は、今ではもう取り壊されてしまったが、ホジキンが集めた本物の標本が現在も展示されている新しい博物館は、まったく驚くべき建物だ。建物の奥まった場所にある四部屋に囲まれた吹き抜け空間は、錬鉄とガラスでできた巨大な「ウォーク・インびっくり箱」だ。ドアからなかにはいって階段をのぼると、下に向かって滝のように続く回廊のてっぺんに出る。すべての壁にはホルマリン入りの瓶がずらりと並んでおり、ある回廊には肺、別の回廊には心臓、脳、腎臓、骨といった具合に分類されている。病理解剖標本を日付や疾患ではなく臓器ごとに分類するという彼のこのやり方は一つの啓示となった。このようにして体内に概念的に「住む」ことによって——意のままに体内に出たりはいったりし、その過程で臓器と系の関係性に気づいたことで——ホジキンはいつしか、パターンのなかのパターンをとっさに、ときにはまったく無意識のうちに、見分けられるようになっていた。

一八三二年の初冬、ホジキンは、珍しい全身病を患った一連の剖検例——ほとんどが若い男性だった——について発表した。[*3] その病気の特徴は、彼のことばを借りれば「リンパ節の不可解な腫脹」だった。ちがいの見分けられない目には、それは結核か梅毒——リンパ節腫脹を起こす疾患としては当時より一般的だった——による腫脹と映ったはずだ。しかしホジキンは、自分はまったく新しい病気に、それらの若い男性に特徴的な未知の病理に遭遇したのだと確信した。この七例の剖検例について彼は詳細に記録し、『リンパ節と脾臓に病変を持つ一連の症例』と題した論文をロンドン王立医学・外科学会に発表する。

強迫観念に取り憑かれたような一人の若い医者が、昔からよくある腫れ物を、新しい病理学の瓶に分類したなどという話に興味を示す者はほとんどいなかった。報告によれば、学会員のうち、その講演を聞きにいったのはわずかに八人だったといわれている。彼らは黙ったまま会場をあとにし、埃をかぶった出席表に名前を書くことすらしなかった。

ホジキン自身も、自らの発見に関してはいささかのばつの悪さを感じていた。「病理学の論文というものは、根治的な治療にしろ、一時的な治療にしろ、治療についてのなんらかの示唆がなければ、ほとんど無価値だとみなされるのかもしれない[*4]」と彼は書いている。治療に関する示唆もないまま、ただ病気を描写するのは虚しい学問的な訓練にすぎない、と彼は思った。知力の浪費にすぎない。論文を発表してからほどなくして、彼は医学の世界から離れはじめ、一八三七年、上司との激しい政治的な口論のあと、ガイ病院の博物館館長の職を辞した[*5]。その後、セント・トーマス病院の館長として短期間働いたのち（反発から生まれたようなそんな関係が長続きするわけがなかった）、一八四四年、彼は研究活動から完全に身を引き、彼の始めた解剖学研究もやがて中止された。

ホジキンの死から約三〇年後の一八九八年、患者のリンパ節を顕微鏡で観察していたオーストリアの病理学者、カール・ステルンベルグは、あたかも自分を見つめ返しているような一連の変わった細胞を発見した[*6]。二裂の核——「フクロウの目」と彼は呼んだ——を持つ無秩序に分布する巨大細胞がリンパ節の森からむっつりとこちらを見つめていたのだ。ホジキンの病理学的な発見がついに細胞レベルで解明された。それらのフクロウの目細胞は悪性のリンパ球、すなわち、がん化したリンパ球だった。ホジキンリンパ腫はリンパ節のがん、リンパ腫だったのだ。

病気をただ描写するだけの自分の研究にホジキンは失望していたかもしれない。だが彼は、注意深い観察の重要性を過小評価していた。一心不乱に解剖学だけを研究することによって、彼はこのリンパ腫についてのもっとも重要な事実に突きあたっていたのだ。それは、ホジキンリンパ腫は一つのリンパ節から別のリンパ節へと局所的に広がる特殊な性質を持つ、という事実だ。ほかのがんはもっと気まぐれだ――ある腫瘍学者のことばを借りれば、より「移り気」[7]なのだ。たとえば肺がんは、肺の結節として始まるが、やがてともづなを解いて歩きまわり、いつのまにか脳に到達している。膵臓がんは、骨や肝臓といった遠隔臓器に悪性細胞をまき散らす悪名高きがんだ。しかし、解剖学者の発見した病であるホジキンリンパ腫は解剖学的に言って、たいへんうやうやしかった。まるで吟味された規則正しい歩調で歩いているかのように、リンパ節からリンパ節へと――腺から腺へと、ある部位から別の部位へと――移動していった。

一つのリンパ節から隣のリンパ節へと局所的に広がるこの性質がホジキンリンパ腫に、がんの歴史における特別な位置を与えた。ホジキンリンパ腫もまた、悪性疾患のなかのハイブリッドだった。ファーバーの白血病が液体腫瘍と固形腫瘍とのあいだの不明瞭な境界線に位置していたとしたら、ホジキンリンパ腫はより不可思議な国境地帯に位置していた。今にも全身病になろうとしている局所病――いわば、ガレノスのがんに移行しようとしているハルステッドのがんだった。

一九五〇年代初め、スタンフォード大学放射線科の教授、ヘンリー・カプランは、カリフォルニアのカクテルパーティーで、スタンフォード大学の物理学者による直線加速器《リニアック》の実用化計画について耳にした[8]。リニアックはＸ線管の究極の形だった。普通のＸ線管と同じくリニアックも、ターゲットに向けて電子を飛ばし、高エネルギーのＸ線を発生させるが、普通のＸ線管とちがって、電子を充分な速度にまで加速してから金属ターゲットにぶつけるため、より大きなエネルギーを発生させることができる。その結果発生した高エネルギーのＸ線は体の深部にまで到達でき、さらに、組織を透過するだけでなく、細胞を殺すこともできる。

カプランはかつて国立がん研究所（NCI）で、動物の白血病に対するX線治療の研究にたずさわったが、その興味の対象はしだいに、ヒトの固形腫瘍——肺がん、乳がん、リンパ腫——に移っていった。彼はすでに、固形腫瘍を放射線で治療できるのは知っていたが、がん細胞を殺すためには、その名前の由来であるカニの甲皮のようながんの外皮を突き破らなければならなかった。リニアックの高密度で鋭い、ナイフのようなビームなら、組織の奥深くに埋まったがん細胞に到達できるかもしれない。彼はそう考えた。一九五三年、彼は、病院用のリニアックを特別にあつらえてもらうようスタンフォード大学の医師と技師のチームを説得し[*9]、一九五六年にようやく、サンフランシスコにある金庫を思わせるような倉庫に、リニアックが設置された[*10]。フィルモア・ストリートとミッション・ヒルとのあいだの往来をどうにかくぐり抜けて、カプラン本人が、近所のガソリンスタンドのオーナーから借りた自動車用ジャッキを使って巨大な遮蔽用鉛板を運び込んだ。

鉛板に空《あ》いた小さな穴をとおして線量と焦点をコントロールした高エネルギーのX線ビーム——何百万電子ボルトにも高められた爆発的エネルギー——をがん細胞にあてれば、今ではどんながん細胞も殺せるようになった。だが、標的としては、どのがんを選べばいいのだろう？　NCIでカプランがなんらかの教訓を学んだとすればそれは、一つの病気を顕微鏡レベルで深く探求すれば、病気の宇宙全体を推定できるということだった。カプランがリニアックの標的として探していたがんの特徴は、すでにはっきりしていた。リニアックがそのキラービームを照射できるのは局所にかぎられていたため、標的は全身に広がるがんではなく、局所的ながんでなければならなかった。白血病は論外だった。乳がんと肺がんも重要な標的だったが、どちらもいつのまにか全身に広がる先の読めない移り気ながんだった。カプランの知的な鋭い目は悪性腫瘍の世界を隈なく探しまわり、そしてついに、もっともふさわしい標的を見つけた。つまり、ホジキンリンパ腫を。

「ヘンリー・カプランはホジキンリンパ腫そのものだった」[11]かつてNCIの主任研究員だったジョージ・カネロスは椅子の背にもたれて私に言った。私たちは彼のオフィスにいた。彼は手書き原稿や小論文、記事や本、カタログや論文を探し、カプランの写真を見つけるたびにそれをファイルから取り出した。NCIで書類の束を見つめている蝶ネクタイ姿のカプラン。スタンフォード大学でリニアックの脇に立っている、白衣姿のカプラン――五〇〇万ボルトのプローブが鼻のすぐそばにあった。

ホジキンリンパ腫をX線で治療したのはカプランが初めてではなかったが、もっとも根気があり、もっとも入念で、もっともひたむきだったのはまちがいなく彼だった。一九三〇年代半ばに、スイスの放射線医、レネ・ギルバートは、ホジキンリンパ腫によるリンパ節の腫脹が放射線で著しく縮小したと発表した。[12]しかしギルバートの症例のほとんどは治療後に再発し、しばしば放射線を照射した領域に隣接するリンパ節が腫れた。トロント総合病院のカナダ人医師、ヴェラ・ピーターズはギルバートの研究をさらに押し進め、腫脹している一個のリンパ節だけでなく、リンパ節群全体に照射野を拡大し、その戦略を「拡大野照射」と名づけた。一九五八年、ピーターズはその照射法で治療した一群の患者の予後を統計学的に調査し、拡大野照射は初期のホジキンリンパ腫患者の長期予後を大きく改善すると発表した。[13]しかしピーターズの調査は後ろ向き研究――以前に治療した患者を対象にした、過去にさかのぼった分析――だったために、より厳密な医学研究、すなわち無作為化臨床試験をおこなう必要があった（後ろ向き研究では、医師が患者を選ぶ際のバイアスや、予後良好な症例だけをカウントしてしまうといったバイアスがはいり込みやすい）。

ピーターズとは無関係に、カプランもまた、拡大野照射が患者の予後を改善し、初期のホジキンリンパ腫を完治させる場合すらあることを発見していたが、それを証明する正式な証拠が欠けていた。

一九六二年、学生の一人にその点を指摘されたのをきっかけに、ヘンリー・カプランは自らの理論を証明するための臨床試験に乗り出した。

カプランが考案した臨床試験は、現在でも研究デザインのお手本の一つに位置づけられている。[*14] L1トライアルと呼ばれるその最初の臨床試験で、カプランは患者を同数に分け、一方のグループには拡大野照射を、もう一方のグループには「病巣部」のみの限局的な照射をおこなって、治療後の再発のない生存期間を曲線にプロットした。明白な結果が出た。拡大野照射——ある医師はそれを「小心な放射線治療[*15]」と呼んだ——はホジキンリンパ腫の再発率を劇的に減少させると判明したのだ。

しかし再発率の減少イコール完治ではないことを知っていたカプランは、さらに探求を続けた。[*16] 二年後、スタンフォード大学のチームは大動脈（心臓から出る弓形の大血管）周囲のリンパ節を含むより広い照射野を考案し、さらに、彼らの成功にとって不可欠となる革新的なやり方を導入した。カプランは、放射線療法の恩恵を受けるのは限局型のホジキンリンパ腫の患者だけだと知っていた。そこで、放射線療法の効果を正確に検証するためには、ホジキンリンパ腫が隣接する数個のリンパ節のみに限局している患者集団だけを臨床試験の対象にすべきだと気づいたのだ。リンパ腫が全身に広がった患者を除外するために、彼は一連の検査を用いて患者をステージ分類した。血液検査、詳細な診察、リンパ管造影と呼ばれる検査（いわば、リンパ節のCTスキャンの祖先のようなもの）、骨髄生検。それだけの検査をしても、カプランはまだ満足しなかった。念には念を入れるために、開腹してリンパ節生検をおこない、必ずや限局型のホジキンリンパ腫の症例だけが臨床試験の対象となるようにした。

照射線量は今では大胆なまでに増加していた。が、喜ばしいことに、治療成績もいっきに向上した。再発のない生存期間は格段に延び、今では数十カ月——やがては数年——続くようになっていた。最初の患者グループが再発なく五年間生存した時点で、なかにはもう拡大野照射によって完治した症例もあるのではないかとカプランは考えはじめた。そしてついに彼の研究デザインは、サンフランシスコの倉庫から臨床の主流へと躍り出たのだ。

しかし、そういえば、ハルステッドも同じ馬に賭けて、そして負けたのではなかったか？　同様の理論――治療の範囲をどんどん拡大していく――に基づいていた根治手術はその後、いっきに転落したのではなかったか？　ハルステッドが失敗したのに、なぜカプランは成功したのだろう？

第一の理由は、カプランが治療対象を初期のステージの患者だけに厳密に絞ったためだった。放射線を照射する前に彼は長い時間を費やして患者をステージ分類し、そうして治療対象を厳しく絞った結果、成功率を著しく上げることができたのだ。

二番目の理由は、病気の選択が適切だったからだ。ホジキンリンパ腫はたいていの場合、限局型である。「ホジキンリンパ腫を完治させようとするあらゆる試みの根底にあるのは[*17]」と、ある評論家は一九六八年の《ニューイングランド・ジャーナル・オブ・メディシン》に書いている。「ホジキンリンパ腫はそのほとんどが限局型だという仮定である」カプランはホジキンリンパ腫に本来そなわった生物学的特徴を非常に重視した。もしホジキンリンパ腫が体じゅうを動きまわる移り気な病（あるタイプの乳がんのように、知らず知らずのうちに広がるような病）だったとしたら、ステージ分類に頼るカプランの戦略は、どれほど綿密な検査をしたところで、必ずや失敗したことだろう。自分の治療法に病気を合わせようとするのではなく、自分の治療法を適切な病気に合わせようとしたところに、カプランの勝因があったのだ。

このシンプルな原則――ある特定の治療法を特定のタイプのがんの、特定のステージに綿密に合わせること――は、やがて、がん治療に充分な恩恵をもたらすことになった。初期のステージの限局型のがんと、広範囲に広がった転移型のがんとは——たとえ同じ種類のがんでも——本質的にちがっている場合が多いことにカプランは気づいた。ホジキンリンパ腫が一〇〇回発生すれば、たとえ病理学的には同じ病気に分類されたとしても、一〇〇とおりの異なる性質が存在する。がんには気性があり、人格があり、習性がある。その生物学的な多様性は治療の多様性を要求する。同じ治療をすべての患者に無差別に適用することはできない。しかし、たとえカプランが一九六三年にその事実を一〇〇パーセント理解していても、そして、ホジキンリンパ腫の治療によってその事実を完璧に証明しても、次世代の腫瘍医が同じ事実に気づくまでには、さらに何十年という歳月を要した。

行軍中の軍隊

われわれは行軍中の軍隊である。*1

——シドニー・ファーバー、一九六三年

次の段階——完治——はほぼまちがいなく訪れる。*2

——ケネス・エンディコット
国立がん研究所（ＮＣＩ）所長、一九六三年

（がんの）長期生存を達成するのに攻撃的な多剤併用療法が役立つかどうかはまったく不明だ。*3

——Ｒ・スタイン（科学者）、一九六九年

一九六三年の晩夏の午後、当時国立がん研究所（ＮＣＩ）のシニア・フェローだったジョージ・カネロスが臨床センターに行くと、エミル・フライが無我夢中で黒板になにやら走り書きをしていた。*4 長い白衣に身を包んだフライが書いていたのは化学物質のリストと矢印だった。黒板の片側には細胞障害性薬剤のリスト——シトキサン、ビンクリスチン、プロカルバジン、メトトレキサート——が書

かれていて、反対側にはズブロドとフライが新たな標的にしたいと考えているがんの種類が書かれていた。乳がん、卵巣がん、肺がん、リンパ腫。片側から反対側に引かれたチョークの線が、細胞毒性薬剤の組み合わせとがんとを結びつけていた。一瞬、フライはあたかも数学の方程式を導き出しているかのように見えた。A＋BはCを殺す、E＋FはGを殺す、といった具合に。

フライのリストにあった薬は主として三つの源に由来していた。アミノプテリンやメトトレキサートは、直感的ではあるが的確な科学者の推測の産物だった（ファーバーがアミノプテリンを発見したのも、葉酸拮抗薬が白血病の増殖を抑制するかもしれないと推測したのがきっかけだった）。ナイトロジェンマスタードやアクチノマイシンDは、マスタードガスや土壌細菌など、がんを殺す作用が偶然発見された源に由来していた。さらに、6‐メルカプトプリン（6‐MP）などは、薬物スクリーニング（何千種類もの化学物質のなかから抗がん作用を持つほんのひと握りの化学物質を探し出すための作業）によってもたらされた。

これらすべての薬に共通する、注目すべき特徴は、がん細胞であれ、正常細胞であれ、どんな細胞の増殖も無差別に抑制するという点だった。たとえばナイトロジェンマスタードは、DNAを損傷することによって分裂中の細胞をほぼすべて殺すが、細胞のなかでもっとも分裂のさかんながん細胞をやや優先的に殺す。理想的な抗がん剤をデザインするには、がん細胞だけに存在する分子の標的を見つけてその標的を攻撃する化学物質をつくらなければならなかった。しかし一九六〇年代にはまだがんの根本的な生物学はほとんど理解されておらず、そのような分子標的を見つけるというのは不可能だった。だが、標的はなくとも、フライとフライライクは何人かの子供の白血病を治癒させていて、それはつまり、一般的な細胞毒でも、充分な量を投与しさえすればがんを消し去ることができるということを意味していた。

その論理には確かに、人を催眠術にかけるような魅力があった。当時国立がん研究所（ＮＣＩ）のフェローだったヴィンセント・デヴィータは次のように書いている。「一九六〇年代の新世代のがん研究者たちは、細胞毒性化学療法はどんな種類の進行がんでも治せるのだろうか、という包括的な疑問に取り組んでいた」[*5] フライとズブロドにとって、そんな「包括的な疑問」に答える唯一の方法は、増大しつつある併用化学療法の兵力を別の種類のがん――今度は固形腫瘍――に適用して、白血病の治療の際にとおった道のりをたどりなおしてみることだった。もし別の種類のがんもこの治療戦略に反応したなら、腫瘍学はついに、包括的な疑問に対する包括的な答を見つけることになる。すべてのがんの治療法に手が届くことになる。

それでは、どのがんで試せばいいだろう？　カプランと同じく、ズブロドとデヴィータとカネロスもまた、ホジキンリンパ腫を選んだ。固形腫瘍と液体腫瘍とのあいだの定義の曖昧な境界線上にある、肺がんや乳がんといった固形腫瘍と白血病をつなぐ踏み石のようながんだ。スタンフォード大学でカプランはすでに、ホジキンリンパ腫がきわめて正確にステージ分類できること、さらに、限局型のホジキンリンパ腫は高線量の拡大野照射で完治させられることを証明していた。つまりカプランは、局所放射線療法で限局型のホジキンリンパ腫を完治させることによって、方程式の半分を解いて見せたのだ。もし転移型のホジキンリンパ腫も、より全身的で強力な併用化学療法で完治させられるなら、ズブロドの「包括的な答」はその時点で初めて、信憑性を持ちはじめる。つまり、方程式が完全に解かれたことになる。

ニューヨークのヨンカーズの荒っぽい界隈で育ったヴィンセント・デヴィータは、ずばずばものを言う、恐れを知らぬ喧嘩っ早い男だった。しゃにむに突き進んで大学と医学校を卒業し、一九六三年にNCIにやってくると、ズブロドとフライとフライライクのつくりなす魅惑的な軌道にすっかり引き込まれた。三人の型破りなやり方——彼は三人を「がん研究マニア」[*6]と呼んだ——にあっというまに魅了されたのだ。三人は向こう見ずな医学研究者であり、患者を殺しかねないような新薬を考え出す曲芸家であり、そして、死に挑戦しつづけていた。「適切な薬を使えばほんとうにがんを治せるってことを、疑い深い連中に証明してみせなければならない」彼はそう確信し、一九六四年初め、疑い深い連中の過ちを証明すべく、動き出した。

デヴィータ主導のもとでおこなわれた進行型ホジキンリンパ腫に対する最初の強化化学療法は四剤を併用するプロトコールで、その非常に毒性の高い組み合わせ——メトトレキサート、ビンクリスチン（オンコビン）、ナイトロジェンマスタード、プレドニゾン——はMOMPと呼ばれた。治療されたのはわずか一四人。全員が強い副作用に苦しみ、白血球数が激減しているあいだは感染症を避けるために隔離病棟への入院を余儀なくされた。予想どおり、そのプロトコールはNCIで痛烈に批判された。[*7]毒の混合物のつくり出す死の世界への途方もない大ジャンプだ、と。しかし、フライが調停にはいって批判者を沈黙させ、どうにかプログラムを継続させた。

一九六四年、デヴィータはプロトコールに改良を加えた。メトトレキサートをより強力な薬剤であるプロカルバジンに変え、治療期間を二カ月半から六カ月に延長した。志を同じくするNCIの若いフェローのチームとともにデヴィータは、進行型ホジキンリンパ腫患者を、MOPPと名づけられたこの新しい臨床試験へ登録しはじめた。[*8]ホジキンリンパ腫もリンパ性白血病と同様にまれな疾患だったが、症例探しに苦労することはなかった。B症状を伴うことの多い進行型のホジキンリンパ腫は例外なく予後不良だったために、患者である若い男女（ホジキンリンパ腫の好発年齢は二〇代、三〇代である）は手の施しようのない症例としてよくNCIに紹介され、臨床試験の理想的な対象となったからだ。わずか三年のあいだに、デヴィータとカネロスのもとには驚くべきペースで症例が集まり、症例数は最終的に四三症例になった。九例にはすでにカプラン式の拡大照射がおこなわれていたが、がんは容赦なく進行し、今では播種性病変となっていた。単独の抗がん剤でその場しのぎ的に治療された例もあったが、長期的な寛解《かんかい》が得られた例はなかった。

より年少の白血病患者グループがかつてそうしたように、新たな患者集団が二週間ごとにＮＣＩにやってきては臨床センターのプラスチックの椅子に陣取り、政府支給のクッキーの前に列をつくり、そして、恐ろしい抗がん剤の猛攻撃が始まるのを待った。最年少は肺と肝臓に転移の広がった、まだティーンエージャーにもならない一二歳の少女だった。ホジキン細胞が胸膜腔に散らばっていた一三歳の少年は、胸壁と肺のあいだに溜まった悪性胸水のために呼吸困難を訴えていた。最年長は肥大したリンパ腫の圧迫によって腸の入り口が狭くなっていた六九歳の女性だった。

ＶＡＭＰの恐怖が感染症による死——力なく人工呼吸器につながれた子供、ほぼゼロに近い白血球数、血液中を漂う細菌——だったとしたら、ＭＯＰＰの恐怖は内臓の症状、すなわち、嘔吐による死だった。治療に伴う吐き気はすさまじく、なんの前触れもなく患者を襲ったかと思うと、同じくらい唐突におさまった。吐き気のあまりの強烈さに、患者がうつ状態に陥ることもあった。患者の多くは近くの市《まち》から二週間ごとに飛行機でやってきたのだが、飛行機の揺れと、血中の抗がん剤の揺れとに耐えながらの帰路は、多くの者にとって病気そのものより悲惨な悪夢だった。

しかし、嘔吐はただの前触れにすぎなかった。デヴィータが多剤併用療法を猛然と進めていくにつれ、より深刻な新しい副作用が明らかになった。化学療法は男性患者を、ときに女性患者も、永久に不妊にし、さらに、細胞毒性薬剤による免疫機能の破壊によって、特殊な感染症が起きた。ニューモシステス・イヴェロチという病原体による珍しい肺炎の最初の成人例は、ＭＯＰＰ療法を受けていた患者の一人だ（一九八一年に免疫機能の低下した男性同性愛者のあいだで自然発生するその同じ肺炎は、ＨＩＶ流行の到来をアメリカに告げることになる）。しかしもっとも深刻な副作用が現われるのは、治療から約十年経ってからのことだった。ホジキンリンパ腫を克服した数人の若い男女で、以前受けたＭＯＰＰ療法が原因の新しいがん――たいていは抗がん剤の効かない、非常にたちの悪い白血病――が発生したのだ。放射線と同様、細胞毒性化学療法もまたもろ刃の剣であり、がんを治す一方で、がんの原因ともなった。

次々に出現する副作用はまちがいなく容赦のないものだったが、それでも、治療の初期段階ですでに成果が現われていた。多くの若い男女で、手で触ってはっきりわかるほど腫大していたリンパ節が数週間で消失し、ホジキンリンパ腫による消耗で体重が二二キロも減少していたイリノイ州の一二歳の少年は、[*9]治療を始めて三カ月で体重が一・五倍近く増え、六〇センチも身長が伸びた。腫大したリンパ節による臓器の締めつけが緩み、胸水が徐々に消えていき、腸管の結節が消失した。月日が経つにつれ、多剤併用化学療法がふたたび金を掘りあてたことが明白になってきた。半年が経つころには、四三人中三五人が完全寛解《かんかい》を達成していた。ＭＯＰＰ臨床試験には対照群はなかったが、対照群などなくとも、その効果はもはや疑う余地がなかった。奏功率と寛解率は進行性ホジキンリンパ腫では前例がないほど高く、さらに、成功は長期間続いた。最初に治療された患者の半数以上が完治したことが、のちに判明したのだ。

最初は化学療法の有効性を信じていなかったカプランですら、驚嘆した。「何人かの進行がんの患者が再発することなく生存している」[*10]と彼は書いている。「多剤併用化学療法の到来によって、以前は治療法のなかったホジキンリンパ腫のステージⅢやステージⅣの患者の予後が劇的に改善された」

一九六八年五月、ＭＯＰＰの臨床試験が予期せぬ絶頂に向かってのぼりつづけていたちょうどそのころ、リンパ性白血病の世界にも同じくらい予期せぬニュースがもたらされた。

それは、フライとフライクのＶＡＭＰ療法が不可解で冷酷な事実に突きあたったことを告げるニュースだった。ＶＡＭＰはほとんどの小児患者の血中や骨髄から白血病細胞を消し去ったものの、その後、がんは脳で爆発的に再発した。一九六二年、ＶＡＭＰが終了してから数カ月以内に、子供たちの多くが一見無害な神経症状を訴えて、おぼつかない足取りで病院に戻ってきたかと思うと、それから一、二週間のあいだにまたたくまに亡くなった。一度は国立がん研究所（ＮＣＩ）の成功物語として大いに宣伝されたＶＡＭＰだったが、今ではいつ終わるとも知れない悪夢にはいり込んでいた。最初のプロトコールで治療された一五症例のうち、生き残ったのはわずかに二例。初期の研究を牽引していたＮＣＩの研究者たちの野心と虚勢は、今では冷ややかな現実に向かって転げ落ちていった。ひょっとしたらファーバーの批判は正しかったのかもしれない、と彼らは思った。リンパ性白血病にもたらすことができるのはせいぜい一時的な寛解《かんかい》であって、治癒ではないのかもしれない。結局のところ、姑息的治療が最良の選択なのかもしれない。

しかし一度高用量化学療法の成功を味わったあとでは、もはや楽観の大きさを縮小することはできなかった。ＶＡＭＰすら不充分だったとしたら？　患者が耐えうる限界までプロトコールを強化できるとしたら？

この闘争的な軍隊のリーダーは、テネシー州メンフィスで新たに始まる白血病プログラムの責任者としてボストンから派遣された、ファーバーの秘蔵っ子、三六歳の腫瘍学者、ドナルド・ピンケルだった。☆多くの点で、メンフィスはボストンとは正反対だった。人種間の対立が生む緊張とロックンロールに揺れる市《まち》であり、ゴールドとピンクのグレイスランド（エルヴィス・プレスリーの旧邸宅）に象徴される南部と、社会から隔離された黒人居住区に象徴される北部のあいだを旋回しているような市《まち》だった。不穏で、気まぐれで、色彩に富んだ、一年じゅう温かい市《まち》であり、そして、医療という観点からは、事実上の無人地帯だった。ピンケルの新しい病院であるセント・ジュード病院（失われた大義のための守護聖人にちなんでつけられた、いかにもふさわしい名）は不毛の地の上に広がるコンクリートの駐車場からむっくりと起き上がった孤独なコンクリートのヒトデのように見えた。一九六一年にピンケルがやってきたとき、病院はほとんど機能していなかった。「実績は皆無で、財務は不明瞭、建物も完成していなかったうえに従業員も医者もいなかった[*11]」

それでもピンケルは、毒性の強い移り気な薬を患者に投与する訓練を積んだ看護婦と、レジデントと、フェローを集め、化学療法病棟を立ち上げた。白血病研究の中枢であるニューヨークやボストンから遠く放り出されていたにもかかわらず、ピンケルのチームのメンバーは、ほかのどんな白血病臨床研究にも打ち勝とうと――中枢を時代遅れにしてみせようと――決心した。高用量併用化学療法の理論を究極まで突きつめようと。かくしてピンケルは臨床研究を次々とおこなって化学療法をその限界にまで押し進めていき、やがて、仲間と一緒に、従来のプロトコールに加えるべき四つの重要な改良点を発見した[☆☆]。

第一に、寛解《かんかい》をもたらすには併用療法が不可欠だが、併用療法だけでは不充分である。おそらく、

☆　ボストンのファーバーのもとで修行を積んだのち、ピンケルはニューヨークのバッファローにあるロズウェル・パークがん研究所で数年を過ごし、一九六一年にメンフィスにやってきた。

☆☆　白血病プロトコールの開発にあたっては、ジェームズ・ホランド率いるロズウェル・パークのチームと、スローン・ケタリング記念がんセンターのジョゼフ・バーチェナルがピンケルに協力しつづけていた。

併用療法の併用——六剤から七剤、ときに八剤を、もっとも効果的に組み合わせて投与する——が必要である。

第二に、白血病の中枢神経再発は、抗がん剤が——たとえどれほど強力な薬であっても——血液脳関門を通過できないために起こると考えられるため、脳脊髄液への直接的な抗がん剤の注入が必要である。

第三に、脳脊髄液への抗がん剤の注入だけでは不充分な可能性が高い。X線は血液脳関門とは無関係に脳に届くので、脳に残存するがん細胞を殺すためには、高線量の放射線を頭蓋に照射する必要がある。

最後に、ミン・チュウ・リが絨毛がんの治療の際に発見したように、化学療法の治療期間はフライやフライライクの提唱した数週間や数カ月では不充分で、二年から三年まで延長しなければならない。

これら四つの原則から生まれたプロトコールはまさしく「総力」[12]という、ピンケルの同僚の一人が使ったことばでしか表現できないものだった。まず最初に、標準的な抗白血病薬を立てつづけに投与する。その後、定められた間隔を置いて、髄腔穿刺《ずいくうせんし》してメトトレキサートを髄液中に注入し、高線量X線を脳に照射する。さらに、高用量の——「患者の体が耐えうる最大量の」[13]——抗がん剤を交互に投与する強化化学療法をおこなう。たいていは抗生物質と輸液が必要で、しばしば何週間も点滴が続けられる。治療は二年半続き、そのあいだに、放射線療法、血液検査、髄液検査が何度も繰り返され、多種類の薬剤が静脈内に投与される。ある医学雑誌は、そのプロトコールのあまりの厳密さと過酷さをまのあたりにして、論文の掲載を拒んだ。患者の命を奪うことなしに、そこに書かれているとおりの投薬や検査を正確に再現した臨床試験をおこなうのは不可能だと考えたからだ。[14]セント・ジュード病院の医師たちのあいだですら毒性が強すぎるとみなされ、ピンケルの監督のもと、下っ端の医師たちが臨床試験をおこなうことになった。危険性を察知した研究責任者たちが手を出したがらなかったからだ。[*15] ピンケルはそのプロトコールを、「総合的治療」と呼んだ。

　フェロー時代の私たちはそれを、「総合的地獄」と呼んだ。

　カーラ・リードは二〇〇四年の夏、この地獄のなかにはいった。暗い波が次々と打ち寄せるように、化学療法と放射線療法が立てつづけに打ち寄せた。夜、家に帰ったかと思うと（子供たちはもうベッドで寝ていて、夫は夕食をつくって待っていた）、翌朝にはまた病院に戻ることもあった。睡眠と髪と食欲を失い、そして、ことばではうまく表現できないもっと大切な何かを――生命力や、活力や、意志といったものを――失った。彼女はゾンビのように病院内を歩きまわった。点滴室の青いビニールのソファから中央廊下の冷水器へと足を引きずりながらゆっくりと歩き、そしてまた注意深い足取りで戻った。「放射線療法がとにかくつらかった」と彼女は当時を振り返って語った。「顔にマスクをかぶって治療台の上で死体みたいに横たわっていると、もうこのまま目が覚めないんじゃないかって気がしたの」治療が始まった最初の月には定期的にボストンにやってきたカーラの母も今では、フロリダの自宅に引っ込んでいた。赤く目を腫らし、疲れ果てて。

　カーラもまた、自分だけの世界の奥深くに引きこもった。彼女のふさぎ込みは、今では突き破れないほど固い何かに、カニの甲皮のようなものに覆われていた。無意識のうちに、彼女はそのなかにはいり込み、そして、あらゆるものを遮断した。彼女は友人を失った。ある朝私は、最初の通院の際に付き添っていた明るい若い女性がいないことに気づき、彼女に尋ねた。

「今日は一人？」

　カーラは目をそらし、肩をすくめた。「わたしたち、喧嘩したの」その声にはどこか冷たい、一本調子なところがあった。「彼女は必要とされたがっていた。でもわたしは、彼女のその要求を満たしてあげられなかったの。今は無理」

気づけば、私は自分でもあきれるほどに、その友人に同情していた。カーラの主治医として、私も必要とされたかった。でもカーラには、彼女の闘いのごく末端の参加者としてでもいいから、私の存在に気づいてほしかった。彼女自身を回復させるための心のエネルギーすら、ほとんど残っていなかった――ましてや他人の要求を気遣う余裕などあるわけがなかった。彼女にとって、白血病との闘いはあまりに個人的で、内面的なものになっており、自分以外の人間はもはや辺縁にいる、幽霊のような傍観者にすぎなかった。われわれは彼女の頭の外側を歩きまわるゾンビだった。彼女が病院へやってきたときや、帰る前には、いつも決まって気まずい沈黙の瞬間があった。朝、ふたたび骨髄生検をおこなうために、平行に並ぶ病院の照明の放つ温かみのない光のなかを歩きながら、私は自分のなかにある種の恐怖が降りてくるのを感じた。共感しながらも完全に彼女の心を理解することのできない、重苦しさを。

検査が続いた。治療を開始してからの七カ月のあいだに、カーラは六六回通院し、血液検査を五八回、髄液検査を七回、骨髄生検を数回受けた。元看護師のあるライターは、典型的な「総合的治療」を検査で描写している。「診断された日から、エリックの病気は六二八日続いた。その四分の一の日数を彼は入院か通院に費やし、血液検査を八〇〇回受け、腰椎穿刺と骨髄穿刺を幾度となく受けた。X線検査は三〇回、生化学検査は一二〇回、点滴は二〇〇回以上。臨床心理士と数十人の看護師以外に、二〇人もの医師――血液専門医、呼吸器科医、神経科医、外科医、ほかにも、さまざまな分野の専門家――がエリックの治療にたずさわった[*16]」

　ピンケルたちはいったいどんなふうにメンフィスの四歳児や六歳児を説得して、そのような治療を最後までやり遂げさせたのだろう？　それ自体が謎だった。が、彼は実際にやり遂げさせた。一九六八年七月、セント・ジュード病院のチームは、最新の総合的治療の治療成績の予備データを発表した[17]（一九六八年から一九七九年までのあいだに、ピンケルのチームはさらに、一回につき一個所の改良点を加えた臨床試験を合計八回、連続でおこなう）。その臨床試験は無作為化臨床試験ではなく、ある病院でおこなった単一の患者群を対象にした規模の小さな試験でしかなかったが、それでも、その結果は衝撃的だった。メンフィスのチームが治療したのは三一人。そのうち二七人が完全寛解《かんかい》を達成し、再発までの平均期間（診断から再発までの期間のことで、治療の有効性の指標となる）は五年近く——ファーバーの最初の患者の達成した最長の寛解期間の二〇倍以上——にまで延びた。

　しかしもっとも注目すべき点は、最初の患者群の三分の一にあたる一三人もの患者で、がんが一度も再発しなかったという事実だ。患者たちは発表の時点でも生存しており、すでに化学療法は受けていなかった。子供たちは検査のために毎月病院に戻ってきており、もっとも長い寛解期間は、その子の人生の半分にあたる六年目を迎えていた。[18]

　一九七九年、ピンケルは、それまでに総合的治療をおこなった患者全員を再調査した。[19]八回の臨床試験で、合計二七八人がプロトコールを完了し、化学療法を終えていた。そのうち約五分の一が再発。残りの約八〇パーセントは化学療法終了後も一度も再発していなかった——「完治した」と言って差しつかえなかった。「小児急性リンパ性白血病（ＡＬＬ）はもはや不治の病とはいえない」[20]とピンケルは総説のなかで論じている。「最初の治療として姑息的治療を選択するのは、今ではもう適切なアプローチとは言えない」

　彼はもちろん、未来に向かって書いていた。しかし暗に、過去に向かっても書いていた。白血病治療に関してどこまでも虚無主義的だった過去の医師たちに向かって。子供たちを「静かに死なせてやってくれ」と言って、ファーバーに反対した医師たちに向かって書いていた。

荷車と馬

楽観主義に反対しているわけではないが、妄想から生まれる楽観を恐れている。*1
——がんの「治癒」に関するマーヴィン・デイヴィス医師の意見
《ニューイングランド・ジャーナル・オブ・メディシン》より

鉄が熱い今こそ、絶え間なく打ちつづけなければならない。*2
——シドニー・ファーバー、メアリ・ラスカーに宛てた手紙より、一九六五年九月

一羽のツバメは偶然だが、二羽来れば夏になる。ベセスダとメンフィスという二つの機関から臨床試験のめざましい成功が報告されたのをきっかけに、一九六八年の秋までには、がん研究の風景は地殻変動のような大変化を遂げていた。五〇年代末という時代について、デヴィータはこう語っている。*3「その時代に化学療法専門医になるには昔ながらの勇気が要った。がんはいずれ薬に屈するはずだと確信する勇気が。なんとしても証拠が必要だった」

それからちょうど一〇年後、証明という重荷が劇的に取り除かれた。高用量化学療法によってリンパ性白血病が治癒したのはただのまぐれとみなされたかもしれないが、ホジキンリンパ腫でも同じ戦略が成功すると、今ではその戦略こそが原則であるかのように思えてきた。「革命が始まった」*4とデヴ

イータは書いている。国立がん研究所（NCI）所長のケネス・エンディコットも同意見だった。
「次の段階――完治――は必ずやってくる」[*5]

ボストンでは、ファーバーがいつものやり方で、つまり、盛大な公のパーティーを催して、それらのニュースを祝った。パーティーの日にちを決めるのに苦労はしなかった。一九六八年九月、ジミー基金は二一回目の誕生日を迎えた。☆ファーバーはパーティーの開催日をジミー基金の二一歳の誕生日と決め、その日は「がんを患った子供」が成人になった象徴的な日となった。スタットラー・ホテルのインペリアルボールルーム（一九五〇年代にはバラエティクラブがその外に野球ボール形のジミーの募金箱を置いた）で、壮大な祝賀パーティーの準備が整えられた。招待客のリストには、医師、科学者、慈善家、政治家など、ファーバーのパーティにはお馴染みの豪華な顔ぶれがあった。メアリ・ラスカーは出席できなかったが、アメリカがん協会（ACS）のエルマー・ボブストを代理で送り込んだ。NCIからはズブロドが、ベセスダからはケネス・エンディコットが駆けつけた。

誰もが気づいたのは、リストにジミー本人――エイナル・グスタフソン――の名がなかったことだ。ファーバーは彼が今どこにいるのか知っていたが（彼は元気です、とファーバーは記者に曖昧に語っている）、それ以外の事実については匿名のベールで包むことを選んだ。ジミーは偶像であり、抽象概念だとファーバーは主張した。本物のジミーは実のところ、メイン州の田舎の農場で妻と三人の子供とともにひっそり暮らしていた。がんに勝利した印《しるし》である日常を、彼は取り戻したのだ。今では三二歳になっていたが、もう二〇年近くものあいだ、彼自身や彼の写真を見た者はいなかった。

その夜の終わりに、デミタスカップが運び去られるなか、ファーバーは明るい光に照らされたステージにあがった。「ジミーの病院は今」と彼は言った。「科学と医学の歴史におけるもっとも幸運な時期を経験しています」国じゅうの研究所や個人――「バラエティクラブ、映画業界、ボストン・ブレーブス……レッドソックス、スポーツ界、新聞、テレビ、ラジオ」――が、がんのまわりに集結していた。ファーバーは言った。今このボールルームで祝われているのは個人の誕生日ではありません。一つの病気のまわりに結集した、かつては非難されたコミュニティーの誕生日なのです。

自分たちは今まさに飛躍的な前進をしようとしている、とコミュニティーは感じていた。デヴィータのことばにあるように「治療のパズルの最後のピース、すなわち、全身性のがんに対する効果的な化学療法」がついに見つかったのだ。抗がん剤の適切な組み合わせさえ見つかれば、高用量多剤併用化学療法はあらゆるがんを完治させるはずだった。「内科医が手に入れた抗がん剤の兵器庫は……メスを振りかざす英雄的な外科医が二〇世紀初頭に持っていた力と同じくらい強大な力を内科医に与えた」[*6]

治癒への系統的な解決策への期待は腫瘍医たちを興奮させ、そしてがんのまわりに結集した政治家たちをも興奮させた。その強力さや貪欲さやスケールの大きさからして、戦争ということばこそが、がん撲滅キャンペーンの本質を表わしていた。戦争は戦闘員と、武器と、兵士と、負傷者と、生存者と、傍観者と、協力者と、戦略家と、歩哨と、勝利を必要とするが、この戦争におけるそれらの隠喩的な類似物を見つけるのもまた、むずかしくはなかった。

戦争はさらに、はっきりとした敵の定義を必要とし、形のない敵対者にすら形を与える。絶えず形を変える、途方もなく多様な病であるがんもまた、一体化した、単一の存在につくり変えられた。がんは単一の病だった。ヒューストンの腫瘍医、アイゼイア・フィドラーもはっきりとこう述べている。

☆　ジミー基金が始動したのは一九四八年の五月で、一九六八年九月はその二一年目にあたり、ジミーの「誕生日」はファーバーの自由裁量で決められた。

「がんは〝単一の原因と、単一のメカニズムと、単一の治療法〟を持つ病気であると考えられる」[*7]

腫瘍内科医ががんの単一の解決策──「単一の治療法」──として、多剤併用細胞毒性化学療法を持っていたとすれば、腫瘍学者もまた、単一の原因説を推し進める理論──ウイルス説──を持っていた。その説の祖父はペイトン・ラウスという名の、猫背で白髪のニワトリのウイルス学者だった。一九六〇年代に、忘却の彼方と呼んでもいいような場所から引っぱり出されるまで、ラウスは、ニューヨークのロックフェラー医学研究所の研究室でひっそりと実験していた。

一九〇九年（この時期に注目してほしい。これはハルステッドがちょうど乳房《にゅうぼう》切除術の研究をまとめたばかりの時期で、マシュー・ニーリーががんの治療法を発見した者に「報奨金」と出すと発表する前のことだ）、ロックフェラー医学研究所で自分の研究室を始動させたばかりの三〇歳の研究者、ペイトン・ラウス[*8]のところに、黒地に白の横斑のあるプリマス・ロックという品種のニワトリの背にできた腫瘍が持ち込まれた。彼以外の人間だったら、ニワトリにできた腫瘍になど興味を示さなかったはずだ。が、飽くことを知らない探求心の持ち主であるラウスは、そのニワトリのがんの研究費として二〇〇ドルを手に入れ、やがて、その腫瘍が肉腫、すなわち結合組織の悪性腫瘍であることを突き止めた。キツネの目のようないびつな菱形の細胞が、腱や筋肉にびっしりと浸潤していた。

ニワトリの肉腫に関するラウスの初期の研究[*9]は、ヒトのがんとはほとんど関係がないと思われた。一九二〇年代にヒトのがんの原因として知られていたのは、ラジウム（マリ・キュリーの白血病を思い出してほしい）などの環境中の発がん物質や、固形腫瘍の原因と判明したパラフィンや染料の副産物などの有機化合物であり、一八世紀の終わりには、パーシヴァル・ポットというイギリスの外科医が、煙突掃除夫に多発する陰嚢の皮膚がんの原因は煤や煙への慢性的な暴露《ばくろ》ではないかと主張していた（ポットはあとでまた登場する）。

そうした観察結果から生まれたのが体細胞突然変異説だった。その説は、煤やラジウムなどの環境中の発がん物質が細胞の構造を永久に変化させるためにがんが発生すると主張していたが、実際にどのような変化が起きているのかは不明だった。煤やパラフィンやラジウムに、細胞の性質を根本的に変えて悪性細胞をつくり出す作用があるのは明らかだった。しかし、それらのまったく性質の異なる外的な刺激がなぜ病理学的に同一の傷害を生むのだろうか？　その説には、より系統的な説明が欠如していた――発がんに関するより深い、より根本的な説明が。

一九一〇年、ふとしたことがきっかけでラウスは、体細胞突然変異説に対して大いなる疑問を抱くことになる。紡錘細胞肉腫の研究をしていたラウスは、あるニワトリの腫瘍を別のニワトリに注入すると、ニワトリからニワトリへとがんが感染することを発見した。「私は同じニワトリの紡錘細胞肉腫を第四世代まで伝搬させた」[*10]と彼は書いている。「その悪性新生物は急速に増殖し、浸潤し、転移した。性質にも変化は見られなかった」

それは興味深い結果だったが、充分に理解できた。がんは細胞由来のがんなのだから、ある生物体から別の生物体へ細胞を移植すれば、がんも移植されるのは当然と考えられたからだ。しかし、やがてラウスは奇妙な発見をする。ニワトリからニワトリへ腫瘍を移植する前に細胞を濾過し、目の細かいふるいを用いて細胞成分をすべて取り除いて濾過液だけになったものをニワトリに移植しても、腫瘍の伝搬は止まるはずだという予想に反して、腫瘍は恐ろしいほど効果的に伝搬したのだ――ときには、細胞成分が取り除かれれば取り除かれるほど、伝搬性が高まるという現象が観察された。

以上の結果からラウスは、がんの伝搬にかかわる因子は細胞でもなければ、環境中の発がん物質でもなく、細胞の内部にひそむ、ごく小さな粒子である、と結論づけた。その粒子はごく微細なため、ほとんどのフィルターを容易に通過し、動物の体内にがんを発生させつづける。そんな性質を持つ生物粒子はウイルス以外に考えられなかった。彼の発見したそのウイルスはのちに、ラウス肉腫ウイルス（RSV）と呼ばれる。

初の腫瘍ウイルスであるラウス肉腫ウイルスの発見によって、体細胞突然変異説は大打撃を受け、それを機に、研究者たちは躍起になって新たな腫瘍ウイルスを探しはじめた。がんの原因がついに見つかった。多くがそう思った。一九三五年には、ラウスの同僚のリチャード・スコープがコットンテイルラビットにいぼのような腫瘍を生じさせるパピローマウイルスを発見し[*11]、一〇年後の一九四〇年代半ばには、マウスとネコの白血病の原因ウイルスが発見されたというニュースがもたらされた。が、ヒトの腫瘍ウイルスが見つかる気配はまだなかった。

一九五八年、三〇年近く続いた努力のあと、その探求はついに実を結んだ。アイルランドの外科医、デニス・バーキットが、サハラ砂漠以南のマラリア流行地域の子供たちのあいだで風土病的に発生する、非常に悪性度の高いリンパ腫――今日ではバーキットリンパ腫と呼ばれている――を発見したの[*12]だ。患者の分布パターンから感染症が原因であることが示唆され、アフリカから持ち帰ったリンパ腫細胞を分析した二人のイギリスのウイルス学者によって、細胞内に存在する病原体――マラリア原虫ではなく、ヒトの腫瘍ウイルス――が発見された。その新しいウイルスはエプスタイン・バール・ウイルス、EBVと名づけられた（EBVは伝染性単核球症の原因ウイルスとしてよく知られている）。

こうして、ヒトの腫瘍ウイルスの総数は一になった。その数字自体はいかにも頼りなかったものの、腫瘍ウイルス説は今ではそこらじゅうに氾濫していた。というのも、ウイルス自体が、当時の医学界の大ブームだったからだ。何世紀ものあいだ不治の病とみなされていたウイルス感染症が今では予防可能になりつつあり、一九五二年の夏に導入されたポリオ・ワクチンは驚異的な成果をもたらしていた。がんと感染症がいずれは同じ病理学的疾患として統一されるかもしれないという概念には抗いがたい魅力が満ちていたのだ。

「がんは感染症かもしれない」[13]一九六二年、《ライフ》の表紙はそう主張した。ラウスのもとには、がんの原因菌や原因ウイルスに感染したのではないかと心配する人々から何百通もの手紙が届いた。憶測はすぐにヒステリーや恐怖心に取って代わられた。がんが感染するなら、がんの蔓延を防ぐために患者を隔離したらどうだろう？　かつて結核や天然痘の患者をそうしたように、がん患者も隔離病棟や隔離施設に送ったらどうだろう？　ある女性は、咳をしている肺がん患者からがんをうつされたのではないかと心配し、こう書いている。「がんの病原体を殺すために、わたしにできることはありませんか？　部屋をいぶして消毒するとか……？　家を引き払ったほうがいいでしょうか？」[14]

「がんの病原体」がある部位にもっとも急速に感染したとしたら、そこは、大衆の想像力であり、さらには、研究者の想像力だった。なかでもとりわけ熱心な信奉者になったのはファーバーだ。一九六〇年代初め、国立がん研究所（ＮＣＩ）は彼に煽動されて「がんウイルス特別計画」を始動させた。[15]それは、ヒトの腫瘍ウイルスを組織的に探し出すためのプログラムで、抗がん剤を発見する際に用いたやり方を踏襲していた。そのプロジェクトは急速に大衆の注目を浴び、やがて大きな支持が集まった。ＮＣＩから資金を提供された研究室で、何百匹ものサルにヒトの腫瘍が植えつけられた。サルの体内でウイルスを増殖させ、ワクチン開発につなげるのがそのねらいだった。残念ながら、サルはたった一つの腫瘍ウイルスも産生しなかったものの、その事実が楽観を曇らせることはなく、それから一〇年のあいだに、がんウイルス特別計画はＮＣＩの予算の一〇パーセントを超える額——五億ドル近く——を吸い上げた[16]（これに対し、食品とがんとの関係——少なくとも同程度の重要性を持つと考えられるテーマ——を研究するためのNCIのプログラム、がん栄養プログラムにはその二〇分の一の予算しかあてられなかった）。

ペイトン・ラウスは科学の主流へと復帰し、そして、科学の永遠の聖人へと浮揚した。一九六六年、五五年ものあいだ見落とされつづけたあとで、彼はついにノーベル医学・生理学賞を受賞した。一二月一〇日、ストックホルムでの授賞式の夜、まるでよみがえった救世主のような風格をたたえて壇上にのぼったラウスは、スピーチのなかで、がんのウイルス説はさらなる研究と解明を必要としていると述べたうえで、「悪性新生物の発生に関与しているウイルスの数は比較的少ない」[17]と認めた。それでもなお、頑固かつ不屈の精神の持ち主である彼は、がんの原因は細胞に本来そなわった性質——たとえば遺伝子——の変異であるという説を、徹底的に攻撃した。「これまでは、体細胞突然変異説、すなわち、がん遺伝子が体細胞遺伝子を変化させるという説が主流だった。しかし、数多くの事実が一致して、この仮説をきっぱりと否定している」

別の場所でも、彼はこうこぼした。「体細胞突然変異説（の成果）はなんだろう？……もっとも大きな成果は、その説が研究者におよぼした効果だ。体細胞突然変異説は、その説を信じる者たちに一種の精神安定剤のような効能をもたらしている」[18]

精神安定剤なら、ラウスにも提供できた。がんの原因はウイルスであるという、単一化された仮定なら。彼の講演を聴いていた聴衆の多くはもはや、警告も、複雑な説明も受け容れる気分ではなかった。誰もが是が非でも彼の提供する精神安定剤を呑みたがった。こうして体細胞突然変異説は息絶え、それまで環境中の発がん物質について研究していた科学者は、ラジウムや煤がかがんを引き起こすメカニズムを新たに考えなければならなくなった（おそらく、それらの刺激は細胞のなかに存在するウイルスを活性化するのではないか、とウイルス説は説いた）。

かくして二つの深みのない説が大胆にも——時期尚早にもかかわらず——融合して、一つの総論が生まれた。一方の説は原因を提供した——がんの原因はウイルスである（ウイルス自体はほとんど見つかっていなかったにもかかわらず）。もう一方の説は治療法を提供した——細胞毒性薬剤の併用療法ががんを治癒させる（適切な併用法はまだほとんどのがんについて見つかっていなかったにもかかわらず）。

ウイルスによる発がんメカニズムは、より根本的な説明を必要としていた。細胞のあいだを漂うごく小さな構造体であるウイルスがどんなふうにして、悪性細胞を生み出すほど根本的に、細胞の生理機能を変えるのか？　さらに、細胞毒性化学療法の成功もまた、同じくらい根本的な疑問を生んでいた。一連のごく一般的な毒がある種のがんに効いて、別のがんにはまったく効かないのはなぜなのか？

明らかに、これらすべての現象の背後には根本的な説明が、原因と治療法とを結びつける説明がひそんでいるはずだった。科学者のなかには、根気と努力と時間が必要だと力説する者もいた。「原因もわからぬままに治療法を追い求めるNCIのやり方は本末転倒であり、馬の前に荷車をつなぐようなものだと嘲笑されている」[*19] NCI所長のケネス・エンディコットは一九六三年にそう述べている。「確かにわれわれはまだがんの治療法を見つけてはいない。このプログラムがわれわれにもたらした十数種類の抗がん剤は、以前の薬よりもいくらか効果が高いが、劇的に高いというわけではない。患者の人生をいくらか延ばし、患者をいくらか楽にすることはできたが、できたのはせいぜいそれくらいのものだ」

だが、ラスカライツにはそんな曖昧な説明につきあっている暇はなかった。そう、荷車に馬を引かせなければならなかったのだ。「鉄が熱い今こそ、絶え間なく打ちつづけなければならない」[*20]とファーバーはメアリ・ラスカー宛の手紙に書いている。総力戦の下準備はすでにできており、あとは議会に資金を出させるべく圧力をかけるだけだった。「（がん撲滅に向けた）大規模ミッション、すなわち充分な資金に下支えされた目的指向型プログラムはいまだに存在していない」[*21]一九六九年、メアリ・ラスカーは議会への公開状のなかで述べている。

メアリ・ラスカーと意見を同じくしたのが、ミズーリ大学薬学部の教授、ソロモン・ガーブ[*22]だった。それまではあまり名の知られていなかったガーブは一九六八年に『がんの治療――国家目標として――』というタイトルの本を出版したのをきっかけに一躍有名人となった。「本書のテーマは」と彼は始めている。「今こそがん研究を見直し、がんの治癒やコントロールに向けて努力を結集するときが来たという主張である……がん克服に向けた努力の一番の妨げは、深刻かつ慢性的な資金不足だ――その事実はこれまであまり顧みられてこなかった。しかし、その点を指摘し、繰り返すだけでは不充分であり、追加資金の使用目的や、それがどんなプロジェクトに使われるのかといった点や、なぜそのプロジェクトを援助すべきなのかといった点、さらには、そのプロジェクトにたずさわる優秀な科学者や技術者をどこから確保するのか、といった点を明確に説明しなければならない[*23]」

ガーブの本は「飛躍の足がかり」と呼ばれ、そしてラスカライツは実際に、大きく飛躍した。ファーバーのことばがそうであったように、一人の医師のことばこそが究極の処方薬だったのだ。ラスカライツが提唱してきたまさにその戦略を処方したことで、ガーブはまたたくまにラスカライツにとっての救世主となり、彼の本は聖書となった。

宗教活動やカルトはたいてい、四つの要素を土台としている。預言者、預言、本、天啓。一九六九年の夏までには、がんの十字軍はその四つの基本的要素のうちの三つを手に入れていた。預言者はメアリ・ラスカー。がんの十字軍を闇に包まれた一九五〇年代の荒野から導き出し、わずか二〇年間で国民的存在にした人物だ。預言はボストンのファーバーの臨床試験に始まり、メンフィスのピンケルの驚くべき成功で終わった小児白血病の治療。本はガーブの『がんの治療——国家目標として——』。唯一欠けていたのは四番目の要素、天啓——未来を垣間見せ、大衆の想像力をわしづかみにするようななんらかのサイン——だった。あらゆる偉大な天啓がそうであるように、この天啓もまた、予期せぬ不可解な形でどこからともなくやってくるにちがいなかった。まさに文字どおり、天から降ってくるはずだった。

一九六九年七月二〇日、東部夏時間の午後四時一七分、一五トンの宇宙船が月を取り囲むひんやりとした薄いガス体を突き抜けて、月面の玄武岩クレーターに着陸した。[*24] 宇宙船のまわりには荒涼たる景色——「荘厳なほどに物寂しい景色」[*25]——が広がっていた。「突然気づいたんだ」[*26]と二人の宇宙飛行士のうちの一人はのちに回想する。「あの青くて可愛らしい、ちっちゃな豆粒が地球なんだって。親指を立てて片目をつぶると、地球は親指に覆い隠されてしまった」

豆粒大の青い惑星が月の地平線上で輝いているのを見たその瞬間こそが、悟りの瞬間だった。「これぞまさに、科学と知性の成し遂げた驚異的な偉業である」[*27]と一九六九年七月の《タイム》の記事は書いている。「数百万年——進化の年表のなかではほんの一瞬の出来事だ——という期間のあいだに、原始時代の森から現われ出た生物は自らを宇宙に放り投げ、星の上に降り立ったのだ……いずれにしろこれは、人間にはどんなことでも成し遂げられるという楽観的な前提の正しさをわれわれに再度確信させる、輝ける出来事だ」

がんの十字軍戦士にとって、自分たちのプロジェクトを擁護する出来事としてそれ以上力強いものはなかった。ここにもまた、一つの「プログラムに基づいた」事業──計画と標的を持ち、ゴールに向かって邁進する事業──があった。そしてその事業が、記録的な速さで結果を出したのだ。無口なことで有名なアポロ計画のエンジニア、マックス・ファゲットがのちに、月面着陸を成功させたもっとも重要な科学技術はなんだったと思いますかと尋ねられた際、彼が思いついたことばは唯一、「推進力」だった。[*28] 月面歩行など技術的には朝飯前だったかのような印象を与えることばだ──強力なジェット機をつくって、それを数十倍大きくして、月に向かって垂直に立てただけのような。

月面着陸の夜、ボストンやワシントンやニューヨークでテレビに釘付けになっていたラスカライツのメンバーは、そこに現われたあらゆる類似点をすくい取っていた。ファゲットのことばどおり、がんの十字軍に欠けていたのは、なんらかの推進力だった。自分たちの活動の規模をいっきに拡大させ、治療法の発見に向けて自分たちを強く押し上げるような、シンプルかつ本質的な、垂直方向の推進力だった。

実際、そんな推進力がついに見つかったのだ、と彼らは信じていた。小児白血病の臨床試験の成功──より最近では、ホジキンリンパ腫での成功──が原理の正しさを証明したのだ、と。それは、広大な未開の宇宙の探査に向けた最初のためらいがちな一歩だった。がんの風景もまた、月と同じように、荘厳なほどに物寂しかったが、もうすぐ全景が明らかになるはずだった。メアリ・ラスカーは手紙のなかで、計画的ながんとの闘いを「内宇宙」の征服（「外宇宙」に対して）と呼びはじめ、二つのプロジェクトを即座に結びつけた。[*29]

こうして月面着陸はがんの十字軍のライフサイクルにおける転換点となった。ラスカライツがそれまで集中的に取り組んできたのは、ワシントンでの政治的なロビー活動であり、大衆に直接向けた宣伝やポスターは主に、教育的な目標でつくられていた。ラスカライツは舞台裏を操作するほうを──

大衆に向けて唱道《しょうどう》するよりも政治家に向けて唱道するほうを――好んでいたのだ。

しかし、一九六九年には政界も変化していた。アラバマ州選出の上院議員で、メアリ・ラスカーのもっとも強力な支持者の一人だったリスター・ヒル[*30]が上院での数十年間の活動のあとついに引退することになり、ボストンでのファーバーの味方だったエドワード・ケネディ上院議員[*31]も、チャパキディック事件（一九六九年の七月、ケネディと大統領選のスタッフの女性を乗せた車がマーセス・ヴィニヤード橋から転落して川に落ち、同乗していた女性が死亡した。ケネディは事故後に現場から逃げたことで有罪となり、執行猶予つきの禁固二カ月の刑を言いわたされた）のスキャンダルに深く巻き込まれた結果、政治家としては事実上、過去の人となりつつあった。ラスカライツは二人の親を失った。「あれは最悪の時期だったわ[*32]」とメアリ・ラスカーは当時を思い出して語っている。「五〇年代初期の状態に戻ってしまった……今ではもう、上院にお友達が一人もいなくなってしまったの。こつこつと活動は続けていたけれど――満足な共感は得られなかった」

下院の共感を勝ち取ることもできず、上院に友人もいないまま、ワシントンでの影響力がしだいに弱まっていくと、ラスカライツは自分たちの戦略を改革せざるをえなくなった――裏舞台での政治的な操作から表舞台での大衆の動員へと。今振り返ってみると、その変革は時宜にかなっていた。アポロ一一号の成功は自分たちのプロジェクトに対するラスカライツの考え方を劇的に変えたかもしれないが、もっと重要だったのは、それが科学に対する大衆のイメージをも大きく変えたことだった。月が征服されたように、がんも征服できる。人々にとってそれはもうほとんど疑いようのない事実だった。その類似点を言い表わすことばを、ラスカライツはつくり出した。「がんへのロケット発射」と。

「がんへのロケット発射」

戦後、政府と科学との関係は適切に保たれてきた。熟考というよりは充分な熱意によって、われわれはわずか一〇年ほどで国家政策に多大な影響を与えるまでに科学を発展させた。しかし今、それをどう使えばいいか考えあぐねている。[*1]

——ウィリアム・ケアリー（アメリカ科学振興協会幹部）、一九六三年

この前ニクソン・サンタがくれたプレゼントはなんだった？[*2]

——《ニューヨーク・タイムズ》、一九七一年

一九六九年一二月九日。寒い日曜の朝[*3]、《ワシントン・ポスト》に全面広告が載った。☆

ミスター・ニクソン——あなたはがんを治せます。

もし天国に祈りが届くとしたら、一番よく聞こえているのはこの祈りでしょう。

「神様、どうかがんだけは勘弁してください」

それでも昨年、三一万八千人以上のアメリカ人ががんで亡くなりました。

大統領、今年あなたはその手のなかに、この呪いを終わらせる力を握っているのです。予算のことで苦しんでいるときには、どうか思い出してください。三二万八千人のアメリカ人の苦しみと、その家族の苦しみを。

……毎年失われる何十万人もの命を救うには、正しい視点と正しい予算の配分が求められます。

……アメリカがん協会の前会長、シドニー・ファーバー博士は信じています。「がんの治療法の発見まであと一歩のところまで来ている。われわれに今欠けているのは、人間を月に到達せしめたような意志の力と、資金と、包括的な計画だ」

……もしあなたがわたしたちを見捨てたら、大統領、こんなふうになってしまうのです。

新たな治療法が見つからないかぎり、今生きているアメリカ人の六人に一人、つまり三四〇〇万人ががんで亡くなります。

今生きているアメリカ人の四人に一人、つまり五一〇〇万人がいずれがんと診断されます。

わたしたちはそんな事態を絶対に、許すわけにはいかないのです。

その本文には強烈なイメージ画が付いていた。ページの下方で無数のがん細胞がばらばらに集まって一つの塊をつくり、そのなかのいくつかは塊から崩れるようにして離れ、小さな転移巣となって、本文中に散らばっていた。「がん（Cancer）」の「e」と「r」には、それらの細胞によって開けられた穴があり、それはまるで、乳がんが骨に開けた穴のようだった。

それは一度見たら忘れられない絵であり、忘れることのできない対峙だった。細胞は逆上したよう

☆　同じ広告は一二月一七日の《ニューヨーク・タイムズ》にも掲載されることになる。

に、たがいにぶつかって転びそうになりながらページ全体を動きまわり、見る者を催眠術にかけるような猛烈な勢いで分裂し、そして、人々の想像のなかに転移した。がんのもっとも本質的な姿――剝き出しで、残忍で、激しい姿――がそこにあった。

《ニューヨーク・タイムズ》の広告はがんの歴史における重要な交差点となった。その広告とともに、がんはついに暗い医学の内側から出て大衆の視線の注がれるまぶしい表舞台に立った。アメリカじゅうの、いや世界じゅうの人々が注目する病へと変貌を遂げたのだ。その世代の人々はもはや、がんについて陰で囁いたりしなかった。新聞にも、本にも、劇場にも、映画にも、がんは登場した。一九七一年には《ニューヨーク・タイムズ》の四五〇の記事のなかに登場し、ソ連のあるがん病院を痛烈に描いた、アレクサンドル・ソルジェニーツィンの小説『ガン病棟』[4]にも、白血病で亡くなる二四歳の女性が主人公の一九七〇年の映画『ある愛の詩』[5]にも、ホジキンリンパ腫と診断される野球のキャッチャーを描いた一九七三年の映画『バング・ザ・ドラム』[6]にも、精巣腫瘍でこの世を去ったシカゴ・ベアーズのスター選手、ブライアン・ピッコロが主人公の映画『ブライアンズ・ソング』[7]にも登場した。特集ページや手紙が新聞や雑誌にあふれた。《ウォール・ストリート・ジャーナル》に宛てた手紙のなかである男性は、息子ががんと診断されたときに家族が味わった「麻痺したような苦しみのただなかにいきなり投げ込まれたような感覚」[8]について語っている。「がんは人生を変える」[9]と乳房《にゅうぼう》切除後のある患者は書いている。「人の習慣を変え……そして、あらゆるものを実際より大きく見せる」

そんなふうにがんが物事を「実際より大きくみせた」背景、つまり、深い共鳴を生んだ背景には、前もって形成されていた何かがあったはずだ。人々の心理の奥深くですでに振動していた不安の、その剝き出しの弦をがんが弾いたにちがいなかった。ある病気がある時代の人々の想像力のなかに深く染み込むのは、その想像力の内部にあらかじめひそんでいた不安を、その病気が直撃するからだ。一九八〇年代という時代にエイズがあれほどまで大きくのしかかったのは、その時代の人々が本質的に、セックスや自由という概念に取り憑かれていたからだ。重症急性呼吸器症候群（SARS）が世界的蔓延や感染拡大についてのパニックを引き起こしたのは、グローバリズムや社会接触といった問題が欧米で今にも沸騰しそうになっていた時期だった。あらゆる時代が、その時代固有のイメージに病気を投影する。社会は、まるで究極の心身症患者のように、医学的苦悩を自らの心理的危機と結びつける。ある病気が人々の本能的な弦に触れるのは、その弦がすでに振動している場合がほとんどなのだ。

それはがんの場合にもあてはまる。哲学者でライターのレナータ・サレツルは、一九七〇年代に「恐怖の対象の概念が根本的に変わった」*10と述べている。つまり、外部への恐怖から、内部への恐怖へ変わった、と。冷戦の混乱のなかにあった一九五〇年代、アメリカ人は、爆弾、弾頭、汚染された貯水槽、共産国の軍隊、宇宙からの侵略者といった、外部からの攻撃による絶滅の恐怖に心を奪われており、社会への脅威は外部にあると考えていた。ホラー映画――大衆文化における不安の温度計――に描かれたのは、エイリアンによる侵略や脳の乗っ取り、そして誘拐だった。『それは宇宙からやってきた』、『惑星Xから来た男』（ともに日本未公開）。

しかし一九七〇年代初期までには、不安の居場所――サレツルが呼ぶところの「恐怖の対象」――が外部から内部へと大きく移行していた。腐敗と恐怖心――生物学的な腐敗とそれに付随する精神的な腐敗――は今では社会の内部にその居場所を変え、その延長として、人間の内部にもはいり込んでいた。アメリカ社会はなおも脅威を感じていたが、今ではその脅威は内側からやってくるものになっていた。ホラー映画のタイトルもその変化を反映している。『エクソシスト』、『恐怖の人喰い生物』（一九七五年のアメリカ映画。デイヴィッド・クローネンバーグ監督。原題は They Came From Within「彼らは内部からやってきた」で、人間に感染して理性を失わせる寄生虫を描いている。日本未公開）。

がんは、こうした内部の恐怖の典型であり、内部から出現した究極の敵――人間の体から這い出て、その体を内側から占拠する襲撃細胞――であり、まさしく、内側からやってくるエイリアンだった。あるコラムニストは書いている。「原爆《ビッグ・ボム》はがん《ビッグ・C》に取って代わられた[*11]」「私が育った一九五〇年代には、恐ろしいものといえば原爆だった。この原爆に対する恐怖心というのは、戦後のベビーブーム世代に独特のものだった……しかし、われわれは恐怖の対象すらころころ変える。今ではもうみんな、原爆恐怖症を克服したかのように見える。原爆を恐れるべき理由は何も減っていないのにだ。今、この背筋の凍るようなヒットパレードの先頭に立っているのは、がんだ。私の知っている中肉中背の子供たちもみんな、死をもたらすのは爆発ではなくてがんだと思っている……災難というのは公共政策の意図的な道具ではなくて、意図しない偶然の不注意の結果だと信じる人々にとって、がんはまさに強迫観念になっている」

そうした隠喩上の変化は、ラスカライツが想像していたよりもずっと強力であり、より広範囲にわたって人々に深い影響をおよぼした。《ニューヨーク・タイムズ》の広告は戦力の再編成を象徴していた。「何百万人ものアメリカ人」を代表して大統領に手紙を書くことで、ラスカライツは巧妙にも、戦術を一八〇度転換させたのだ。それまでラスカライツは国民に向かってがん研究の資金援助を嘆願してきた。しかし今では国民のためにがんに対する協調的な攻撃を大統領に嘆願しており、その結果、自分たちが大衆の想像力のなかで途方もなく大きな存在になったことに気づいた。がんを治癒させるという夢は、アメリカンドリームのまさにその布地に織り込まれた。「がん対策に大金を出すのに反対するのは[*12]」と、あるオブザーバーは歴史学者のジェームズ・パターソンに語っている。母親《マム》とアップルパイと国旗《フラッグ》に背を向けるようなものだ」アメリカではこの三つ組はあまりに強力で、たとえ大統領でも無視できなかった。

せっかちで、好戦的で、目的志向型の大統領、リチャード・ミルハウス・ニクソンは元来、せっかちで好戦的で目的指向型のプロジェクトが好きだった。曖昧な真実を探求する開放型の研究などという概念は、彼を悩ませ、混乱させただけだった。ニクソンはよく、科学者というものは科学の運用に関しては「ど素人だ」とこぼしていたし、[*13]開放型の科学への資金援助にとりわけ関心を示すこともなかった。しだいに増大する気前のいい連邦政府補助金で肥やされた野暮ったい科学者たち（ニクソン政権の政治家からはよく「変わり者」や「ろくでなし」と呼ばれた）は、今ではずいぶんと傲慢で狭量になり果てた、とニクソンは考えており、そんな科学者を「シェイプアップ」させたいと思っていた。

ニクソンにとっての「シェイプアップ」とは、科学の運用を学者ばかりの「変人」集団の手からもぎ取って、新たな科学官僚集団――科学に規律と責任をもたらす管理者たち――に手渡すことを意味していた。科学顧問をカリフォルニア工科大学の学長で保守的かつ学者肌の核物理学者、リー・デュブリッジから、ベル研究所でエンジニアから経営者へと転身した衝動的かつ行動派のエド・デイヴィッドに変えたのも、シェイプアップせよというニクソンの科学界へのシグナルにほかならなかった。工業研究所出身のデイヴィッドは、大学と直接つながりのない初の大統領科学顧問であり、彼に課せられた任務は、科学を効果的に運用し、科学のエネルギーを明確な国家目標の達成へと向けることだった。科学者に必要なのは――大衆が求めていたのは――（ヴァネヴァー・ブッシュ流の）「果てしなきフロンティア」ではなく、実利的な研究領域と明白な目標を持つ、一つの研究分野だった。

そんななか、メアリ・ラスカーの仕事はといえば、すでに改心した者たちをさらに改心させることだった。一九六九年、メアリは戦略家の才を発揮して、もっとも効率的ながん対策について大統領に助言するための「中立的な」専門委員会である「がん征服委員会」の設立を提案した[14]。彼女は書いている。「委員会のメンバーには宇宙科学者、経営者、管理者、立案者、それにがん研究の専門家を含めるべきであり……いずれの人物も、がん撲滅の可能性をアメリカ合衆国議会に明確に示せる者でなければならない[15]」

言うまでもないことだが、メアリ・ラスカー本人も認めているように、その委員会（最終的には、「顧問団」と呼ばれるようになる）には中立性などみじんもなかった。きわめて慎重に選ばれたメンバーは例外なく、メアリの友人か仕事仲間か支持者――すでに「がん戦争」の価値を充分に納得している面々――だった。テキサス州選出の上院議員ラルフ・ヤーボロー（リスター・ヒルと同様ヤーボローも、議会におけるメアリのもっとも古い盟友の一人だった）とともに副議長に選ばれたのはシドニー・ファーバーだった[16]。くだんの名著を著したソロモン・ガーブも指名された。スローン・ケタリング記念がんセンターからジョゼフ・バーチェナルが、ロズウェル・パークがん研究所からジェームズ・ホランドが、スタンフォード大学からヘンリー・カプランが呼ばれた。ニューヨークの大手投資会社の共同経営者で、スローン・ケタリング記念がんセンターの主要な寄付者であるベノ・シュミットも加わった（精力的なまとめ役のシュミットはいずれ、ファーバーとヤーボローに代わって顧問団を率いてほしいと依頼されることになる。シュミットは共和党員かつニクソン大統領の親友であり、その点が委員会にとって有利に働くとみなされたのだ）。このようにして政治、科学、医学、財政学が、国を挙げてのがん対策をつくりあげるべく一つに溶け合った。中立性の建て前を強化するために、ヤーボローは一九七〇年の夏、メアリ・ラスカーに手紙を書き、委員会のメンバーに加わってほしいと「依頼した[17]」（手紙の下のほうには、次のような走り書きがあった。「あなたのほうから手紙を送ってくだされればよかったのですが。あなたの才能と、行動力こそがわれわれを助けるのです」）

『がんの征服に向けた国家計画』と題した顧問団の最終報告[*18]は一九七〇年の冬に発行されたが、そこに書かれていたのは予想どおりの結論だった。「政府は過去にも、このがん撲滅プロジェクトに匹敵するような大規模科学プロジェクトを国家の最優先事項にしたいと望んだことがあった。その際に政府は、プロジェクトの責任を独立機関に委ね、結果として、プロジェクトは多大なる成功をおさめた」遠まわしな言い方だった。が、顧問団が提案していたのはつまり、がんの独立機関——がん研究のためのNASA——の設立だったのだ。

その独立機関はまず、四億ドルの予算から始め、一年ごとに一億ドルから一億五千万ドルずつ予算を増大させ、一九七〇年代半ばまでには一〇億ドルにする、と提案されていた。国に「そんなプロジェクトを実行する財政的な余裕があると思うか」と尋ねられたシュミットは、きっぱりと答えた。「余裕があるだけじゃなく、それを実行しないでいられる余裕もない[*19]」

一九七一年三月九日、顧問団の勧めに従って[*20]、テッド・ケネディとジェイコブ・ジャヴィッツは、がん研究のための独立した自治機関である国立がん機関の設立を求める上院法案——S一八二八、がん征服法——を提出した。その法案には、機関の所長は大統領によって任命されたのち上院で承認される、と定められており、ここでもまた、非常に高い自主性が強調されていた（国立心臓研究所などの疾病関連の専門機関は通常、国立衛生研究所（NIH）の監視下にある）。一八人の委員からなる諮問委員会には、がん研究の進捗状況について議会に報告することが義務づけられ、諮問員会のメンバーは、科学者、経営者、政治家、医師、そしてメアリ・ラスカーやエマーソン・フットやエルマー・ボブストといった「素人」で構成されると定められていた。議論の的となったこの「素人」の参加は、大衆がくもりのない目でがん戦争を注視できるようにという目的に基づいていた。予算、大衆による監視、自主性。どれを取ってみても、NIHの歴史上、前例がなかったはずだ——おそらく、アメリカの科学の歴史においても前例がなかったはずだ。

このケネディ／ジャヴィッツ法案への支持を集めようと、メアリ・ラスカーは裏舞台で奔走した。一九七一年一月には、連続射撃のように手紙を書き、大勢の友人に訴えて、独立がん機関設立への支持を求めた。二月、彼女は新たな戦略上の宝石を探りあてる。シカゴ出身の大人気コラムニストで、親しい友人のアン・ランダーズ（本名はエピー・レダラー）を説得して、がんおよびケネディ法案に関するコラムを書いてもらったのだ。[*21] そしてそのコラムを、上院で法案の審議がさかんにおこなわれている、まさにその最中に掲載してもらった。

ランダーズのコラムは一九七一年、四月二〇日に掲載された。[*22] それは重々しい文面で始まった。

「読者のみなさん、今日あなたが笑いを求めているのなら、アン・ランダーズのコラムは飛ばしたほうがいいかもしれません。もしあなたが、何百万人もの命――そのなかにはもしかしたら、あなたの命も含まれているかもしれません――を救う可能性のある活動に参加したいとお考えなら、どうぞおつきあいください……今までにどれだけの人がこう質問したことでしょう？　〝わたしたちの偉大な国は人間を月面に立たせられるのに、なぜがんの治療法を見つけられないのだろう？〟」

その質問へのランダーズの答は――すなわち、ラスカライツの答は――がんには医学的な治療法が欠けているばかりでなく、政治的な治療法も欠けているからだ、というものだった。「もし充分な数の市民が、上院議員に、自分たちはS‐三四法案の可決を望んでいると知らせたなら、それはほんとうに可決されるのです……S‐三四に一票を投じましょう」と彼女は懇願した。「そうそう、名前のサインもお忘れなく」

そのコラムが呼び起こした手紙の「猛吹雪」は、ランダーズやメアリ・ラスカーですら衝撃を受けるほどのすさまじさだった。「上院にトラックが次々とやってくるのが見えたわ」[*23]とジャーナリストのバーバラ・ウォルターズは回想する。袋いっぱいの手紙――全部で約一〇〇万通――がどっと運び込まれ、上院の郵便室の処理能力は限界に達した。ある上院議員は六万通の手紙を受け取ったと書いている。手紙の仕分けを任された秘書は憤慨し、自分の机に「アン・ランダーズを告発して」と書かれた札を掲げた。[*24]ミズーリ州選出の上院議員、スチュアート・サイミントンはアン・ランダーズに手紙を書き、[*25]もう手紙はおしまいにするようにと国民にアドバイスする別のコラムを掲載してほしいと頼んだ。「頼むよ、エピー」と彼は訴えた。「もうわかったから」

上院もようやくわかりかけていた。一九七一年の六月、ケネディ／ジャヴィッツ法案の修正案は上院本会議に進み、七月七日水曜日の午後、科学者や医師による数十の証言のあと、ついに法案の採決がおこなわれた。同じ日の夕方五時半、票が数えられた。結果は、賛成七九、反対一だった。

上院での迅速かつ決定的な勝利はまさにラスカライツの計画どおりだった。しかし、がん法案が次に向かうことになっている下院には、より高いハードルが待ち構えているのは確実だった。下院にはラスカライツの盟友がほとんどおらず、ラスカライツの影響力はないに等しかった。下院はより多くの証言を求めたが、それも、ラスカライツが慎重に管理していた証人グループの証言だけではなく、医師や科学者や経営者や政治家の意見を聞きたがっており、そうした人々の意見は、上院で提示された意見とは大きく異なっていた。元保健次官補のフィリップ・リーは不平を述べた。「がんというのは、特急計画によって一掃されるのを待っている孤島ではない。がん対策プログラムは、月へのロケット発射とは――ジェミニやアポロ計画とは――似ても似つかない。金と人員と施設を総動員し、人類がすでに持っていた科学的知識を一つの堂々たるパッケージにまとめあげればよかったそうしたプログラムとは、本質的にちがうのだ」[*26]がん戦争を駆り立てていた二つの手本、アポロ計画とマンハッタン計画はどちらも、長い時間をかけてもたらされた根本的な科学的知見（核物理学、流体力学、熱力学）を土台にした技術革新によって成し遂げられたものだった。一方、がんについては細胞が悪性化するメカニズムすら解明されていなかった。コロンビア大学の腫瘍学者、ソル・スピーゲルマンは、ラスカライツのお気に入りの比喩をもじってこう論じた。「今の時点での総力戦は、ニュートンの重力の法則も知らぬままに人間を月面に着陸させようとするのに等しい」[*27]ＤＮＡの構造を発見したジェームズ・ワトソンも、[*28]厳しいことばを並べて上院法案を批判した。「〝有意義な〟研究というのは必ずしも〝善い〟研究ではない」[*29]とワトソンはのちに書いている。「われわれはまず、いずれ幸運がもたらされるはずだという前提を棄てるべきだ……むしろ、善意の凡人ばかりが激増するのを目撃することになるはずだ」

ある特定の病気だけに標的を絞った戦争は、がん研究をほかの研究分野との自然な相互作用から引き離し、その結果、がんの研究者たちをあたかも「箱のなかで」物事を考えているかのような、視野の狭い人々に変えてしまうと主張する者もいた。国立衛生研究所（ＮＩＨ）の役員はこう不平を述べている。「要するに、（その法案は）ＮＩＨの研究所はすべて平等だが、とりわけ、ある研究所（ＮＣＩ）はＮＩＨそのものと同じ権限を有していると言っているわけだ」[*30]またなかには、戦争という隠喩自体がいずれ混乱を引き起こすはずだと考える者もいた。その隠喩は、誇大な宣言と希望からなる無意味な泡《あぶく》をつくり出し、やがては、破滅的な幻滅をもたらすにちがいない、と。「がん研究の前途は多難なはずだ」[*31]と、主要な科学雑誌の編集者、アーヴィン・ペイジは書いている。「人々はがん研究には進歩がないと考え、苛立ちを覚えている。システム解析や目的指向型研究が成し遂げた革新や、月面歩行のような偉大な成功を目撃した人々は、あまりに性急に、がんの撲滅も達成可能だと考えるはずだった。

ようになった」がんプロジェクトが失速したり失敗したりしたら、その泡《あぶく》はまちがいなく、はじける

一方のニクソンは、すでに我慢の限界に達していた。一九七二年の大統領選挙が刻一刻と迫ってい
た。その年の初め、《シカゴ・トリビューン》のコメンテーター、ボブ・ウィードリッチは断言した。
「リチャード・ニクソンが……二つの大きな目標を達成できたら――ベトナム戦争を終結させ、がん
を打ち負かせたら――彼はアメリカの歴史におけるリンカーンのような存在になることだろう。なぜ
ならそれは、人間を月面に立たせるよりも偉大な達成だからだ」[*32]

ベトナム戦争の終結はまったく見えてこなかったが、がん撲滅キャンペーンはそれに比べてずっと扱いやすく思えた。そこでニクソンは、がん法案を――どんながん法案でも――なんとしても議会通過させようと考えた。一九七一年の秋、ニクソンは、大統領執務室を訪れたシュミットに（常に臨機応変な彼は、妥協案を提案するために訪れたのだった）解決策をきっと――力ずくで――手に入れると請け合った。「心配するな。私がなんとかする」[*33]

一九七一年一一月、フロリダ州選出の民主党下院議員、ポール・ロジャーズが、がん法案の妥協案を作成した。[*34] そのロジャーズ法案もラスカライツのビジョンに従ってがん研究予算の大幅な増額を提案していたものの、ケネディ／ジャヴィッツ法案とは対照的に、国立がん研究所（ＮＣＩ）の自主性を厳しく制限していた。「がん研究のＮＡＳＡ」が誕生することはなかったものの、予算の大幅な増額と、連邦政府からの直接的な司令と、期待と活力の驚異的な増大は約束されており、それらはまだ「がん戦争」という大げさなことばを充分に正当化していた。ラスカライツも、その批判者も、ニクソンも、誰もがみな意気揚々と家に帰れるはずだった。

一九七一年一二月、下院でロジャーズ法案の修正案の採決がついにおこなわれた。[*35] ほぼ全会一致の、三五〇対五で法案は可決され、一週間後、両院協議会でわずかな相違点が解決されると、最終案は大統領の署名を得るために送付された。

一九七一年一二月二三日、ワシントンに風が吹き抜けていた寒い午後、ホワイトハウスで催されたささやかな式典で、ニクソンは国家がん法に署名した。[*36] ステートダイニングルームのドアは開け放たれ、大統領は小さな木の机についていた。カメラマンはたがいにぶつかり合いながら机のまわりの位置を争っていた。ニクソンは身を乗り出し、大げさなすばやい動作で署名すると、そのペンを顧問団の議長、ベノ・シュミットに贈り物として手渡した。メアリ・ラスカーは椅子に座ったまま、精いっぱい微笑んだ。ファーバーは出席しないという選択をした。

ラスカライツにとってその日は、自分たちの主張がほろ苦くも正当化された日だった。がんの研究とコントロールにあてられる多額の予算──一九七二年には四億ドル、[*37] 一九七三年には五億ドル、一九七四年には六億ドル（合計すると三年間で一五億ドルにものぼった）──は歴史的意義のある達成だった。メアリ・ラスカーがよくそう言ったように、もし金が「凍ったエネルギー」[*38] だとしたら、深鍋いっぱいのエネルギーがついに、沸騰させられるべく火にかけられたのだ。

しかし法案が法律になるまでの道のりは、現実の厳しさを突きつけてもいた。科学者（顧問団以外の科学者）のあいだで圧倒的だったのは、がんに戦争を仕掛けるのは時期尚早であるという意見だった。メアリ・ラスカーは最終結果を痛烈に批判し、新しい法案についてレポーターに次のように語った。「新法案には、上院法案をガッツあるものにしていたような有益な点が、まったく見あたりません」[*39]

敗北に屈辱を感じたメアリとシドニー・ファーバーは、下院での採決の日からほどなくして、がんを取り巻く政治舞台から身を引いた。[40] ファーバーはボストンに帰り、一人静かに傷を癒した。ラスカーはニューヨークのビークマンプレイスにある美術館のようなアパートメント――白い家具の並んだ白い箱――に引っ込み、活動の焦点をがんから都市美化プロジェクトへと移した。その後も、ワシントンで健康関連の法律制定に向けたキャンペーンを精力的におこなったり、年に一度、医学や生物学分野でのすぐれた研究に対して贈られるラスカー賞を授与したりといった活動は続けていたものの、二〇年にわたるがん戦争キャンペーンのあいだに彼女が自らのなかに呼び起こした執拗で強烈な活力も、途中で遭遇する抵抗をことごとく圧倒しながらあらゆる連邦機関に流れ込んだ溶岩のようなエネルギーも、徐々に熱を失っていった。一九七四年四月、ニューヨークにチューリップを植えるという彼女の提案についてインタビューするために、若いジャーナリストがメアリ・ラスカーのもとを訪れた。インタビューの最後にジャーナリストは、ご自身の力をどうとらえていますか、とメアリに尋ねた。あなたはアメリカでもっとも有力な女性でいらっしゃいますが？　メアリはジャーナリストを遮って言った。「有力？　さあ、どうかしら。いいえ、ちがうわ。本物の有力者なら、もっと多くを成し遂げていたはずですもの」[41]

　科学者もまた、がん戦争から身を引いた――一つには、もうなんの貢献もできなかったからだ。戦争ということばは、道具も、武器も、軍隊も、標的も、戦略もすでにそろっていることを意味しており、未知の事実を探求する科学は戦争の辺縁へと押しやられてしまった。最優先されるのは、多額の資金を必要とする、細胞毒性薬剤の併用法を検証するための大がかりな臨床試験だった。普遍的な原因と普遍的な解決策――そのなかにはがんウイルスも含まれていた――の探求にも、多くの資金が投入されることになっていた。「比較的短期間で、われわれはがん問題に大きく切り込むはずだ」一九七〇年、ファーバーは議会でそう宣言した。彼の軍隊は「行軍中」だった。たとえ彼自身とメアリ・

ラスカーはすでにその前線から離脱していても。

しかし実際には、その法自体が矛盾していた。すべての顧客を喜ばせるようにデザインされていたものの、結局のところ誰一人満足させはしなかった。国立衛生研究所（ＮＩＨ）も、ラスカライツも、科学者も、ロビイストも、経営者も、政治家も――それぞれがそれぞれの理由で――その法に盛り込まれた内容は少なすぎると、または多すぎると感じていた。もっとも不吉な評価をくだしたのは《シカゴ・トリビューン》の社説だった。「特急計画《クラッシュ・プログラム》が生むのはたった一つの結末だ――破綻《クラッシュ》という」[*42]

一九七三年三月三〇日の午後遅く、医療現場におけるもっとも緊急性の高い事態を知らせるコール音が、ジミー基金ビルの各階に響きわたった。[*43]そのいかにも差し迫った音は小児病院の開いたドアを抜け、壁にアニメのキャラクターの並ぶ廊下と、白いシーツのかかった病棟のベッドと、点滴につながれた子供たちのあいだを抜け、ファーバーがインターン時代を過ごしたブリガム・アンド・ウィメンズ病院へと伝わっていった――ある意味、彼の人生の軌跡をたどりなおして。

手術着姿の医師と看護婦が大慌てで部屋から飛び出し、階段に向かった。患者のもとにたどり着くまでにはいつもより少し時間がかかった。なぜなら、彼らが向かっていたのは八階、つまり病院のはずれだったからだ。風通しのいい高い窓のある部屋で、ファーバーは机に突っ伏していた。彼は心臓発作で亡くなっていた。人生最後の数時間をジミー基金の将来と、がん戦争の方向性について議論して過ごした。彼のまわりの棚には彼の論文や著書が几帳面に分類されておさめられていた。剖検に関する最初の著書から、その週に届いたばかりの白血病治療の進歩に関する最新の論文まで。

世界じゅういたるところで死亡記事が書かれたが、なかでもメアリ・ラスカーのことばがもっとも簡潔で真情あふれるものだった。彼女は友人を失ったばかりでなく、彼女自身の一部も失ったのだ。「世界は永久に変わってしまった*44」と彼女は書いている。

ファーバーが亡くなったそのオフィスから通りを隔てて数百フィート離れた場所にあるダナ・ファーバー研究所のフェローのオフィスから、私はカーラ・リードに電話をかけた。二〇〇五年八月の蒸し暑いボストンの朝。電話に出たのは子供の声だった。カーラを待つ私の耳に、家庭の音が大音量で響いた。食器、ドアベル、アラーム、朝のニュースをわめきたてるラジオ。電話に出たカーラの声は、私の声だと気づいたとたん、緊張した。

「知らせがあります」と私は言い、即座につけ加えた。「いい知らせですよ」

ちょうど彼女の骨髄生検の結果が戻ってきたところだった。骨組織や脂肪細胞のあいだに、いくつかの正常血球の塊――再生しはじめた骨髄が本来の場所を取り戻しつつある像――が観察されたが、白血病細胞はどこにも見あたらなかった。顕微鏡下で、一度はがんに奪われた場所が正常に戻りつつあるのが確認されたのだ。それはわれわれが一緒に通過することになるいくつもの里程標石の最初の一つだった。祝福のときだった。

「おめでとう、カーラ」と私は言った。「完全寛解《かんかい》ですよ」

第三部

「よくならなかったら、先生はわたしを見捨てるのですか？」

予測はしばしばはずれます、
　　もっとも期待の濃いときに
もっともしばしば裏切られ、
　　もっとも望みのないときに
もっともしばしば的中するものです、
　　不思議なことに。[*1]

——ウィリアム・シェイクスピア、
『終わりよければすべてよし』

ぼくは自分の自信が一瞬、揺らぐのを見た、
永遠の〈従僕〉がぼくのコートをつかんで、
くすくす笑うのを見た、
つまり、ぼくは怖かったのだ。[*2]

——T・S・エリオット

もちろん、あなたのおっしゃるとおり、なんらかの進展を示さないかぎり、大統領にさらに金を要求することはできません。[*3]

——国家がんプログラム会長、
フランク・ラウシャーから
メアリ・ラスカーへの手紙、1974年

「われわれは神を信じる。だがそれ以外はすべて、データが必要だ」

科学においては、イデオロギーは崩壊する傾向にある。完全なイデオロギーほど、完全に（崩壊する）。*1

——ロバート・ニスベット（一九一三～一九九六。アメリカの社会学者、歴史家）

外科学における正統信仰は、人間の精神の別の領域における正統信仰に似ている——それは……もうほとんど宗教との対比を要求しているかのようだ。*2

——ジェフリー・ケインズ（一八八七～一九八二。イギリスの外科医）

つまり、わたしの乳房切除術《にゅうぼうせつじょじゅつ》は無駄だったってこと？*3

——ローズ・クシュナー（一九二九～一九九〇。アメリカのジャーナリスト、乳がん患者の支援活動家）

ファーバーは幸運な時代に生きたが、ひょっとしたら、亡くなるタイミングのほうがずっと幸運だったかもしれない。彼がこの世を去った一九七三年は、がんの歴史における深い亀裂と論争の時代が始まった年だった。理論が次々に崩れていき、新薬の発見は停滞した。臨床試験は勢いを失い、学会は全面的な言い争いの場へと退化した。放射線医、化学療法専門医、外科医が権力と情報を求めて意地の悪い闘いを繰り広げた。ときにはがん戦争が、腫瘍学内部の戦争へと転落してしまったかのように見えることすらあった。

崩壊は腫瘍学のまさにその中心からはじまった。大切に引き継がれていたハルステッドの遺産――根治手術――は五〇年代から六〇年代にかけて大ブームとなり、世界じゅうの外科学会でハルステッドの弟子たち――クッシュマン・ハーゲンセンやジェローム・アーバンといった歯に衣着せぬ豪胆な外科医――が壇上に立ち、手術の徹底度では師を上まわったと宣言した。「乳房の悪性腫瘍に対する手術的攻撃に関して」とハーゲンセンは一九五六年に書いている。「私はこれまで、乳がんはたとえその初期でも、きわめて恐ろしい敵であり、解剖学的に可能なかぎり根治的な手術をおこなうのが外科医の責務であるという根本原則に従ってきた」[4]

根治手術はこのようにして、「超根治的乳房切除術《スーパーラディカル》」へ、さらには「超超根治的乳房切除術《ウルトラディカル》」――乳房と胸筋と腋窩リンパ節と胸壁に加え、ときに肋骨、胸骨の一部、鎖骨、胸郭内リンパ節までをも切除する、患者の外見を損ねる恐るべき手術――へと向かっていった。

その間、ハルステッドは、がん手術の守護聖人に、包括的ながんの「理論」を統括する神になった。シェイクスピアのような語感をもつ名言家である彼は、その理論――がんはまるで有害な回転花火のように、単一の中心点から、どこまでも大きな円弧を描きながら体内を広がっていく――を「遠心理論」[5]と名づけた。乳がんは乳房から腋窩リンパ節へ広がり（彼はやはり詩的に、それらのリンパ節を「番人」と呼んだ）、車輪のような無慈悲な回転を続けながら血中にはいり、肝臓や肺や骨へと広がる。外科医の仕事は、あたかも回転中の車輪をつかまえて壊すように、がんを残らず体から切り取ることによってその遠心的な拡大を止めることだ。それはすなわち、初期のがんであっても攻撃的かつ徹底的に治療することを意味していた。より多く切り取れば、より多くの患者を治せることを。

患者にとってさえ、そんな極端な安全配慮こそ定番の治療法になった。女性たちは賞賛と畏敬の念に打たれながら外科医に手紙を書き、どうぞ一つも省くことなく根こそぎにしてくださいと懇願した。まるで手術というのはがんを取り除くことで患者をたちまち健康にする、神秘的な儀式であるかのように。ハーゲンセンは外科医からシャーマンになった。「彼女たちはまちがいなく、（病気の）重圧をある程度私に転嫁している」[*6]と彼は患者について書いている。また別の外科医は、次のような恐ろしい事実を書き記している。「ときどき、患者の士気を高めるためだけの目的で、乳がんの手術をした」[*7]彼はさらに個人的な意見をつけ加えてもいる。「がんがいずれ治るかもしれないという望みを捨てたわけではないが、その喜ばしい成功は、外科医のメスだけでは決してもたらされないと確信している」[*8]

ハルステッドは、同世代のアメリカの医師たちをまるごと改宗させ、彼のメスがもたらす「喜ばしい成功」の信者にしたかもしれない。が、ボルティモアから遠ざかれば遠ざかるほど、彼の遠心理論の力は弱まっていくように見えた。たとえば、ロンドンの聖バーソロミュー病院の若い医師、ジェフリー・ケインズなどは、その説をあまり信じていなかった。[*9]

一九二四年八月、ケインズはある乳がん患者を診察した。[*10]四七歳のやせ細った弱々しい女性で、乳房に潰瘍を伴う悪性のしこりができていた。ボルティモアかニューヨークだったら、患者はただちに手術室に運ばれ、根治手術を受けたはずだ。しかし患者の体質的な虚弱さが気にかかったケインズは、無差別に根治手術をおこなう代わりに（そんなことをしたら手術台の上で患者は亡くなってしまっていただろう）、より控えめな手術を選んだ。彼は、エミール・グラッベをはじめとする放射線医が示した、乳がんに対するX線の有効性を思い出し、腫瘍に照射しようと、患者の乳房に五〇ミリグラムのラジウムを埋め込んだ。そして、患者の苦痛がせめて少しでもやわらげばと願いながら、腫瘍の状態を経時的に記録した。驚いたことに、目を見張るような効果があった。「潰瘍はたちまち治癒した」と彼は書いている。「そして、しこり全体がより小さく、やわらかくなり、可動性も出てきた」[*11]患者のしこりがあまりに急速に縮小したので、ケインズは、ひょっとしたら最小限の非根治術でも腫瘍を完全に取り除けるのではないかと考えた。

この成功に勇気づけられたケインズは、一九二四年から一九二八年にかけて、同じ戦略のさまざまなバリエーションを試してみた。それらのなかでもっとも効果的だったのは、比較的小規模な手術と比較的低用量の放射線を慎重に組み合わせた方法だった。彼は悪性腫瘍を局所手術で切除したあと（根治手術や超根治手術ではなく）、放射線治療をおこなった。リンパ節を取り除きもしなければ、鎖骨を切ったり鎖骨の下を掘ったりすることもなく、手術時間が六時間から八時間までおよぶこともなかった。根治的な手法は何も用いていなかったにもかかわらず、症例を重ねるにつれて、ケインズと彼の同僚は、自分たちの患者の再発率が少なくともニューヨークやボルティモアで得られた結果と同程度であることに気づいた――患者を根治手術という恐ろしい試練にさらすことなく、同じ結果を出せたのだ。

一九二七年、所属する医局へのどちらかといえば技術面に関する報告書のなかでケインズは、局所的な手術に放射線療法を組み合わせた治療経験について概説している。彼らしい控えめ口調で、ケインズはこう述べている。乳がん患者のなかには、「局所切除以上に手術範囲を広げる必要がないと思われる症例もある」[*12]ケインズの文章はすべて、注意深く戦術的で、まるで手術のように綿密に構成されていた。が、そこに含まれていたのは、とてつもなく大きな意味だった。局所手術が根治手術と同じ結果を生んだのなら、遠心理論もまた再考しなければならなかった。ケインズは狡猾にも、根治手術に宣戦布告したのだ。メスの先端でほんの少しつついただけで。

だがアメリカのハルステッドの弟子たちはケインズのやり方を笑い飛ばし、ケインズの手術にあだ名をつけて仕返しした。腫瘤摘出術[*13]、と。その名前は、白衣を着た医者が体の一部を引っこ抜いてそれを「腫瘤」と呼ぶような、そんな漫画じみた手術を連想させる下劣なジョークだった。ケインズの手術と理論はアメリカの外科医にはおおかた無視された。第一次世界大戦中には輸血法のパイオニアとしてヨーロッパで一時的に名を馳せたケインズだったが、そんな彼の根治手術への挑戦は静かに葬り去られた。

もし運命的な一連の出来事が起こらなければ、ケインズの存在はアメリカの外科医たちに都合よく忘れられたままだったはずだ。一九五三年、セント・バーツ島での長期休暇を終えたケインズの同僚が、オハイオ州のクリーブランド・クリニックで乳がんの歴史に関する講義をおこなった。その講義の中心テーマとして取り上げられたのが、ケインズの乳房の縮小手術だった。その晩の聴講者のなかに、ジョージ・バーニー・クライル[*14]という名の若い外科医がいた。クライルとケインズは一度も会ったことがなかったが、二人とも同じ人物に対して知識面での恩義があった。クライルの父、ジョージ・クライル・シニアだ[*15]。ジョージ・クライル・シニアはアメリカにおける輸血の草分け的存在で、輸血に関する有名な教科書を書いていた。第一次世界大戦中、ケインズは滅菌した円錐形のガラス容器を用いる輸血法を考案したのだが、その装置の一部はクライル・シニアが発明したものだったのだ。

政治革命はしばしば宮殿の中庭で――外側でも内側でもない、権力の境界線で――起きる[*16]、とライターのアミダヴ・ゴーシュは書いている。それに対して科学革命は地下、すなわち思想の主流から離れた埋蔵されたような場所で起きるのが普通だ。しかし外科革命というものは、外科の内部の聖所から始まらなければならない。なぜなら外科学は本質的に、部外者には閉ざされた分野だからだ。手術室にはいるだけのためにも、人は石鹸と水、そして手術の伝統にどっぷりと浸らなければならない。手術を改革したいなら、人は外科医にならなければならない。

クライル親子は二人とも、典型的な外科の内部者だった。根治手術の初期の支持者だった父のクライルは、ハルステッドと同時代を生きた人物であり、息子のクライルのほうは、ハルステッドの弟子から根治的乳房切除術を学んだ。こうしてハルステッド派の伝統に染まったクライル親子は、二世代にわたって根治手術の旗竿を支えてきた。が、ロンドンのケインズと同様にクライル・ジュニアもまた、根治的乳房切除術について疑問を抱きはじめていた。[*17] マウスを用いた研究（とりわけ、アラバマのスキッパーがおこなった研究）によって、動物に移植された腫瘍がハルステッドの思い描いているような広がり方をしないことがすでに判明していた。ある部位で腫瘍が大きくなると、ごく微細な転移巣がしばしば局所リンパ節を跳び越えて肝臓や脾臓などの遠隔臓器に出現したのだ。がんはしだいに大きな円弧を描きながら遠心的に拡大するわけではなかった。その広がり方はもっと気まぐれで予想のつかないものだった。ケインズのデータを詳細に調べるうちにクライルは、古くからのパターンの意味を突如理解した。そういえばハルステッドも、根治手術後四、五年経ってから患者が「潜在的な」転移によって亡くなるという現象をまのあたりにしていなかったか？　そうした患者では根治手術の前にすでに乳がんが遠隔臓器に転移していた可能性はないだろうか？

論理上の欠陥が明らかになってきた。そもそも腫瘍が局所に限局しているのなら、局所手術と放射線療法だけで充分に取り除けるはずであり、リンパ節や筋肉をさらに切除してもなんの利益もないはずだった。それに対して、すでに乳がんが乳房を越えて広がっているのなら、そもそも手術をおこなうこと自体が無意味のはずで、徹底的な手術であればあるほど無意味だった。乳がんというのは局所疾患――その場合には縮小手術で治療可能だ――か、全身疾患――その場合にはどんなに徹底的な手術でも治せない――か、のどちらかなのだ。

クライルはほどなく根治手術を完全にやめ、代わりに、ケインズの手法に似た、切除範囲を狭めた手術（クライルはそれを「単純乳房切除術」と名づけた）をおこなうようになった[18]。それから六年のあいだに彼は自分のこの「単純な」手術の成績が、腫瘤摘出術と放射線療法を組み合わせるケインズの治療の成績と驚くほど似通っていることを知った。どちらの場合も、患者の生存率は根治手術で治療された患者の生存率とほとんど変わらなかったのだ。四〇年という時間と大西洋とに隔てられながらも、ケインズとクライルはどちらも同じ臨床的な真実に突きあたったように見えた。

しかし、それはほんとうに真実なのだろうか？　ケインズにはそれを証明する手段がなかった。一九三〇年代までの臨床試験はたいてい、治療法Aは治療法Bよりもすぐれている、薬Xは薬Yよりもすぐれているといったような、肯定的結果を証明するためにデザインされており、否定的な結果――根治手術が従来の手術よりすぐれているとは言えない――を証明するためには、新しい統計学的手法が必要だった。

その手法の発明は、医学分野のなかでもとりわけ希望だけが充満する（そのため、確証のないままに成功を宣言しやすい）分野である、腫瘍学の歴史に大きな影響を与えることになる。ケインズがロンドンで腫瘤摘出術を始めてから四年後の一九二八年、二人の統計学者、イェジ・ネイマンとエゴン・ピアソンが、否定的な統計学的主張を評価するための方法を考え出した[19]。否定的主張の信頼度を評価するために、ネイマンとピアソンは検出力《パワー》という統計学的概念を導入した。「検出力《パワー》」とは簡単に言ってしまえば、ある検定や試験の持つ、仮説を否定する能力のことだ。ネイマンとピアソンは直感的に、科学者がある仮説を否定する能力は、どれほど徹底的にその仮説を検証したか――すなわち、検証された標本の数――に決定的に依存していると考えた。根治手術を施行した五例と非根治的手術を施行した五例とを比較した結果、予後に差がなかったとしても、その結果から重大な結論を導き出すことはできない。しかしそれぞれの症例数を千例に増やした場合でも同じ結果が出たなら、根治手術は有益ではないと強く主張できるのである。

まさにその数への依存のなかに、医学のもっとも不可思議な落とし穴が隠れている。どんな臨床試験であっても、充分な「検出力」を持ちえるためには、充分な数の患者を集めなければならない。しかし患者を集めるためには、研究者は医師を説得して臨床試験に協力してもらわなければならない。しかし、研究者がもっとも協力してほしいと願っている医師ほど、理論が否定されたり論駁されたりするのをもっとも好ましく思っていない人物なのだ。根治的乳房切除術の伝統に浸りきった乳がん治療という分野では、そのような利害の衝突がとりわけ際立っていた。どのような乳がんの臨床試験であれ、ハーゲンセンやアーバンといった伝説的な外科医の賛同と参加なしにはおこなえなかったにもかかわらず、根治手術に魅了されたハルステッドの弟子であるそうした外科医こそ、彼らが何十年にもわたって熱烈に擁護してきた理論をくつがえすかもしれない臨床試験の後見人になど、もっともなってくれそうにない人物だった。手術成績を検証するにあたって好ましい症例ばかりを選んだのではないかと批判されたハーゲンセンは、外科医たちに向かってこう言い放った。別のやり方でこれと同様の驚くべき成績が出せるか試しにやってみるといい、と。そして、つけ加えた。「汝も同じようにしなさい[*20]」

そんなわけで、クライルは依然として――ケインズの発見からすでに四〇年が経過していたにもかかわらず――ハルステッドの乳房切除術に異議を唱えるような臨床試験を実施できずにいた。医学界のヒエラルキーや、その文化や、臨床医学の儀式書（「外科の福音書」とクライルは皮肉を込めて呼んでいる）はどれもみな、変化に対抗したり正統派的慣行を永続させたりするのに好都合な形態を保っていた。クライルはいつのまにか自分が、医局や友人や同僚と対立する立場に立っていることに気づいた。臨床試験に協力してほしいと彼が願っていた医師はみな強烈に、しばしば敵意を剝き出しにして反対した。口語的な意味の「権力《パワー》」が統計学的な意味の「検出力《パワー》」と衝突した。根治手術の世界を丹精込めてつくりあげた外科医たちには、そこに革命を起こす動機など何もなかったのだ。

そんな外科の伝統の固い結び目を切るには、ペンシルバニアの外科医、バーナード・フィッシャーの力が必要だった[*21]。フィッシャーは短気で頑固で野心的、それに血気さかんな男——まさにハルステッドそっくりの人物だった。彼が外科の訓練を受けたのは、ニューヨークやボルティモアと同じくらいハルステッド手術の輝ける伝統に染まりきったピッツバーグ大学だった。が、彼が属していたのはより若い外科医の世代——ハルステッドの伝統の威信を損ねることなく、その規律に異議を唱えることのできる、ハルステッドとは充分な距離をおいた世代——だった。ケインズやクライルと同じく彼も、もはやがんの遠心理論を信じてはいなかった。ケインズやクライルのデータを吟味すればするほど、根治手術には確固たる生物学的根拠がまったくないという確信を強くしていった。真実はまったく逆だ。彼はそう考えた。「タペストリーの裏側のもつれた糸をよく見てみたら、それがほんとうは美しい模様を形づくっていることがわかった。〝ハルステッド派〟と考えられている模様とは正反対の意味深いパターンを、ある仮説を[*22]……」とフィッシャーは書いている。

ハルステッド理論のタペストリーをひっくり返して裏側の模様を表に出す唯一の方法は、根治的乳房切除術を単純乳房切除術や単純乳房切除術＋放射線療法と比較する比較臨床試験だった。が、フィッシャーは、そのような臨床試験に対する抵抗が熾烈なものになることも予想していた。手術室に閉じこもった、術衣の下の足が根治手術の根っこ深くに食い込んだようなアカデミックな外科医たちこそ、もっとも協力をしぶるはずだと。

　だが、そんな手術室のなかで、今まさに目覚めようとしている人物がいた。メスの下でずっと沈黙したままの、エーテル麻酔をかけられた人物――がん患者――だ。一九六〇年代後半までには、医者と患者の関係は大きく変化していた。かつては絶対にまちがうことがないと信じられていた医学は実はまちがいだらけだということが明らかになりはじめていた。そしてそのまちがいは、とりわけ女性の健康問題に集中していた。妊娠中のつわりと「不安」を軽減するために処方されたサリドマイドは、胎児に深刻な奇形をもたらすことが判明したため、一九六一年に慌てて回収された[*23]。テキサス州では、病院で妊娠中絶を受ける権利を奪ったとして、ジェーン・ロー（仮名）という女性が国を訴えた[*24]。妊娠中絶をめぐるこのロー対ウェイド事件は、国と医学界と女性の体とのあいだの複雑な関係を際立たせた。要するに、政治のフェミニズムが医学のフェミニズムを産み落とそうとしていたのだ。そして、そんな新しい世代の女性たちにとって、もっとも広くおこなわれている、もっとも女性の外見を損ねる手術がいまだに一度も臨床試験の対象になっていないという事実は、きわめて大きな不安をかき立てるものだった。「根治的乳房切除術を受けるのを拒否しなさい[*25]」クライルは一九七三年に患者たちにそう説いた。

　患者たちはほんとうに、拒否した。クライルの親しい友人だった『沈黙の春』の著者、レイチェル・カーソンも根治的乳房切除術を断った[*26]（今考えればその決断は正しかった。彼女のがんはすでに骨にまで広がっていたために根治手術は無意味だったのだ）。ＮＢＣニュースの記者で作家のベティ・ローリンも、ジャーナリストのローズ・クシュナーも拒否し[*27]、やがてカーソンとともに、根治手術をおこなう外科医たちに異議を唱えはじめた。ローリンとクシュナー――すぐれた書き手である二人は、率直で、挑発的で、簡潔で、機知あふれる文章を次々と繰り出した――はきわめて巧みに、うぬぼれた正統派的慣行を批判した。新聞や雑誌に社説や手紙をあふれさせ、（しばしば招待されてもいないのに）医学学会や外科学会に現われては、データに関してや、根治的乳房切除術が一度も検証されていないという事実について、外科医を質問攻めにした。「女性にとって喜ばしいことに[*28]……」とクシュナーは書いている「外科の慣習は変わりつつある」あたかも、ハルステッドの有名なエッチング作品——「外見を損ねたくない」とハルステッドが強く思っていた患者——がストレッチャーの上で目を覚まし、彼に質問しはじめたかのようだった。「したくない」と思っているのに、なぜ先生はそんなにも熱心にわたしの外見を損ねようとするのですか？　と。

一九六七年、患者の行動主義と乳がんのまわりで渦巻く大衆の関心に鼓舞されたフィッシャーは、米国乳がん・大腸がんアジュバント・プロジェクト（ＮＳＡＢＰ）——乳がんに関する大規模な臨床試験をおこなうための、ズブロドの白血病グループを意識的にまねた大病院の連合——の会長に就任した。[*29]四年後、ＮＳＡＢＰは系統的な無作為化臨床試験による乳がん手術の検証を提案した。それは期せずして、ハルステッドが最初に根治的乳房切除術を発表してからちょうど八〇回目の「記念日」のことだった。がんの一つの理論に対する、暗黙の、ほとんど献身的と言っていいような信仰が、ついに検証されることになったのだ。「経験というのはたとえいくら豊富でも、科学的妥当性の鋭敏な指標にはならない。その事実をすべての臨床家が（どれほど高名な医師でも）受け容れなければならない」[*30]とフィッシャーはある記事に書いている。彼としても神聖な知恵を信じたかった。が、その神聖な知恵とはハルステッドの知恵ではなかった。

「われわれは神を信じる」[*31]と彼はあるジャーナリストにぶっきらぼうに言った。「それ以外はすべてデータが必要だ」

フィッシャーがデータを集めるまでには、まる一〇年かかった。症例集めは骨の折れる仕事だった。「乳房を切り取ったり、切り取らなかったりする臨床試験に女性を参加させるのはとても大変だった。薬Aと薬Bを比べるような臨床試験とはちがうからね」[*32]と彼は当時を回想して語った。

患者が気乗りしなかったとしたら、外科医のほうはもう信じがたいほどに非協力的だった。根治手術の伝統に浸りきったアメリカの外科医の多くが症例集めを妨害したため、臨床試験を完成させるためにはカナダ人外科医とその患者たちの参加が必要だった。アメリカとカナダの三四のセンターで合計一七六五人の患者が臨床試験に参加した。患者たちは無作為に三つのグループに分けられ、一番目のグループには根治的乳房切除術が、二番目のグループには単純乳房切除術が、三番目のグループには手術後に放射線療法がおこなわれた。多方面の精力的な活動にもかかわらず、充分な数の症例が集まるまでにはやはり何年もかかった。外科内部の勢力によって足を引っぱられながら、NSABP－04臨床試験はその目的に向かってほとんどよろけるようにして進んでいった。[*33]

一九八一年、臨床試験の結果がついに発表された。乳がんの再発、死、遠隔転移の確率については、三つのグループのあいだで統計学的な有意差はなかった。根治的乳房切除術で治療されたグループは重い身体的代償を支払ったにもかかわらず、予後に関してなんの利益も得られなかったのだ。

根治的乳房切除術が主流だった一八九一年から一九八一年までの一〇〇年近くのあいだに、約五〇万人の女性ががんを「根絶する」ためにこの手術を受けた。自ら望んだ者も多かったが、無理矢理受けさせられた者も多かった。そして、自分には選択の自由があることすら知らない者も多かった。多くが永久に外見を損ねられ、多くが手術を祝福として受け容れ、多くがその責め苦を勇敢に耐えた。がんを可能なかぎり攻撃的かつ徹底的に治療したのだと信じて。ハルステッドの「がんの倉庫」はジョンズ・ホプキンス大学の壁をはるかに越えて拡大した。彼の思想は腫瘍学にはいり込み、その用語に、さらにはその心理と気風と自己像に浸透していった。根治手術が転落したとき、外科の文化全体がそれとともに崩壊した。今日、根治的乳房切除術が施行されることはほとんどない。

「微笑む腫瘍医」

この国のたいていの医師は、がん治療による副作用が現われても、それが命にかかわらないものなら積極的に対処しようとはしないようだ……アメリカでは、脱毛、悪心・嘔吐、下痢、血栓、家計の問題、結婚の破綻、不安な子供、性欲消失、自尊心と自己像の喪失といった問題は看護師の専門分野である。*[1]

――ローズ・クシュナー

自由は命を危険にさらして初めて手にはいる。*[2]

――ヘーゲル

根治手術がその高みから不吉に転落したという事実は、腫瘍内科医をしばし内省させたかもしれない。だが、彼らは彼らで実現させなければならない根治治療の夢と、がんに向かって発射すべき根治治療の武器の蓄えがあった。彼らにとって、伝統的な戦斧《せんぷ》である手術はあまりに原始的で、でたらめで、あまりにもどかしいものだった。がんを消滅させるには、ある医師のことばにあるように「大規模化学療法攻撃*[3]」が必要だった。

どんな戦争もイコン的な戦地を必要とするが、もしある実際の場所が、一九七〇年代末のがん戦争を象徴していたとしたら、それは化学療法病棟だった。化学療法病棟は、「われわれの塹壕であり、掩蔽壕《えんぺいごう》だった」[4]と、ある腫瘍内科医は回想する。それはまさに、がんの歴史に永遠の跡を残す場所だった。病棟にはいるのはすなわち、病める人々の王国の市民権を自動的に獲得することを意味していた——スーザン・ソンタグだったらそう言ったかもしれない。

ジャーナリストのスチュアート・オルソップは一九七三年、病名のわからない珍しい血液疾患の治療のために、そんなＮＩＨの病棟の一つに閉じ込められた。敷居をまたいだ向こうにあったのは清潔な地獄だった。「国立衛生研究所（ＮＩＨ）の臨床センターのなかをさまよっていると、廊下やエレベーターでときどき、人間モンスターや、生きた地獄や、醜く変形した顔や体に出会う」[5]と彼は書いている。たとえ「一般市民」の服で変装していたとしても、化学療法が皮膚に残したかすかなオレンジ色のせいですぐに患者だと見分けがついたし、そのオレンジ色の下にがんによる貧血特有の蒼白が隠れているのも見て取れた。決して簡単には抜け出せない、出口のない地獄の辺土《リンボ》のような場所だった。ガラスのパネルを張ったサナトリウムのなかを患者は気晴らしに歩きまわっていたが、窓には、病棟に閉じ込められた患者が柵を乗り超えて自殺を図るのを防ごうと、どっしりとした鉄格子がはめられていた、とオルソップは回想する。

病棟には集団的記憶喪失がはびこった。もし記憶が生き残るための不可欠な要素だとしたら、忘れることもまた不可欠な要素だった。「そこはがん病棟だったけれど」[6]と、ある人類学者は書いている。「スタッフや患者は〝がん〟ということばを意図的に避けていた」患者はルールに従って生きていた——「決められた役まわりや、あらかじめ定められた日課や、絶え間ない激励」[7]のつくりなす日常に。つくり物の明るさが（戦場の兵士には不可欠だ）、胸を刺すようないっそうの悲哀を病棟に付与していた。死に瀕した末期の乳がん患者が横たわっていた病棟の「廊下の壁は黄色とオレンジ色で、病室の壁はベージュと白のストライプだった」[8] ＮＩＨの看護婦たちは、病棟に楽観を注入するために、スマイルマークのついたプラスチックの黄色いボタンを白衣につけていた。[9]

病棟は精神的な隔離部屋であるだけでなく、がんの化学療法の基本理論――死に挑む投薬攻撃によってがんを撲滅させるという理論――を思う存分検証できる物理的な微少環境であり、滅菌された保護区域だった。そこでおこなわれていたのは議論の余地なく、一つの実験だった。オルソップが辛辣に書いているように、ＮＩＨでの「もっとも重要な任務は一人一人の患者を救うことではなかった。確かに医師たちは、患者の命を救おうと、少なくともできるだけ長く患者の命を引き延ばそうと精いっぱい努力していたが、彼らの根本的な目的は、目の前の患者の命そのものを救うことではなく、別の患者の命を救う方法を見つけることだった」[10]

そうした実験がうまくいった場合もあった。一九七六年、米国乳がん・大腸がんアジュバント・プロジェクト（ＮＳＡＢＰ）-04試験がその中間点でもがいていたその年に、新しい薬、シスプラチンががん病棟に登場した。シスプラチン――物質名はシス-ジアミンジクロロ白金――は古い薬をもとにつくられた新薬だった。その分子構造――外側に向かって四本の「腕」を出す二次元の白金元素――はすでに一八九〇年代に報告されていたが、化学者はシスプラチンを実際にどう使えばいいかわからずにいた。その美しい、きわめて対称的な分子構造の人間への用途ははっきりせず、生物学的作用をわざわざ検証しようとする者もいないまま、シスプラチンは研究室の棚に放置されつづけた。

一九六五年、ミシガン州立大学の生化学者、バーネット・ローゼンバーグが、細菌の細胞分裂に対する電流の影響を調べるための装置を考え出した。[11] それは、プラチナ電極のあいだに細菌のはいったフラスコを設置して電流を流すという仕掛けだったのだが、ローゼンバーグが電流を流すと、驚いたことに、細胞分裂が完全に止まった。彼は最初、電流には細胞分裂を直接止める働きがあると考えたが、ほどなく、電流は脇役にすぎないことに気づいた。プラチナ電極が細菌溶液中の塩と反応した結果、細胞の成長を抑制する新たな化学物質が生まれ、溶液中に広がっていたのだ。その化学物質が、シスプラチンだった。あらゆる細胞と同じく細菌も、分裂するためにはＤＮＡを複製しなければならないが、シスプラチンはその分子の腕でＤＮＡを化学的に攻撃し——ＤＮＡの構成塩基に結合して、ＤＮＡを修復不可能なまでに損傷し——細胞の分裂を停止させたのだ。

ジョン・クレランド[*12]のような患者にとって、シスプラチンは一九七〇年代の攻撃的化学療法を象徴するものだった。クレランドはインディアナ州で獣医学を学ぶ二二歳の学生だった。結婚して二カ月の一九七三年八月、右の精巣にしこりができているのに気づいた。しこりは急速に大きくなった。彼は一一月の火曜の午後に泌尿器科を受診し、そして、木曜には手術室に運び込まれていた。手術室から戻ってきた彼の体には腹部から胸骨まで続く大きな手術痕があった。診断は転移性精巣がん——がんはリンパ節と肺に転移していた。

一九七三年の転移性精巣がんの生存率は、五パーセント以下だった。クレランドはインディアナ大学のがん病棟に入院し、ラリー・アインホーンという名の若い腫瘍医の治療を受けた。しかし、一九六〇年代の国立がん研究所（ＮＣＩ）の研究から誕生した、幾多の風雪に耐えてきたＡＢＯ療法と呼ばれる三剤併用療法はわずかな効果しかもたらさなかった。入退院を繰り返すあいだに、七一キロあった体重は四八キロまで減少した。化学療法を継続中の一九七四年のある日、家の外に座って午後を楽しみましょうと妻に言われたとき、彼は、自分があまりに弱りすぎていてもはや立ち上がることもできないと気づいた。愕然とし、恥ずかしさに泣きながら、彼は赤ん坊のようにベッドまで抱きかかえられていった。

一九七四年の秋、ＡＢＯ療法は中止され、別の薬に切り替えられたが、やはり効果はなかった。アインホーンは最後の望みをかけて、一つの提案をする。シスプラチンという新薬を試してみてはどうかと。すでに別の研究者がシスプラチンだけで精巣がんの患者を治療し、短期間ではあるがいくらかの治療効果を確認していた。アインホーンはシスプラチンを別の二種類の抗がん剤と併用し、治療効果が増すか確かめたいと望んでいた。

目の前にあったのは、不確実な新しい併用療法と、確実な死だった。一九七四年一〇月七日、クレランドは賭けに出た。彼はＢＶＰ療法――ブレオマイシン bleomycin、ビンブラスチン vinblastine、シスプラチン cisplatin（略称には「プラチナ platinum」のＰが使われている）の三剤を用いる新たなプロトコール――の「患者〇《ゼロ》」として登録された。一〇日後、いつものＣＴスキャンで、肺の腫瘍が消失していることが判明した。信じられない思いのまま、彼は有頂天で病院から妻に電話をかけた。

「なんて言ったのかは覚えてないけど、とにかく妻に報告したんだ[*13]」

クレランドの経験は象徴的なものだった。一九七五年までに、アインホーンはさらに二〇例を同じプロトコールで治療し、その結果、精巣がんの歴史上聞いたこともないような劇的かつ持続的な治療効果を確認した[*14]。一九七五年の冬、アインホーンはそのデータをトロントで開かれた年次腫瘍学会で発表した。「演壇まで歩いていく道のりは私にとっての月面歩行のようなものだった[*15]」と彼は回想する。一九七六年の晩冬までには、患者のなかにはがんが二度と再発しない者も存在することが明らかになる。アインホーンは固形がんを化学療法で完治させたのだ。「今でも忘れられない。自分自身のうぶな心のなかで、私はこう思ったんだ。これこそ、長いあいだ見逃してきた治療法なんだって[*16]」

シスプラチンはまた別の意味で忘れがたい薬だった。絶え間ない嘔吐を、医学の歴史上誰も遭遇したことのない、圧倒的なまでの吐き気を誘発したのだ。シスプラチンで治療中の患者は、一日で平均一二回嘔吐した（一九七〇年代にはまだ効果的な制吐剤がほとんどなかったため、激しい嘔吐による脱水を防ぐために、たいていの患者は点滴を受けなければならなかった。なかにはわずかに制吐作用のあるマリファナを病棟に持ち込んでどうにか耐え抜いた患者もいた）。一人の女性の卵巣がんとの闘いを痛烈に描いたマーガレット・エドソンの劇『ウィット』[17]では、化学療法中の英文学の教授が病室の床で洗面器を握りしめ、苦しみに喘ぎながら空嘔吐を繰り返すシーンがある（そして、忘れがたい脇台詞を生む。「あなた、わたしの語彙がアングロサクソン並みに戻ったと思ってるんでしょ」[18]）。そのシーンの背後にひそむ薬理学的な犯人こそ、シスプラチンだった。今日でも、一九八〇年代の初め（新しい制吐剤の登場によってシスプラチンの副作用がいくらか軽減される以前）に患者の世話をした経験のあるがん病棟の看護師は、突然襲いかかっては患者たちを次々と床に倒して空嘔吐させた、そのすさまじい嘔吐発作をありありと思い出すという。看護師たちのあいだでは、その薬はシスでぶちのめす《シスプラティン》、と呼ばれるようになった。

　そうした副作用は、たとえどれほど悲惨でも、その他の点では奇跡的にすぐれた薬に対して当然支払われるべき、ささやかな代償と考えられた。シスプラチンは一九七〇年代末の化学療法の大傑作と宣伝された。がんを完治させるには患者を生死の境にまで追いやらなければならないことを示す典型例だと。一九七八年までには、シスプラチンを中心にした化学療法は大流行となり、アメリカじゅうの何千人ものがん患者を対象に考えうるあらゆる組み合わせが検証された。静脈に点滴されるレモンイエローの液。点滴のあとで洗面器を握りしめる患者。そうした光景がどのがん病棟でも見られるようになった。

その間、国立がん研究所（ＮＣＩ）はしだいに、毒工場へと変わっていった。国家がん法から流入する多額の資金がＮＣＩの新薬発見プログラムを活性化し、プログラムはしだいにとてつもない規模になっていった。研究者たちは新たな細胞毒性薬剤の発見をめざして毎年何十万種類もの化学物質を検証した。戦略は依然として経験的手法――がんを殺す薬物を同定するために、試験管のなかのがん細胞に化学物質を投入するというやり方――だったが、今ではなんの気後れもなしに堂々と実行されていた。がんの生物学はいまだにほとんど解明されてはいなかったものの、ほぼ偶然のようにして発見された比較的無差別な細胞毒性薬でもがんを治せるのだという考えが、腫瘍学を魅了していた。「われわれが欲し、必要とし、求めているのは、よりよい指標であり、そして実際にそれを手に入れつつある」[*19]とハワード・スキッパー（初期の白血病研究におけるフライとフライライクの協力者だった人物）は一九七一年に述べている。「だが、座ったまま明日の約束をいつまでも待っていられるような余裕はない。いま手元にある道具で徐々にではあるが確実に前進していけるというのに」エールリヒの魅惑的なことば――「魔法の弾丸《たま》」――はどうやら、より短縮されたようだった。この戦争が必要としていたのは、ただの「弾丸《たま》」だった。魔法だろうとなかろうと、とにかく、がんを全滅させることのできる弾丸《たま》だった。

かくしてＮＣＩの大釜からさまざまな個性を持つ化学物質が次々と流れ出た。一グラム精製するのにタイヨウイチイの樹皮一〇〇本分を必要とする、羽を広げた昆虫のような分子構造のタキソール。[*20]一九六九年に発見されたアドリアマイシン[*21]は血の赤で（オルソップがＮＣＩのがん病棟で見たオレンジ色を帯びた皮膚の原因はこの薬だ）、治療域でも心筋に深刻な障害をおよぼす可能性があった。[*22]エトポシド[*23]は有毒なポドフィルムの根茎から採取され、なんの前触れもなく肺を瘢痕化させるブレオマイシン[*24]はカビから抽出される抗生物質だった。

「それらの化学物質でがんを治せるとわれわれが本気で信じていたかって？」[*25]とジョージ・カネロスは当時を思い出して語る。「もちろん、心底信じていた。NCIには熱気がみなぎっていた。チーフ（ズブロド）は兵隊たちが固形腫瘍に移ることを望んだ。私は卵巣がんはどうかと言い、ほかの者は乳がんはどうかと言った。より臨床的に重要ながんに取り組みたいと誰もが思っていた。がんの完治について、われわれは当然のことのように語り合ったんだ」

一九七〇年代半ば、高用量多剤併用化学療法がまたも象徴的な勝利をおさめた。[*26]東アフリカで最初に発見されたがん（アメリカやヨーロッパの小児や若者での発生はまれである）、バーキットリンパ腫が、ナイトロジェンマスタードに似た分子構造を持つ化学物質を含む七剤併用プロトコール――NCIのイアン・マグラスとジョン・ツィーグラーが考案したプロトコール――によって治癒したのだ。☆非常に悪性度の高い腫瘍が多剤併用化学療法でまたも治癒したという事実は、NCIの自信をいっそう深め、がんの「普遍的な解決策」が見つかった可能性を再び強調した。

医学の外側の出来事もまた、NCIに新たな血と活力を注入し、その結果、腫瘍学に影響を与えることになった。一九七〇年代初期、ベトナム戦争に反対する若い医師たちがNCIに殺到し（国立衛生研究所（NIH）などの連邦政府機関で研究プログラムに従事すれば徴兵を免れるという一般にはあまり知られていない条項があったためだ）、一つの戦争の徴兵を免れた兵士がかくして、別の戦争に流れ込んだ。「申し込みが急に増えた。新たにやってきたNCIのフェローたちはみんな優秀でやる気があった」[*27]とカネロスは言った。「みんな、新しい臨床試験をやりたがっていた。新しい薬の併用法を試したいとね。研究所には熱気がみなぎっていた」NCIや世界じゅうの出先機関では、プロ

☆　NCIがスポンサーとなった臨床試験の多くは、バーキットリンパ腫の小児患者が集中しているウガンダでおこなわれた。

トコールの名称が研究者たちの新言語となった。ＡＢＶＤ、ＢＥＰ、Ｃ‐ＭＯＰＰ、ＣｈｌａＶＩＰ、ＣＨＯＰ、ＡＣＴ。

「完治の可能性がまったくないがんなど存在しない」[*28]と、ある卵巣がんの化学療法専門医は一九七九年の学会で自信満々にメディアに語った。「なかには可能性がごく小さい場合もあるが、ゼロではない。患者が知らなければならないのは、ほぼこの事実だけであり、患者が知りたがっているのも、ほぼこの事実だけだ」

大きく膨れ上がったＮＣＩの金庫が、いくつもの研究所を巻き込んだ大規模で費用のかかる臨床試験に活力を与え、いっそう強力な細胞毒性薬剤の併用法を多数の研究所でいっせいに検証する道を切り拓いた。ＮＣＩの助成金で活性化したがん専門病院は、絶え間なく稼働する効率的な臨床試験マシーンへと自らを再編した。一九七九年、ＮＣＩはアメリカ全体で二〇施設もの機関を、いわゆる総合がんセンター——がん治療に特化した大規模病棟を持つ病院——として承認した。それらの病院では外科医と化学療法専門医からなる専門チームを中心に、精神科医、病理医、放射線医、ソーシャルワーカー、補助スタッフが働いており、患者を対象にした研究の承認と調整の役割を担う病院審査委員会も刷新されて、研究者たちは制度上の障害を押しのけて前進できるようになった。

それは巨大なスケールでおこなわれる、ヒトを対象にしたトライアル＆エラー——ときに明らかにエラーに偏っていた——だった。ＮＣＩがスポンサーをつとめたある臨床試験では、研究者たちは、アインホーンを上まわる治療成績を出そうと、精巣がんへのシスプラチンの投与量を二倍にした。結果、副作用は二倍になったが、治療効果は変わらなかった。「一日八剤」[*29]と呼ばれるとりわけ執拗な臨床試験では、脳腫瘍の子供に一日に八種類の薬が投与された。予想どおり、すさまじい副作用が続き、一五パーセントの患者が輸血を必要とし、六パーセントの患者が命にかかわる重篤な感染症のために入院し、一四パーセントが腎障害に苦しみ、三人が難聴になり、一人が敗血症性ショックで亡くなった。薬の数と投与量を残酷なまでに増やしたにもかかわらず、どのプロトコールの効果も最小限にとどまった。「一日八剤」の治療を受けた子供の大半はほんのわずかに治療に反応しただけで、ほどなく亡くなった。

多くのがんで、このパターンがこれでもかと繰り返された。その結果、たとえば転移性肺がんでは、併用療法によって患者の生存期間が三カ月から四カ月延び、大腸がんでは六カ月近く、乳がんでは約一二カ月延びた（一二カ月や一三カ月の生存期間を過小評価しているわけではない。がんによる死を宣告された人にとっては、一年という期間は一生と同じくらい価値のあるものだということは知っている。しかし、これが「治癒」からはほど遠いのだという考えを否定するには、狂信的な熱狂が必要だった）。化学療法がもっとも急速に拡大した時期のちょうど中間に相当する一九八四年から一九八五年までのあいだに、医学雑誌には化学療法に関する論文が六千近くも掲載された。しかし、多剤併用化学療法のみで進行固形がんを確実に治癒させたと書かれた論文は、一つもなかった。

狂人めいた地図職人のように、化学療法専門医は一心不乱に、がんを根絶させるための戦略を書いてはまた書き直した。ホジキンリンパ腫で著効したMOPPは、考えうるあらゆるプロトコールにつくり替えられて乳がんや肺がんや卵巣がんの治療に用いられ、新しい併用療法が次々と臨床試験にはいり込んだ――どれも先駆プロトコールより攻撃的で、どれも暗号のような、ほとんど解読不能な名前をつけられていた。ローズ・クシュナー（そのころには、国立がん諮問委員会のメンバーだった）は、しだいに広がる医師と患者のあいだの溝について警告を発している。「副作用は耐えられないほどのものではない、と医者が言うとき、彼らが問題にしているのはその副作用が命にかかわるかどうかという点だけだ。たとえ目の血管が切れるほど患者が激しく嘔吐したとしても……そんなことはいいいのだろうと医者は考える。しかし、抗がん剤のように、患者が禿げになろうと医者はまったく気にしない[30]」と彼女は皮肉たっぷりに書いている。「笑みを浮かべた腫瘍医は、患者が吐いているかいないかも知らない[31]」

言語すら二分した。「笑みを浮かべた腫瘍医」の言語と、患者の言語とに。エドソンの『ウィット』（医者にはまったくやさしくない作品だ）に登場する、自分の能力に酔いしれた傲慢な若い腫瘍医がその溝を象徴している。恐怖と怒りに駆られたまま、無言で医者を見つめる英文学の教授である患者を前に、その医師はわけのわからない薬品名や併用療法をまくし立てる。「ヘキサメトフォスファシルの効果を高めるためにビンプラチンを併用する。ヘックスを平方メートルあたり三〇〇ミリグラム。ビンは一〇〇ミリグラム。今日は二クール目の三日目。どちらのサイクルでも、最大用量を投与する[32]」

敵を知る

敵を知り己を知れば、百戦して危うからず。敵を知らずして己を知れば、一勝一負す。敵を知らず己を知らざれば、闘うごとに必ず危うし。[*1]

――孫子

細胞毒性治療の艦隊がさらに激しいがん戦争に備えて準備を整えるあいだ、異議を唱える声が周辺からちらほら聞こえはじめた。それらの声には、二つの共通するテーマがあった。

第一に、細胞毒性薬剤のはいった樽を次々に降ろしていくような無差別の化学療法ががんへの攻撃の唯一の戦略のはずはないと反対者は主張した。支配的な定説とは反対に、がん細胞には正常細胞にはない独特の弱点があるはずであり、正常細胞には影響を与えずに、がん細胞だけを攻撃できる化学物質がきっと存在するはずだ、と。

第二に、そのような化学物質は、すべてのがん細胞の根底に横たわる生物学的メカニズムを解明して初めて発見される。がんだけを叩く治療法というのは必ず存在するはずで、そのような治療法は、細胞毒性化学療法を極限まで強化したり細胞毒を経験的に探りあてたりする上から下へと向かうアプローチではなく、がんを根底から理解して初めて発見される。すなわち、それぞれのがんの根本的な生物学的謎を解き明かして初めて発見されるのだ。がん細胞だけを特異的に攻撃するにはまず、がんの探求は、がんの魔法の標的を見つけるところから始めなければならない。魔法の弾丸《たま》の生物学的性質や遺伝子構造や独特の弱点を見極めるところから始めなければならない。

なかでももっとも強力な声は、思いも寄らないところから聞こえてきた。細胞生物学者でも腫瘍生物学者でもない、内分泌に関心のある生理学者で、泌尿器外科医のチャールズ・ハギンズから。[*2] 一九〇一年にカナダ東部のノバスコシア州で生まれたハギンズは一九二〇年代初めにハーバード大学医学部にかよったあと（ファーバーと同時期に在籍していた期間もあった）、ミシガン州で一般外科医としての修行を積んだ。一九二七年、二六歳のときに、膀胱や腎臓や生殖器や前立腺の病気の専門家である泌尿器外科医として、シカゴ大学に迎えられた。

ハギンズが泌尿器外科医に任命されたという事実は、当時の外科学の自信（および、うぬぼれ）を象徴している。彼には泌尿器科の訓練を正式に受けた経験もなければ、腫瘍外科医としての訓練を受けた経験もなかった。当時はまだ外科の専門性というのは流動的な概念で、虫垂やリンパ節を切除できるなら、腎臓も切り取れるはずだというのが一般的な外科の哲学だった。ハギンズはかくして教科書一冊を約六週間で丸暗記し、大慌てで泌尿器科学を学び、そして意気揚々とシカゴにやってきた。大忙しで大繁盛の仕事が待っているはずだと期待して。が、無表情なネオゴシックのビルのなかにある彼の新しいクリニックは冬のあいだじゅう閑散としたままだった（流動的な外科の専門性は患者にとっては不安材料だったのかもしれない）。やけに風通しのいいがらんとした待合室で本や医学雑誌を暗記するのに飽きたハギンズはやがて方針を変え、患者がクリニックにやってくるのを待つあいだに泌尿器疾患を研究するために、研究室を立ち上げた。

医学の専門分野を選ぶということは、その主要な体液を選ぶことでもある。血液専門医は血液を、肝臓専門医は胆汁を学び、そしてハギンズは前立腺液――精子の運動を潤滑にして栄養を与える、糖類と塩類の混じった淡黄色のどろりとした液体――を学んだ。[*3] その供給源である前立腺は会陰部の奥深く、男性の尿道を取り囲む形で存在する（最初に前立腺を同定して人体解剖学アトラスに描き込んだのはヴェサリウスだった）。クルミのような形状で、大きさもクルミほどしかないにもかかわらず、前立腺は恐ろしいまでのがんの好発部位だ。前立腺がんは男性のがんの実に三分の一を占め――罹患率は白血病とリンパ腫の六倍だ――六〇歳以上の男性の剖検では、三人に一人の割合でなんらかの前立腺の悪性所見が発見される。

このように驚くほど一般的ながんである前立腺がんには、臨床経過が症例ごとに大きく異なるという特徴がある。たいていの場合、進行はとても遅いが――高齢男性は前立腺がんで亡くなるのではなく、前立腺がんとともに亡くなる――なかには爆発的に進行して激痛を伴う骨転移や、リンパ節転移をきたす例もある。

しかしハギンズが興味を持ったのは、前立腺がんよりも前立腺液の生理作用のほうだった。エストロゲンのような女性ホルモンには乳房《にゅうぼう》組織の増殖をコントロールする働きがあることが知られていた。男性ホルモンも同様に、正常前立腺の増殖をコントロールし、その結果、前立腺の主要な産物である前立腺液の分泌を調節しているのではないだろうか？　一九二〇年代の末、ハギンズは、イヌの前立腺から貴重な前立腺液を採取する仕掛けを考え出した（膀胱にカテーテルを挿入して尿の流れる向きを変え、前立腺の出口に採取用のチューブを縫いつけた）。それは彼にとって、最初で最後の外科的発明となった。

こうしてハギンズは、前立腺機能を測定する道具を手に入れた。つまり、前立腺の産生する液の量を測定できるようになったのだ。ほどなくして彼は、イヌの精巣を摘出すると――イヌの体内から精巣ホルモンであるテストステロンを枯渇させると――前立腺が縮小してやがて消失し、それに伴って前立腺液の分泌も急速に減少することを発見した。さらに、去勢したイヌに精製したテストステロンを投与すると、その外因性ホルモンが前立腺の縮小を抑制することも判明し、その二つの結果から、前立腺細胞の増殖と機能にはテストステロンが不可欠であるとわかった。女性ホルモンは乳腺細胞を生きつづけさせるが、男性ホルモンも、前立腺細胞に対して同様の作用をおよぼしていたのだ。

テストステロンと前立腺細胞の代謝について、ハギンズはより深く研究したいと望んだ。ところが、ある奇妙な問題が彼の研究を妨げた。人間以外に前立腺がんを発症すると知られている動物は、イヌとライオンだけだが、研究の最中に彼は何度も、大きな前立腺腫瘍を持ったイヌに遭遇したのだ。「代謝の研究をしている最中に前立腺がんのできたイヌに出くわすというのは苛々させられる出来事だった」[*4]と彼は書いている。彼が最初に思ったのは、がんのできたイヌを研究対象から外して、ただひたすら前立腺液の採取を続けることだった。しかし、やがて一つの疑問が彼の頭のなかで形づくられる。テストステロンの枯渇が正常の前立腺細胞を縮小させるなら、同じくテストステロンの枯渇によって、がん細胞はどのような影響を受けるだろう？

それに対する答はほぼ明らかであり、自尊心の高い腫瘍生物学者なら誰もが彼にこう教えたはずだった。つまり、ほとんど影響を受けないだろう、と。がん細胞というのは結局のところ、常軌を逸した制御不能な変質細胞であり、もっとも毒性の強い併用化学療法にしか反応しないのだから、と。正常細胞を制御するシグナルやホルモンなど、もうとっくの昔に忘れ去られている。残っているのは、正常だったころのあらゆる記憶を消し去ってしまうほどの、きわめて病的な自立的増殖力を持った細胞だけなのだ、と。

しかしハギンズはある種のがんがその原則に従わないことを知っていた。甲状腺がんのなかには、正常甲状腺から分泌される成長刺激ホルモンである甲状腺ホルモンを産生しつづけるものもあった。

がん細胞になったあとも、それらの細胞は正常だったころの記憶を残しているのだ。やがてハギンズは、前立腺がんのなかにも、そんな生理学的な「記憶」を失っていないものが存在することを発見する。前立腺がんのできたイヌの精巣を摘出し、がん細胞へのテストステロンの影響をいっぺんに取り除いた結果、腫瘍が数日で消失したのだ。実際、正常な前立腺細胞が生存のためにテストステロンに依存しているとしたら、悪性の前立腺細胞は、テストステロン中毒といっていいほどだった。その依存の程度はあまりに激しく、テストステロンからの急激な離脱は、考えうるもっとも強力な治療薬と同じ効果をもたらした。「がんは必ずしも自立的に増殖するわけでも、本質的に永続可能なわけでもない」[*5]とハギンズは書いている。「その成長は宿主のホルモン作用によって維持され、促進されているのだ」[*6]正常細胞の増殖維持とがん細胞の増殖維持のあいだの関係は、それまで想像されていたよりもずっと近かった。がんは、われわれ自身の体によって養われているのだ。

幸いなことに、手術による去勢が前立腺がん細胞を餓死させる唯一の方法ではなかった。ハギンズは、男性ホルモンががん細胞の成長を促進しているなら、男性ホルモンを除去するのではなく、テストステロンの作用を抑制することによって、宿主の体は「女性」なのだとがん細胞に思い込ませたらどうだろう？　と考えた。

一九二九年、生化学者のエドワード・ドイジーは、女性の性周期をつかさどるホルモンを同定しようと、何百ガロンもの妊娠中の女性の尿をブリキの大桶に集め、そこから数ミリグラムの女性ホルモン、すなわちエストロゲンを抽出した。[*7]このドイジーによるエストロゲンの発見によって、エストロゲンやその類似物の大量生産をめぐる競争が起こった。一九四〇年代半ばには、「女性らしさのエッセンス」の市場獲得に向けていっせいに動き出した研究所や製薬会社が、エストロゲン類似物質の合成や、エストロゲンをより効率的に精製する新手法をめぐって熾烈な競争を繰り広げていた。なかでも臨床の場でもっとも広く使われたのは、ロンドンの生化学者によって化学的に合成されたエストロゲン、ジエチルスチルベストロール[*8]（ＤＥＳ）と、モントリオールで馬の尿から精製された天然エストロゲン、プレマリン[*9]だった（合成エストロゲン、ＤＥＳはのちほど本書のなかで悪魔の薬として再登場する）。

プレマリン（妊娠中の牝牛の尿 *pregnant mare urine* がその名の由来である）も、ＤＥＳも、更年期障害の万能薬として市場に出されたのだが、合成エストロゲンの存在はハギンズに、まったくちがう使い途を示唆していた。男性にエストロゲンを投与して、男性を「女性化」することによって、前立腺がん患者のテストステロンの産生を抑制できないだろうか、と彼は考えた[*10]のだ。その方法を彼は、「化学的去勢」と呼び、そして、またも驚くべき反応を目撃した。外科的去勢をした場合と同じく、進行性の前立腺がんを患った患者に対して女性化ホルモンによる化学的な去勢をおこなった場合も、明らかな効果が得られたのだ。それも、ほとんどの患者で、副作用は最小限にとどまった（治療を受けた男性のなかで一番多い訴えは、更年期に見られるようなほてりだった）。だが、エストロゲン投与によって前立腺がんが治癒したわけではなく、がんはいずれホルモン療法耐性となって再発したが、ときに数カ月も続いた寛解《かんかい》は、ホルモンを操作することでホルモン依存性がんの増殖を抑制できることを証明した。毒性の強い、無差別の細胞毒（シスプラチンやナイトロジェンマスタードなど）を使わなくても、寛解がもたらされるとわかったのだ。

テストステロンの供給を止めることで前立腺がんが餓死寸前になるのなら、ほかのホルモン依存性がんもホルモン遮断療法で餓死させられるのではないだろうか？　少なくとも一つ、明らかな候補があった——乳がんだ。一八九〇年代末、乳がんの外科治療の新たな方法を模索していた冒険好きなスコットランドの外科医、ジョージ・ビートソンは、スコットランドの高地に住む羊飼いからある話を聞いた。卵巣を摘出したウシでは、乳汁分泌力が変化し、乳房の状態も変わるというのだ。この現象の原理は不明だったが（それは、ドイジーが卵巣ホルモンやエストロゲンを発見する以前のことだった）、卵巣と乳房の不可解な関係に強い興味を覚えたビートソンは、三人の乳がん患者の卵巣を摘出した。[*11]

卵巣と乳房のあいだのホルモン循環がまったく理解されていなかった時代にあって、ビートソンの手術は言語に絶するほど異端であり、脳の病変を治療するために肺を摘出するようなものだった。ところが、ビートソン自身も驚いたことに、三症例とも著しい反応を示した。乳がんが劇的に小さくなったのだ。その結果を知ったロンドンの外科医たちは、大勢の乳がん患者を対象にビートソンと同じ手術をおこなったが、結果は曖昧で、三分の二の患者しか反応しなかった。[*12]

そんなむらのある結果に、一九世紀の生理学者たちは当惑した。「卵巣摘出術が効果的かどうかをあらかじめ予想するのは不可能だ。効果はきわめて不確かだといっていい」[*13]とある外科医は一九〇二年に書いている。遠く離れた臓器の摘出は、がんの増殖にどのような影響を与えるのだろう？　なぜ、じれったいことに、一部の患者しか反応しないのだろう？　その現象は体じゅうを循環する謎めいた体液因子——ガレノスの黒胆汁——の記憶を呼び覚ましさえした。それにしてもこの体液因子はなぜ、一部の乳がん患者でしか活性化していないのだろう？

それから三〇年近くあとのドイジーによるエストロゲンの発見をきっかけに、一番目の疑問に対する答の一部がもたらされた。正常前立腺にとってのテストステロンのように、卵巣から分泌される主要なホルモンであるエストロゲンが正常乳腺組織の維持と増殖に不可欠であることがほどなく判明したのだ。それなら乳がんも、卵巣から分泌されるエストロゲンによって維持されているのではなかろうか？　もしそうなら、ビートソンの困惑に対する答は？　――なぜ卵巣を摘出することで小さくなる乳がんもある一方で、無反応の乳がんもあるのだろう？

　一九六〇年代半ば、ハギンズと一緒に研究していたシカゴの若い化学者、エルウッド・ジェンセンがビートソンのこの謎の答まであと一歩に迫った。[*14]ジェンセンがまず調べたのはがん細胞ではなく、エストロゲンの正常な生理作用だった。ジェンセンは、ホルモンが標的細胞の受容体に結合することによって細胞に作用することを知っていた。が、エストロゲン受容体（ＥＲ）はまだ発見されていなかった。一九六八年、ジェンセンは放射性アイソトープでラベルしたホルモンをおとりに使って、エストロゲン受容体（ＥＲ）――エストロゲンに結合し、エストロゲンのシグナルを細胞に伝達する役割を担う分子――をついに発見した。

　次にジェンセンは、乳がん細胞にもこの受容体が存在しているかどうか調べた。意外にも、あるがん細胞には存在するが、別のがん細胞には存在しないことがわかった。実際、乳がんは、受容体を高レベルで発現しているものと、低レベルでしか発現していないものとにはっきりと二分されることが判明した。つまり、「ＥＲ陽性」乳がんと「ＥＲ陰性」乳がんとに。

　ジェンセンのこの発見こそ、ビートソンの謎への答かもしれなかった。卵巣摘出に対する乳がん細胞の反応のちがいは、がん細胞上でのエストロゲン受容体（ＥＲ）の発現の有無に関係しているのではないだろうか。受容体を持つＥＲ陽性腫瘍はエストロゲンに対する「渇望」を保持しつづけているが、ＥＲ陰性腫瘍は受容体も持たなければ、ホルモン依存性からも解き放たれている。それゆえにＥＲ陽性腫瘍はビートソンの手術に反応するが、ＥＲ陰性腫瘍は反応しないのではないか。

この仮説を立証するもっとも単純な方法は実験をおこなうことだった——ER陽性例とER陰性例にビートソンの手術を施行して、がん細胞上での受容体の発現の有無が手術への反応性の予測因子となりうるか見定めることだった。しかし、そのような手術はもはや時代遅れであり（卵巣の摘出は、骨粗鬆症をはじめとする多くの深刻な副作用を生じさせることが明らかになっていた）[*15]、手術に代わる方法としては、エストロゲンの作用を抑制する薬理学的手法、つまり、ハギンズの化学的去勢の女性バージョンしかなかった。

だがジェンセンには、そのような薬の持ち合わせはなかった。テストステロンは効果がなかったし、合成「抗エストロゲン薬」は開発されてもいなかった。製薬会社は更年期障害治療薬と（合成エストロゲンを用いた）新しい避妊薬を執拗に追い求めてはいたが、抗エストロゲン薬の開発はずいぶん前にやめていた。ましてや、がん治療のための抗エストロゲン薬の開発になど興味を示すはずはなかった。細胞毒性化学療法がもたらすはずの約束に誰もが魅了されていたその時代にあっては、ジェンセンのことばにあるように「がんの内分泌（ホルモン）療法の開発に熱意を示す者はほとんどいなかった」[*16]彼はさらに、こうも言っている。「乳がんをはじめとする固形腫瘍を完治させる可能性は、多剤併用化学療法のほうがずっと高い（と考えられていた）」女性の若さの霊薬である、かの有名なエストロゲンに拮抗するような抗エストロゲン薬の開発など、労力と金と時間の無駄遣いであると多くが考えていた。

一九六二年九月一三日に、インペリアル・ケミカル・インダストリーズ（ICI）社の優秀なイギリス人化学者チームがICI46474（タモキシフェン）[*17]という化学物質の特許を申請したときも、それに注意を払った者はほとんどいなかった。もともとは避妊薬として開発された[*18]タモキシフェンは、

ＩＣＩの「避妊プログラム」に所属するホルモン生物学者、アーサー・ウォルポールと合成化学者のドーラ・リチャードソン率いるチームによって合成された。構造上はエストロゲン受容体（ＥＲ）の作動薬としてデザインされていたにもかかわらず――翼のある鳥のような形の骨格がＥＲの開いた腕にぴたりとおさまるように設計された――タモキシフェンにはまったく逆の作用があることが判明した。[19]避妊薬に求められるのは、エストロゲンシグナルをオンにする作用だが、タモキシフェンは予想に反して、多くの組織でエストロゲンシグナルを遮断したのだ。タモキシフェンはエストロゲン拮抗剤だった――すなわち、実質上、まったく役に立たない薬だった。

しかし、ウォルポールは、避妊薬とがんの関係が気になって仕方がなかった。外科的な去勢と前立腺がんとの関係を調べたハギンズの研究について彼は知っており、ビートソンの謎――ジェンセンがあと一歩で解き明かしそうだった謎――についても知っていた。彼の新薬の抗エストロゲン作用は興味深い可能性を提示していた。ＩＣＩ４６４７４は避妊薬としては役に立たないかもしれないが、ひょっとしたら、エストロゲン感受性乳がんには効くかもしれない。[20]

この仮説を検証しようと、ウォルポールとリチャードソンは、自分たちの研究に協力してくれる臨床医を探し、やがて、臨床試験に打ってつけの場所を見つけた。アルダーレイ・パークのＩＣＩの研究施設からチェシャー州のなだらかな丘を越えて車でわずかに行ったところにある、世界的に有名な大規模がんセンター、マンチェスターのクリスティ病院だ。さらに、その病院には理想的な協力者もいた。マンチェスターの乳がん専門の腫瘍医で放射線医でもある、メアリ・コールだ。患者や同僚からは親しみを込めてモヤと呼ばれていた彼女は、患者思いの、快活で、きめ細やかな医師という評判だった。彼女が担当する病棟には進行した転移性乳がんの患者が大勢おり、その多くが容赦のない速度で刻一刻と死に向かっていた。そんな女性たちの命を助けるためなら、モヤ・コールはどんなことでも──見捨てられた避妊薬でも──試すつもりだった。

クリスティ病院でのコールの臨床試験は一九六九年の晩夏に始まった。[*21] 四六人の乳がん患者がICI46474の錠剤を飲んだ。実のところコール自身、ほとんど期待していなかったのだが──せいぜい、わずかな反応が得られるくらいだろうと考えていた──一〇人の患者で、投与直後といっていいほどすぐに、明らかな反応があった。乳房の腫瘍が目で見てはっきりとわかるほど小さくなり、肺の転移巣が縮小したのだ。骨痛はおさまり、リンパ節はやわらかくなった。

ハギンズの前立腺がん患者の場合と同様に、薬に反応した女性の多くがいずれ再発したが、臨床試験の成功は否定しようがなかった。そしてそれは、ある一つの原理を証明する歴史的な成功となった。がん細胞中に存在する特異的な経路を標的とした薬──試行錯誤によって経験的に発見された細胞毒ではなく──によって、転移性腫瘍の患者に寛解《かんかい》がもたらされたのだ。

タモキシフェンの旅は、マサチューセッツ州のシュルーズベリーにある、一般にはあまり知られていない薬理学研究所で、もとの場所に戻ることになった。一九七三年、ウースター財団の研究所（新しい避妊薬を開発するための研究施設）の生化学者、V・クレイグ・ジョーダンが、タモキシフェン療法が効くがんと効かないがんの背後にあるパターンを調べた。[*22] ジョーダンは、単純な化学的手法を用いて乳がん細胞を染色し、エルウッド・ジェンセンがシカゴで発見したエストロゲン受容体（ER）が染まるかどうか調べた。そして、その研究からついに、ビートンの謎に対する答が飛び出してきた。ERを発現しているがん細胞はタモキシフェンに反応するが、ERを発現していない細胞は反応しなかったのだ。一世紀近く前にイギリスの乳がん患者で観察された、治療効果のばらつきの理由がようやく明らかになった。ERを発現している細胞はタモキシフェンに結合し、その結果、エストロゲンに対する反応が遮断され、細胞の増殖が止まる。それに対し、ER陰性細胞はタモキシフェンに結合する受容体を持たないため、タモキシフェンに無反応である。浮かび上がった図式は、喜ばしいまでにシンプルだった。がんの歴史上初めて、一つの薬と、その標的と、がん細胞とが、一つの核心的な分子理論によって結びついたのだ。

ハルステッドの灰

ほこりになるのならむしろ灰になりたい。[*1]

——ジャック・ロンドン

よくならなかったら、先生はわたしを見捨てるのですか？[*2]

——ある患者の主治医へのことば、一九六〇年代

モヤ・コールのタモキシフェン臨床試験は当初、進行した転移性乳がんの患者だけを対象にしていた。しかし、臨床試験が進むにつれ、コールは別の戦略を思い描きはじめた。新しい抗がん剤の臨床試験というのは、より重症な患者を対象にしたものへとエスカレートしていくのが普通だった（新薬のニュースが広がるにつれ、治る見込みのない患者が最後の望みをかけて集まってくるからだ）。しかしコールは反対方向に進みたいと考えた。初期がんの患者をタモキシフェンで治療したらどうだろ

う？　広範囲に転移したステージⅣのがんの進行をタモキシフェンが止められるなら、転移が腋窩リンパ節にとどまったステージⅡの乳がんには、もっと奏功するのではないだろうか？

コールは図《はか》らずも、ハルステッドの理論に戻りつつあった。ハルステッドが根治的乳房《にゅうぼう》切除術を考案したのは、初期の乳がんであっても徹底的かつ完全に攻撃しなければならない――肉眼的にはがんを認めなくても、考えうるすべてのがんの貯蔵庫を手術で完全に「洗浄」しなければならない――という前提に基づいてのことだった。その結果、しこりがまだ小さく局所にとどまっている場合でも、再発や遠隔臓器への転移を予防するために、患者は無差別に、身体的代償を支払うグロテスクな乳房切除術を押しつけられた。コールは、汚れたがんの貯蔵庫を徹底的に洗浄するというハルステッドの考え自体は正しかったが、その手法がまちがっていたのではないか、と考えた。手術には目に見えないがんを洗い流すことはできない。必要なのはもしかしたら、強力な化学物質――全身療法ではないだろうか、と。一九三二年にウィリー・マイヤーが夢見た「術後の全身治療」ではないだろうか。

これに似た考えは、タモキシフェンが登場する前にすでに、国立がん研究所（ＮＣＩ）の異端者グループの心をとらえていた。モヤ・コールがマンチェスターで臨床試験を終える約一〇年前の一九六三年、ＮＣＩの三三歳の腫瘍医、ポール・カルボーネは、腫瘍を手術で完全に取り除いたあとの初期の乳がん患者に対する、すなわち、肉眼的には腫瘍がまったく残っていない患者に対する化学療法の有効性を調べる臨床試験を開始した。*3 カルボーネを鼓舞していたのは、ＮＣＩの異端者集団の守護聖人、腫瘍が肉眼的に消失したあとの絨毛がん患者にメトトレキサートを投与しつづけたかどでＮＣＩを追い出された、ミン・チュウ・リだった。

不名誉にも解雇を言いわたされたミン・チュウ・リだったが、解雇のきっかけとなった彼の戦略（化学療法を用いて残存するすべての腫瘍を体から「洗い流す」という方針）に対するＮＣＩの評価はしだいに高まっていた。カルボーネは小規模な臨床試験をおこない、その結果、術後化学療法が乳がんの再発率を減少させると知った。カルボーネと彼のチームはその治療法を、ラテン語で「助ける」という意味の「アジュバント」と呼び、術後におけるこの「補助化学療法《アジュバント》」は外科医のささやかな助けになるかもしれないと考えた。手術で取り切れなかった顕微鏡的ながんの残りを一掃し、初期の乳がん患者の体内に残る悪性の残存物を全滅させるかもしれない。つまり、ハルステッドが自らに課した、がんの洗浄という大変困難な仕事を完成させるかもしれない。

だが当の外科医のほうは、誰の助けも借りたがってはいなかった――とりわけ、化学療法専門医の助けは。根治手術がしだいに要塞化しつつあった一九六〇年代半ばには、おおかたの乳腺外科医が化学療法専門医をライバル視しており、信用できない連中だと見なしていた。とりわけ、術後の患者の予後を改善させることに関してはまったくあてにならないと。乳がんという分野を支配していたのは外科医だったため（乳がんの診断を受けた患者すべてを診ているのは外科医だった）、カルボーネは臨床試験の準備を整えることができなかった。というのも、患者を集められなかったからだ。「NCIで乳房切除術を受けたわずかな患者以外には症例がなく……臨床試験は全然軌道に乗らなかった」[*4]とカルボーネは回想している。

しかしカルボーネはやがて、別の道を見つけた。外科医に遠ざけられた彼は、同業者を遠ざけた外科医、つまり、根治的乳房切除術の検証をめぐる論争に巻き込まれたバーナード・フィッシャーに助けを求めることにしたのだ。カルボーネの考えを聞いたフィッシャーはたちまち興味を示した。実際、フィッシャー自身も、同様の――乳房切除術と化学療法の併用を検証する――臨床試験をおこないたいと考えていたところだった。とはいえ、いくら勇猛果敢なフィッシャーでも、一度に闘えるのは一つの闘いだけだった。彼の臨床試験、米国乳がん・大腸がんアジュバント・プロジェクト（NSAB

Ｐ－04）（根治的乳房切除術と非根治的乳房切除術を比較する臨床試験）すら頓挫しそうになっているまさにそのときに、乳房切除術と化学療法の併用の効果を検証する別の臨床試験に協力してほしいとほかの外科医たちを説得するのはほぼ不可能だった。*5

　窮地を救ったのはイタリア人のチームだ。一九七二年、ＮＣＩが術後の「アジュバント療法」の臨床試験に適した場所を求めて国じゅうを探しまわっているちょうどそのころ、腫瘍学者のジアーニ・ボナドンナがＮＣＩを訪問した。*6オーダーメードのミラノのスーツを完璧に着こなした、上品で人柄のいい、いかにも洗練された物腰のボナドンナは、ＮＣＩの人々に即座に強い印象を与えた。ボナドンナは、デヴィータとカネロスとカルボーネから、進行乳がんに対する併用療法を検証した結果、有効性の高い併用法が見つかったというニュースを聞いた。その併用法とは、シトキサン（ナイトロジェンマスタードの類似物）とメトトレキサート（ファーバーのアミノプテリンの誘導体）とフルオロウラシル（ＤＮＡ合成阻害剤）の三剤併用療法だった。ＣＭＦ療法と呼ばれるそのプロトコールは、副作用がそれほどひどくないにもかかわらず、顕微鏡的な腫瘍を消失させることができた。これぞまさに、乳がんのアジュバント療法に打ってつけのプロトコールだった。

　ボナドンナは、ミラノの大規模がんセンター、がん研究所《イスティトゥート・トゥモーリ》に所属しており、そこの乳腺外科の科長のウンベルト・ヴェロネージは彼の友人だった。カルボーネ（手術と化学療法の併用を検証する臨床試験をアメリカで始めようと悪戦苦闘していた）の考えに共感したボナドンナとヴェロネージ――「たがいに聞く耳を持つ、外科医と化学療法専門医の唯一の組み合わせ」――が初期乳がんに対する術後化学療法の効果を検証する大規模無作為化臨床試験をおこないたいとＮＣＩに申し出ると、その試験はただちにＮＣＩの臨床試験として承認された。

　ＮＣＩの研究者にとってそれは、皮肉な出来事だった。アメリカのがん医療の風景は内部の裂け目によってあまりにも深く分断されており、NCIがスポンサーをつとめる、がん戦争宣言後のもっとも重要な臨床試験ですら、外国にその場を移さなければならなかったのだ。

一九七三年の夏、ボナドンナは臨床試験を開始し、その年の初冬までには四〇〇例近くの症例がその無作為化臨床試験に参加していた。半数には手術のみがおこなわれ、残りの半数には術後にCMF療法が施行された。ヴェロネージの協力は欠くことができなかったが、彼以外の外科医で興味を示す者はほとんどいなかった。「外科医たちは懐疑的だったばかりでなく[7]」とボナドンナは回想する。「敵意すら示していた。（彼らは）知りたくなかったんだ。当時はまだ化学療法専門医の数はごくわずかで、医師のあいだでの評価も高くなかった。外科医たちは〝化学療法専門医は進行がんの患者にただ薬を与えるだけだが、外科医は手術をし、患者の生涯にわたって続く完全寛解《かんかい》をつくり出している〟と考えていた。……外科医が術後に患者を診ることはほとんどなかったし、手術だけで助けられなかった患者が何人いたかなんてことは知りたくなかったんだろう。まさに、威信にかかわる問題だったからね」

一九七五年のどんよりとした冬の朝、ボナドンナはブリュッセルに飛んだ。ヨーロッパの腫瘍学会で臨床試験の結果を発表するためだった。臨床試験はまだ二年目を終えたばかりだったが、二つの患者群の臨床経過ははっきりと二分していた。アジュバント療法を受けなかった患者の半数近くがすでに再発していたのに対し、アジュバント療法を受けた患者では、再発率は三分の一にとどまった。六人に一人の割合で、アジュバント療法は乳がんの再発を防いだのだ。

そのニュースはあまりに予期せぬものだったために、ボナドンナの発表への反応は会場を包む水を打ったような沈黙だけだった。彼の発表は、化学療法の乾いた大地を揺るがした。ボナドンナがようやく研究者たちの質問攻めにあったのは、地上三〇〇〇メートル、つまりミラノに向かう機内でのことだった。

ジアーニ・ボナドンナのミラノでの驚くべき臨床試験は、答を懇願しているかのような一つの疑問をあとに残した。アジュバント・CMF療法が初期の乳がんの再発率を下げるなら、アジュバント・タモキシフェン療法――コールのグループによって有効性が確立したもう一つの乳がん治療薬――も初期のER陽性乳がんの術後再発率を下げるのではないだろうか？　初期の乳がん症例をその抗エストロゲン薬で治療するというモヤ・コールの直感ははたして正しかったのだろうか？

ほかにもいくつかの臨床試験をおこなっている最中だったにもかかわらず、バーナード・フィッシャーはこの質問の答を出さずにはいられなかった。一九七七年一月、コールが転移性乳がんに対するタモキシフェン療法に関する論文を発表してから五年後、フィッシャーは転移が腋窩リンパ節にとどまるエストロゲン受容体陽性（ER陽性）の乳がん症例、計一八九一例を対象に臨床試験を開始した。*8 半数にアジュバント・タモキシフェン療法を施行し、半数には施行しなかった。一九八一年までには、二つの患者群の術後経過の明らかなちがいが判明していた。術後タモキシフェンを投与された患者群では再発率が五〇パーセントも減少したのだ。さらに、タモキシフェンは五〇歳以上の女性――通常の化学療法が効きにくく、進行の速い転移性乳がんとなって再発しやすい年齢層――でより高い効果が得られることが判明した。

三年後の一九八五年、フィッシャーが二つのグループの生存曲線を再分析したところ、タモキシフェン療法の劇的な効果が明らかになった。二つのグループに割りあてられた五〇歳以上の女性はそれぞれ五〇〇例ほどだったのだが、その内、タモキシフェンによって再発や死を免れた症例が五五例も存在したのだ。大きな副作用のない、標的を絞ったホルモン剤を用いることでフィッシャーは、術後乳がんの生物学を変化させた。

このようにして一九八〇年代初期までには、古いパラダイムの灰から、大胆な新しい治療パラダイムが誕生していた。初期の乳がんを徹底的に攻撃するというハルステッドの幻想は、アジュバント療法とともによみがえり、エールリヒのがんに対する「魔法の弾丸《たま》」は、乳がんと前立腺がんに対する抗ホルモン療法として生まれ変わった。

だが、どちらの方法も完璧な治療法とは呼べなかった。アジュバント療法もホルモン療法もたいていはがんを消失させはしなかった。ホルモン療法は数年、ときに数十年も続く寛解《かんかい》をもたらした。アジュバント療法の主な役目は術後に残存するがん細胞を洗い落とすことであり、それによって生存期間は延びたものの、結局は、多くの患者が再発した。最終的には、たいていは数十年続いた寛解のあとで、化学療法耐性の、ホルモン療法耐性のがんがそれまでの治療にもかかわらず増殖しはじめ、治療のあいだに確立された平衡状態をだめにした。

新たな治療法は確かにがんを完治させはしなかったが、それらの重要な臨床試験によって、がんの生物学およびがん治療に関するいくつかの重要な原理が確立された。まず第一に、ホジキンリンパ腫の臨床試験でカプランが発見したように、乳がんの臨床試験もまた、がんは非常に多様な病気であるというメッセージを浮き彫りにした。乳がんにも前立腺がんにもさまざまなタイプがあり、それぞれが独特の生物学的特徴を持っている。その多様性は遺伝学的な多様性であり、たとえば乳がんでは、ホルモン療法に反応するタイプもあれば、しないタイプもある。さらに、その多様性は解剖学的な多様性でもあり、発見時点で乳房に限局している乳がんもあれば、すでに遠隔臓器に広がっているがんもある。

第二に、そうした多様性を理解することは、大変意義深いことである。「汝の敵を知れ」という格言があるが、フィッシャーとボナドンナの臨床試験はまさに、慌てて治療を始める前にできるだけ深くがんを「知る」ことが重要であると示していた。たとえば、乳がんの綿密な病期分類は、ボナドンナの研究の成功には欠くことのできない条件だった。初期の乳がんと末期の乳がんに同じ治療法を用いることはできないからだ。ER陽性乳がんとER陰性乳がんの厳密な分類も、フィッシャーの研究にとって欠くことのできない作業だった。もしタモキシフェンがER陰性乳がんにも無差別に投与されていたら、まったく効果のない薬として見捨てられていたことだろう。

それらの臨床試験は、がんの微妙な差異を理解することの重要性を強調し、その結果、がん医療の目を覚まさせた。国立がん研究所（NCI）所長のフランク・ラウシャーは一九八五年、次のように述べている。「一〇年前のわれわれはもっとうぶだった。併用療法のどれかが劇的に効けばいいと願っていたんだ。しかし今のわれわれは、がんはそんなに単純ではないと知っている。人々は楽天的だが、われわれが狙っているのはホームランではない。今なら単打でも二塁打でも人々は充分に満足するだろう」*9

しかし依然として腫瘍学をしっかりととらえていたのは、がんと無差別に闘い、がんを全滅させる（「単一の理由、単一の治療法」）という隠喩的な力だった。アジュバント療法やホルモン療法は休戦宣言のようなもので、単に、より激しい攻撃の必要性を示唆しているにすぎなかった。細胞毒性薬剤を完全配備するという――人間の身体をその限界にまで追いやることで体から悪性の内容物を除去するという――誘惑は依然として抗いがたく、がん医療は突進しつづけた。たとえそれが、尊厳と正気と安全の放棄を意味していたとしても。自信とうぬぼれに導かれ、医学の潜在力に酔いしれて、腫瘍医たちは患者を——腫瘍学という分野を——破滅の縁に追いやった。「われわれはすでに第一幕で芝居の雰囲気をあまりにも毒してしまった」[*10]一九七七年、ジェームズ・ワトソンはがん医療の未来についてそう警告を発した。「良識のある者は誰も最後まで観たいと思わないだろう」

第一幕に巻き込まれたがん患者の多くには、その毒された芝居を最後まで見届ける以外に選択肢はなかった。

「治療はすればするほどいい」と、ある患者の娘が、私にぶっきらぼうに言った（私が彼女に、なかには「治療をしなければしないほどいい」がんの患者さんもいるのです、と遠まわしに言ったあとのことだ）。患者は高齢のイタリア人女性で、肝臓がんが腹部に広く転移していた。化学療法か手術か放射線療法——可能なら、三つ全部——による治療を求めて、女性はマサチューセッツ総合病院にやってきたのだった。たどたどしい、強いなまりのある英語を話すその女性は、しばしば途中でことばを切って息を整えなければならず、皮膚は灰色がかった黄色味を帯びていて、その色がもうすぐ明るい黄色に——腫瘍による胆管の閉塞が進み、胆汁中のビリルビンが血液に充満しはじめたことを示す色に——変わるのではないかと私は懸念した。彼女はすっかり疲れ切った様子で、診察中もうとうとしていた。走っている車を停めるときのように両手の手のひらを前に向けて両腕を前方に出してください、と私は指示を出した。肝不全の徴候である羽ばたき振戦《しんせん》（腕を伸ばしたり手を広げたりしたときに起こる、ゆっくりとした不規則なふるえ）が見られないか確認するためだった。ありがたいことに振戦はなかったが、腹部の診察で、腹水の貯留を示す鈍い音が認められた。腹水はおそらく、がん細胞で満たされていることだろう。

患者の娘は医師で、私が診察を終えるまでのあいだ、鷹のような鋭い目でこちらを凝視していた。彼女は母親に愛情をつくしていた。逆向きの——そして、二倍も強い——母性本能に突き動かされて。

それは、中年期に母と娘の役割が入れ替わりはじめた瞬間の、その胸を刺すような瞬間の印《しるし》となる母性本能だった。娘は考えうる最高の治療を母に受けさせたいと考えていた――最高の医者、ビーコンヒルが見渡せる最高の部屋、特権と金で買うことのできる、最高かつ最強かつ絶対に妥協しない治療。

一方の母親のほうは、もっとも弱い抗がん剤すら耐えられそうになかった。肝臓はまだ機能していたものの、いつ肝不全に陥ってもおかしくなく、いくつかの所見が腎機能の著しい低下も示唆していた。私は姑息的治療を提案した。治る見込みのないがんを治そうと強力なプロトコールを無理矢理押し進めるのではなく、症状を緩和する目的で一種類の抗がん剤による治療を試してみては、と。

娘であるその医師は、気でもちがったのか、と言いたげな表情を浮かべて私を見た。「ここへ来たのは治療を受けるためです。ホスピスの相談をするためではありません」怒りを剥き出しにして、彼女はそう言い放った。

経験豊富な医師の意見を聞いたうえで、再度検討してみます、と私は約束した。慎重になるのが早すぎたのかもしれないと思ったからだ。しかし数週間後、母と娘が別の医師を見つけたことを知った。その医師はおそらく、二人の要求に黙って従ったのだろう。女性ががんで亡くなったのか、それとも治療でなくなったのか。その後の経過を私は知らない。

一九八〇年代、腫瘍学のなかから三番目の異端者の声が聞こえはじめた。それはもう何世紀ものあいだ、がん医療の辺縁をまわりつづけていた声だった。化学療法や手術の臨床試験が進行がんの死亡率を減らすのにことごとく失敗していくなかで、外科医や化学療法専門医のなかに、患者を治せないのならケアしようと、患者のケアの技術を学びはじめる世代が現われたのだ。

それは先の見えない、苦しい訓練だった。患者の症状を軽減し、苦しみを取り除くことに重点を置いた緩和ケアという分野は、がん治療の反対物と見なされていた。正に対する負であると、成功という文脈に失敗を書き加えるようなものだと。「緩和する *palliate*」ということばは、「覆い隠す」という意味のラテン語の *palliare* に由来しており、痛みをやわらげる治療は、病気の本質を覆い隠す行為と考えられていた。病気を攻撃するのではなく、症状を覆って消してしまう行為だと。痛みの軽減について、あるボストンの外科医は一九五〇年代にこう書いている。「病変部位を手術で直接攻撃しても軽減されない持続的な疼痛があったら……感覚神経の経路を外科的に遮断するほかない」[*11]手術以外の選択肢は、さらなる手術しかなかったのだ――火と闘うために火を使うしか。モルヒネやフェンタニルといった鎮痛作用のある麻薬は故意に否定された。「手術をおこなわなければ」と外科医はさらに続けている。「患者は麻薬中毒に陥り、身体は衰え、自殺すらしかねない」――皮肉な考察だ。なぜならハルステッド自身も、根治手術の理論を考案する最中、コカインとモルヒネという二重の中毒のあいだを行ったり来たりしていたのだから。

末期のがん患者のケアに正気と尊厳を取り戻そうという動きは、充分に予想できたことだが、がんを治すことばかりに気を取られたアメリカではなく、ヨーロッパから起こった。その創始者は、イギリスで医師の修行を積んだ元看護婦のシシリー・ソンダースだ。一九四〇年代後半、ソンダースはロンドンで、末期がんを患ったワルシャワからのユダヤ難民の男性の治療にあたった。やがて男は、「(あなたの)家の窓になりたい」[*12]と言い残し、ソンダースに貯金を全額――五〇〇ポンドを――託して亡くなった。一九五〇年代、ロンドンのイーストエンドの見捨てられたようながん病棟のなかを歩いていたときに、ソンダースは男の暗号のような望みの意味を心底理解した。そこで彼女が出会ったのは、尊厳を否定され、鎮痛剤も、ときにはごく基本的な治療さえも与えられることのない末期がんの患者たちだった。患者たちの人生はときに文字どおり、窓のない部屋に閉じ込められていた。ソンダースは気づく。そうした「望みのない」症例は腫瘍学ののけ者にされてしまうのだと。戦争や勝利といった文脈のなかではどこにも居場所のない、視野からも思考からも押し出された、役立たずの負傷兵のような存在にされてしまうのだと。

そんな状況をなんとか変えようと、ソンダースは腫瘍学と相対する分野——緩和医療——をつくろうと決意した。というよりもむしろ、よみがえらせようと決意した（彼女は「緩和ケア」ということばを使わなかった。「ケア」ということばは「やわらか」すぎて、医学界の尊敬を勝ち取れないと考えたからだ）[*13]。腫瘍医が末期がん患者のケアをしようとしないのなら、患者が安らかで尊厳ある死を迎えられるように、ほかの専門家の力を借りてはどうだろう、と彼女は考えた。精神科医や麻酔科医、老人科医や理学療法士、そして神経科医の力を借りてはどうだろう、と。そして彼女は実際に、末期のがん患者をがん病棟から移すことにした。一九六七年、ソンダースはロンドンに、末期患者のケアを専門的におこなうホスピスを創設し、セント・クリストファー・ホスピス——死の守護聖人のほうではなく、旅人の守護聖人のほうにちなんで——と名づけた。

ソンダースの運動がアメリカにたどり着き、楽観主義で要塞化されたがん病棟に浸透するまでには一〇年という歳月を経なければならなかった。「患者に緩和ケアを施すことへの抵抗は[*14]」と、ある病棟看護師は回想する。「とても根深かった。わたしたちが先生に、患者さんの命を救おうとするのはもうやめて、患者さんの尊厳を救ってあげてはどうでしょうかと提案しようものなら、先生たちはわたしたちの目すら見ようとしませんでした……先生たちは死のにおいにアレルギーを起こしていたんです。死は失敗を、敗北を——自分たちの敗北を、医学の死を、腫瘍学の死を——意味していたのです」

終末期ケアを実施するためには、新たな想像力と、そして、新たな発見が必要だった。痛みと鎮痛剤に関する臨床試験が、新薬や手術プロトコールに関する臨床試験と同じくらい厳密に、正確におこなわれ、その結果、痛みに関するいくつかの定説がくつがえされ、予期せぬ新たな原則が生まれた。たとえば、がん患者への思いやりからふんだんに使われることの多い麻薬は、中毒も身体的荒廃も自殺も引き起こさないことが判明し、その反対に、不安や痛みや絶望のサイクルを断ち切る効果があることがわかった。新しく導入された制吐剤が化学療法中の患者の生活の質を劇的に改善した。一九七四年、アメリカ初のホスピスがイェール・ニューヘブン病院に誕生し、一九八〇年代初めまでにはソンダースの病院をモデルにしたがん患者のためのホスピスが世界各地に生まれていた（なかでももっとも多く誕生したのはイギリスで、八〇年代終わりまでには二〇〇近くのホスピス・センターが稼働していた）。

ソンダースはこの事業を、がん医療と「対抗する」ものととらえるのを拒んだ。「ターミナルケアの提供は……がん戦争と切り離された、がん戦争の負の部分であるという認識はまちがっています。それはただの敗北ではありません。考えたくもないような、実行したところでなんの見返りもないような単なる敗北の段階ではないのです。多くの点で、ターミナルケアの原則は基本的に、治療やケアといったほかのすべての段階の根底にある原則と同じなのです。ただ見返りがちがうだけで[*15]」

つまり、ターミナルケアの原則もまた、敵を知ることにほかならなかった。

がんを数える

死者を数えるのと同じくらい注意深く、生きている者を数えなければならない。[*1]

——オードリー・ロード

数を数えるのはこの世代の宗教だ。希望であり、救済だ。[*2]

——ガートルード・スタイン

腫瘍学が、目を覚まされるような現実と過去の誇大な約束との重要な交差点に立っていた一九八五年一一月、ハーバード大学の生物学者、ジョン・ケアンズが、がん戦争の進展具合を測定するという仕事をよみがえらせた。

「よみがえらせる」ということばは埋葬を暗示させるが、実際、「がん——壮大な闇」と題する一九三七年の《フォーチュン》の記事以来、がん戦争の進展具合についての多角的な評価は実質上、埋葬されたままだった――皮肉にも、圧倒的なまでに過剰な情報によって。どんなに小さな歩みも、どんなにささやかな前進もメディアによってことごとく過剰に報道されたために、がん医療の進展具合の全体像をとらえるのがほぼ不可能になった。ケアンズは一〇年前から、そんな粒状度の高すぎるがん医療の風景を遠くから眺めようとある程度努力してきた。細々した点にばかり気を取られずに、一歩後ろに引いて全体を概観したいと思っていた。患者の生存期間は全体として延びているのだろうか？　一九七一年以来、がん戦争に投じられてきた膨大な資金は、実際の臨床的成果につながったのだろうか？

「進展具合」という明らかに不明瞭な評価を定量化するために、ケアンズはまず、第二次世界大戦以降のかびの生えたような古い記録を生き返らせるところから始めた。それはがんの登録簿、がんの種類によって分類された州ごとのがん関連死の統計学的記録だった。「こうした登録簿は」[*3]とケアンズは《サイエンティフィック・アメリカン》の記事のなかで書いている。「がんの自然史の全体像をかなり正確に浮かび上がらせる。したがって治療に関する議論をするうえで欠くことのできない出発点となる」彼は、それらの記録を詳細に調べることによって、長期間にわたるがん医療の風景を描き出したいと考えた――数日や数週間ではなく、何十年にもわたる風景を。

ケアンズはまず、がんの登録簿を用いて、一九五〇年代以降のがん治療の進歩によって救われた患者の数を予想した（手術と放射線療法は一九五〇年代以前から存在していたため、それらは除外された。ケアンズが興味を抱いていたのは、一九五〇年代以降の生化学研究の発展によってもたらされた治療法の進歩の影響だった）。治療法の進歩をいくつかのカテゴリーに分類し、がんの死亡率へのそれらの相対的な影響を数値で表わした。

最初のカテゴリーは「治癒をもたらすことのできる」化学療法――国立がん研究所（ＮＣＩ）のフ

ライやフライライク、それにインディアナ大学のアインホーンらが支持するアプローチ——だった。化学療法で治癒させられる種類のがんの治癒率を、比較的気前よく見積もって、八〇パーセントから九〇パーセントと推定すると、毎年二〇〇〇から三〇〇〇人の命——急性リンパ性白血病の子供が七〇〇人、ホジキンリンパ腫の男女が一〇〇〇人、進行精巣がんの男性が三〇〇人、絨毛がんの女性が二〇から三〇人——が化学療法によって救われたことになる（一九八六年までには、多剤併用療法によって非ホジキンリンパ腫のいくつかのタイプも治癒させられるようになり、それを考慮に入れれば、さらに二〇〇〇人を追加でき、合計五〇〇〇人まで増えたのだが、ケアンズの最初の計算にはその人数は含められなかった）。

「アジュバント」化学療法——ボナドンナやフィッシャーが乳がんの臨床試験で用いた術後化学療法——によってさらに年間一万から二万人の命が救われた。最後にケアンズは、がんの早期発見のための子宮頸がん細胞診やマンモグラフィーなどのスクリーニング検査に関しても調べた。おおまかに見積もって、それらの検査のおかげでさらに年間一万人から一万五千人の命が救われたことがわかった。合計すると年間三万五千人から四万人の命が救われたことになる。

その数字を一九八五年のアメリカの年間のがん罹患率と対比させてみる。一九八五年には、人口一〇万人あたり四四八人、すなわち一年間に一〇〇万人が新たにがんと診断された。さらに、一九八五年のがんの死亡率は人口一〇万人あたり二一一人、つまりアメリカ人全体では一年間に五〇万人ががんで死亡した。要するに、医学の進歩によって救われた命に関して比較的気前よく見積もっても、がんと診断された人のうち約二〇人に一人しか、将来的にがんで亡くなると予想される人のうちの約一〇人に一人しか、治療とスクリーニング検査の進歩によって救われなかったのだ。

ケアンズはそのささやかな数字には驚かなかった。実際のところ、自尊心のある疫学者なら驚くべきではないと彼は主張した。重大な病気が治療関連プログラムだけで撲滅された例は医学の歴史上なかった。たとえば、結核による死亡率の減少を曲線で表わしたなら、死亡率の減少のほうが、新しい抗生物質の到来よりも数十年先んじていることがわかる。都市の整備という、ことさら注目されることもなかった変化——栄養状態の改善、住宅事情と衛生状態の改善、下水道と換気の整備——が、奇跡の薬などよりもずっと強力に、ヨーロッパとアメリカにおける結核の死亡率を下げたのだ。ポリオと天然痘が激減したのもワクチンのおかげだった。ケアンズは書いている。「アメリカでマラリアやコレラや発疹チフスや結核や壊血病やペラグラといった過去の苦しみの原因が減少したのは、人間がこれらの病気の予防の仕方を学んだからだ……治療にばかり気を取られるのは、そうした前例をすべて否定するのに等しい」

ケアンズの論文は政界に広い影響をおよぼしたものの、依然として統計学的な決定打に欠けていた。必要だったのは、長年にわたるがんの死亡率の相対的な変化を統計学的に示すことだった——一九七五年に比べて一九八五年では、がんで亡くなる人が増えたのか減ったのか。ケアンズの論文が発表されてから一年も経たない一九八六年の五月、ハーバード大学のケアンズの同僚、ジョン・ベーラーとエレイン・スミスがまさしくその分析結果を《ニューイングランド・ジャーナル・オブ・メディシン》に発表した。*4

ベーラー/スミス分析を理解するためにはまず、それとは異なる考え方について理解しなければならない。ベーラーは最初から、患者たちにとって馴染み深い評定法——生存率の年次変化——を採用しなかった。五年生存率というは、あるがんと診断された患者が診断から五年後に生存している割合である。しかし、生存率の統計結果にはバイアスがはいりやすいという重大な欠点があった。

それらのバイアスについて理解するためにまず、人口もがんの死亡率もまったく同じ、隣合う二つの村を想像してみよう。どちらの村でも、がんと診断される年齢の平均は七〇歳とする。患者は診断から一〇年生き、八〇歳で亡くなる。

さて、一方の村に、感度の高いがんの検査法——ヨボウタンパクという名の血中タンパクを測定する腫瘍マーカー検査——が導入されたとする。ヨボウタンパク検査はがんの検査としては完璧で、ヨボウタンパク「陽性」の男女は即座にがん患者として数えられる。

さらに、ヨボウタンパクは非常に感度が高いために、ごく初期のがんの存在を明かすと想定しよう。その検査法の導入後すぐに、村1のがんの診断年齢の平均が七〇歳から六〇歳になる。なぜならこの驚くべき新検査によって、より初期のがんが発見されるようになったからだ。しかし、ヨボウタンパク検査の導入後も新しい治療法が誕生することはなかったため、死亡の平均年齢は二つの村で同じままだ。

素人目にはこのシナリオは奇妙な効果を生んだように見える。ヨボウタンパクによるスクリーニング検査がおこなわれている村1では、がんは六〇歳で発見されるようになり、患者は八〇歳まで生存する——つまり、生存期間は二〇年だ。一方、ヨボウタンパク検査がおこなわれていない村2では、がんは七〇歳で診断され、患者は八〇歳で亡くなる——つまり、生存期間は一〇年だ。しかしこの「生存率の上昇」は本物ではない。新しい治療法も誕生していないのに、どうしてヨボウタンパク検査の導入だけで生存率が上昇しただろうか？

その答は明らかだ。生存率の上昇はもちろん、まちがいである。生存率は一見、上昇したように見えるが、実際にはスクリーニング検査の導入によって診断から死亡までの期間が延びたにすぎない。

このバイアスを避ける簡単な方法は、生存率を算出するのではなく、死亡率を算出することだ（上記の例では、新たな検査によって早期診断が可能になっても、死亡率自体は変化していない）。

しかしここでもまた、深い方法論的な問題がある。「がん関連死」の数は、がんの登録簿の記録をそのまま反映しているにすぎず、その統計は、患者の死亡を確認した医師が書いた診断名に基づいている。そのような粗《そ》死亡の年次的な変化を長年にわたって比較する際の問題点として、アメリカの人口が（ほかの国と同じように）徐々に高齢化しているために、人口あたりのがんの粗死亡率が上昇しているという点があげられる。老化は、まるで浮遊物が潮流に運ばれるように、がんを避けがたく引き寄せる。高齢化の進んだ国ではそうでない国に比べて、がんによる実際の死亡率は変化していなくとも、がんの死亡率がより高く見えてしまうのだ。

死亡率の年次推移を見るためには、年齢構成を同じ基準に合わせる必要がある——片方の人口をもう一方の人口に、統計学的に「縮小させる」のだ。ここで、ベーラーの革新的な統計学的手法の登場だ。彼が用いたのは「年齢調整」という大変有用な標準化の方法だった。

年齢調整を理解するためにまず、年齢構成が大幅にちがう二つの集団を思い浮かべてほしい。一番目の集団は若年者が多く、二番目の集団は高齢者が多い。人口あたりのがんの死亡率、すなわち「粗」死亡率を比較すれば、高齢者の多い集団のほうが明らかにがんの死亡率が高い。

ここで、二番目の集団の年齢構成の偏りをなくして標準化してみる。一番目の集団を基準にして、二番目の集団の年齢構成をそれに合わせると、年齢構成の偏りがなくなり、それに比例して死亡率が縮小する。このようにして、二つの集団の若年者と高齢者の年齢構成が同一になると、がんの死亡率も同一になる。ベーラーはこれと同じ処理を繰り返して、数十年分の年次比較をした。それぞれの年の人口を二〇~二九歳、三〇~三九歳、四〇~四九歳……に分け、年齢構成が一九八〇年の人口（任意に選ばれた基準人口）と同じになるように調整した。それに伴って、がんの死亡率も調整された。

すべての年の年齢構成が基準人口と同じになったところで、死亡率の年次比較が可能になった。

一九八六年五月、ベーラーとスミスは論文を発表する――そしてその論文は、腫瘍学をその根底から揺さぶることになった。やや悲観的なところのあるケアンズですら、少なくとも少しはがんの死亡率が下がっているものと期待していたのだが、ベーラーとスミスはそんなケアンズの予想すら寛大すぎたことを示した。一九六二年から一九八五年までに、がんの死亡率は八・七パーセント増加していた。その増加は多くの要因を反映したものだったが、なかでももっとも強い影響を与えていたのは、一九五〇年代の喫煙率の増加による肺がんの増加だった。

唯一、疑う余地なく明白だったのは、アメリカのがんの死亡率が減少していないという恐ろしい事実だった。[*5] 論文のなかでベーラーとスミスは陰鬱に述べている。「およそ三五年にわたって続けられた、がん治療の改善に向けた集中的かつしだいに高まる努力によって、臨床的な成果のもっとも根本的な指標である死亡率が減少したという証拠はない」[*6] さらに、こう続けている。「いくつかのまれな疾患（小児白血病やホジキンリンパ腫など）での進歩や緩和ケアの改善、さらには患者が生産的な生活を送ることのできる年月の延長などの成果はあったが、全体としては、われわれはがん戦争に負けつつあると言わざるをえない……治療法の改善に重点を置いた三五年あまりの集中的努力は、条件つき失敗と判定されるべきである」

いかにももったいぶった、学者然としたそのことば、「条件つき失敗」は、意図的に選ばれたものだった。そのことばを使うことでベーラーは彼自身の戦争を宣言したのだ――がん医療の体制に対して、国立がん研究所（ＮＣＩ）に対して、莫大な資金を使うがん医療の巨大産業に対して。ある記者は彼を「ＮＣＩの頭痛の種」[*7] と呼んだ。医師たちはベーラーの分析を罵倒し、彼を悲観論者と、威張り屋と、ニヒリストと、敗北主義者と、へそ曲がりと呼んだ。
予想どおり、医学雑誌には反論があふれた。ベーラー／スミス分析の結果が陰鬱なのは、治療自体に効果がないからではなく、プロトコールがまだ充分攻撃的でないからだと主張する者もいた。化学療法はベーラーとスミスが考えるよりずっとむずかしい治療なのだ、と批判者は言った――たいていの腫瘍医が最大量を投与するのをためらうほどに。証拠として彼らは一九八五年のある調査をあげた。*8 それによれば、乳がんの治療の際にもっとも効果的なプロトコールを用いているのは、腫瘍医の三分の一にすぎなかった。「乳がんに対して初期の段階で攻撃的な多剤併用療法をおこなえば、一万人の命が助かるはずだ。数千などという、現在の微々たる数字ではなく」と、ある著名な批判者は書いている。

その主張はおおむね正しかったといえる。一九八五年の調査が示したように、多くの医師が実際に、抗がん剤の投与量を減らしていた――少なくとも、腫瘍学者やＮＣＩが推奨する標準的なプロトコールに比べて。しかし、その反対の考え――化学療法を最大にすれば生存率も最大にできる――の正否もまだ検証されてはいなかった。ある種のがん（たとえば、あるタイプの乳がん）では投与量を増やせば増やすほど効果も増大する。しかし、大多数のがんでは、標準的な抗がん剤を併用するプロトコールを強化したからといって必ずしも生存率が上がるわけではなかった。ＮＣＩの小児白血病治療での経験から借りてきた「早く、激しく攻撃しろ」という鉄則は、すべてのがんに対する普遍的な答にはなりそうになかった。

ベーラーとスミスに対してより曖昧な批判をしたのは、充分予想できたことだが、カリフォルニア大学ロサンゼルス校（ＵＣＬＡ）の疫学者、レスター・ブレスローだった。ブレスローは、年齢調整死亡率はがん戦争の一つの評価法ではあるが、成功か失敗かを見極める唯一の方法では断じてない、いう点だ」

と論じた。唯一の方法ばかりを強調することで、ベーラーとスミスは誤った論証をしたのであり、進歩の評価法をあまりに簡略化しすぎたのだ、と。「唯一の評価法に依存することの問題点は」[*9]とブレスローは書いている。「評価法が変わるだけで伝わる印象ががらりと変わってしまう可能性があると

この主張の例を示すために、ブレスローは別の評価法を提案した。ある化学療法が五歳の急性リンパ性白血病（ＡＬＬ）の患者の命を救ったとしたら、その治療は患者の六五年の潜在的余命を救ったことになる（平均寿命が七〇歳と仮定して）。それに対して、六五歳の患者の場合には、化学療法によって救われるのは五年の潜在的余命にすぎない。しかしベーラーとスミスが選んだ評価法――年齢調整死亡率――には、これらの二つの症例のちがいは反映されていない。リンパ腫が治癒し、五〇年の余命を得た若い女性と、乳がんは治癒したものの翌年には別の病気で亡くなるかもしれない高齢女性とが、同じ評価基準で判定されているのだ。もし「救われた潜在的余命」を、がん治療の進歩の評価基準として採用したなら、得られる数値ははるかに好ましいものになるはずだ。われわれはがん戦争に負けつつあるのではなく、勝利しつつあるように見えるはずだ。

ブレスローは別に、こちらの評価法のほうがあちらの評価法よりもいいと言っていたわけではなかった。彼が言いたかったのは、評価法自体も主観的だということだ。「こうした計算をする目的は」[*10]と彼は書いている。「導かれる結論が評価法の選択にいかに敏感に依存しているかを示すためだ。一九八〇年には、アメリカ人の平均寿命を六五歳と仮定した場合、がんによって一八億二四〇〇万年の潜在的余命が失われた。しかし、がんの死亡率が一九五〇年のそれと同じだったとしたら、二〇億九三〇〇万年の潜在的余命が失われた計算になる」

病気の治療の進歩を評価するという行為は、本質的に主観的な行為である、とブレスローは主張し

た。結局のところそれは、われわれ自身を評価するのと同じである。客観的な判断というのは、基準に基づいた判断である。ケアンズやベーラーはがん治療によって何人の命が助かり、何人の命が失われたかを正確に示すことができた。しかし、その数値が、がん研究に多額の投資をしただけの「価値のある」ものだったのかどうかを判断するには、まず、「価値がある」という概念について考察しなければならない。五歳の子供の余命の延長は、六〇歳の老人の余命の延長よりも「価値がある」のだろうか？　ベーラーとスミスが言うところの「臨床成果のもっとも根本的な判断基準」――死――ですら、根本的とはほど遠い。死（少なくとも社会的な意味の死）も、さまざまな物差しを使って何度も測定しなおすことのできる概念であり、そのたびに別の結論が導かれる。病気の治療の評価は、ブレスローが言うように、われわれの自己評価に依存している。社会と病気はしばしば平行に並んだ鏡のなかで、たがいを見つける。それぞれが相手のロールシャッハテスト（インクのしみのような模様を解釈させて診断する性格検査）の絵なのだ。

ベーラーにしても、できることならこのような哲学的主張を容認したかったはずだ。しかし、彼にはもっと現実的な議題があった。彼が統計的数値を用いたのは、ある原則を証明したかったからだ。ケアンズがすでに指摘したとおり、ある病気の――あらゆる病気の――死亡率を集団レベルで下げると知られている唯一の医学的介入は、予防だった。ベーラーは主張する。がん戦争の進展具合を評価するのに、たとえ別の方法を用いたとしても、ある事実だけは疑う余地なく明白だと。すなわち、治療法の探求にばかり取り憑かれていた国立がん研究所（ＮＣＩ）の戦略のなかに、予防が含まれていなかったという事実だ。

ＮＣＩの助成金の大半、つまり八〇パーセントはがんの治療戦略にあてられており、予防法の研究には二〇パーセントしかあてられていなかった[*11]（一九九二年までには、この数字は三〇パーセントまで増え、NCIの二〇億ドルの研究予算のうち六億ドルが予防法の研究費として使われることになる）[*12]。一九七四年、NCIの所長、フランク・ラウシャーは、メアリ・ラスカーに宛てた手紙のなかでNCIの包括的な活動について詳細に述べ、そのなかで、がんに対する三叉のアプローチについて熱く語っている[*13]。「治療、リハビリ、持続的なケア」そこに、予防に関する言及も、早期発見に関する言及もなかったのは非常に象徴的だ。NCIは、がん予防を中核的なアプローチの一つとすら見なしていなかったのだ。

同じような偏ったバイアスは私立の研究所にも存在した。たとえば、一九七〇年代には、ニューヨークのスローン・ケタリング記念がんセンター内の一〇〇近くもある研究室のうち、予防研究のプログラムを有しているのはわずか一研究所だけだった[*14]。一九六〇年代初めに、大勢の医師を対象に調査をおこなった研究者は、「がんの予防法についてなんらかのアイデアやヒントや仮説」を提示できる医師が「誰もいない」[*15]ことを知って驚いた。彼は皮肉めかしてこう書いている[*16]。予防は「パートタイムで」おこなわれている、[☆]と。

ベーラーは、この優先順位のひずみは一九五〇年代の科学の故意の副産物だと主張した。明らかに到達不可能な高すぎる目標を設定したソロモン・ガーブの『がんの治療――国家目標として――』のような本の副産物であり、一〇年以内にがんを撲滅できるとするラスカライツの催眠術のような確信の副産物であり、ファーバーをはじめとする研究者の頑固で執拗な熱意の副産物だと。そうしたビジョンの起源は、エールリヒまでたどることができる。「魔法の弾丸《たま》」という彼のお気に入りのことばの、その記号的魔術のなかに安座していたエールリヒまで。進歩主義的で楽観主義的で合理主義的なこのビジョン――魔法の弾丸《たま》と奇跡の治療に関するビジョン――は、がんを取り巻く悲観論を明らかに払いのけ、腫瘍学の歴史を劇的に変えた。しかし、がんの唯一の解決策は「治療」であるという考えはすでに硬化した信条へと変性してしまっていた。ベーラーとスミスは指摘する。「がん対策を大きく前進させるには、研究の重点を治療から予防へと移す必要があるようだ……常にあと少しで手が届きそうに見える治療法を追い求めてさらなる探求を進める前に、われわれはまず過去の失望に、客観的かつ率直かつ徹底的に向き合わなければならない[*17]」

☆ この考え方は本質的にはまちがっていた。なぜなら彼は、予防法と治療法の研究がたがいに関連し合っている点を認識していなかったからだ。

シッダールタ・ムカジーへのインタビュー

がんについての本を書こうと決めた理由は？

本書は、ボストンで受け持った患者から受けた質問への、とても長い回答です。その患者は非常に悪性度の高い腹部のがんを患っていたのですが、化学療法後にがんが再発し、ふたたび治療を受けていました。治療の真っ最中のある時点で、彼女は私にこう言ったんです。「このまま治療を続けるつもりだけれど、わたしが闘っている相手の正体を知らなくちゃならない」

本書は、がんの起源にさかのぼり、歴史をとおしてがんという病気の姿がどのように変化してきたかを描き出すことによって、彼女の質問に答えようという一つの試みです。私は本書を「がんの伝記」と呼びました。というのも、ここで描かれているのは、一つの疾患の経時的な肖像画だからです。

がんとはつまり、なんですか？

がんは単一の疾患ではなく、疾患群です。そして、その疾患群に含まれる疾患には、共通の根本的な生物学的特徴があります。すなわち、細胞の病的な増殖という特徴です。ときに、細胞が死に方を知らない場合もあります。でも必ず言えるのは、どのがん細胞も分裂のやめ方を知らないということです。そのような無制御な異常増殖は、たいてい一個の細胞から始まり、分裂がどこまでも繰り返されます。分裂のたびにわずかな進化のサイクルがつくり出されるため、より進化した細胞が誕生していきます。前立腺がんや乳がんや白血病には根本的な共通点がありますし、どのがんも細胞レベルではつながっていますが、すべてのがんが異なる顔を持っています。

ある特定の読者を想定して書かれましたか？ 患者さんや一般の方にも理解できる本を書こうとお考えになったのでしょうか？

本書は完全に一般の方が理解できるように書かれています。しかし私は、その読者と最大限真剣に向き合いたいと考えました。より規模の大きな歴史を知りたいという患者やその家族の欲求に応えたかったのです。私たちをがんの起源にいざない、さらには未来まで連れていってくれるような、大きな歴史です。私が読者として思い浮かべていたのは患者やその家族でしたが、科学者や学生、さらには文学好きの読者にも読んでほしいと思っていました。

この本を読むと、私たちが今の地点にたどり着けたのも、過去の患者さんたちの味わった途方もない苦痛があったからだということを痛感させられます。がんの歴史におけるそうした側面に焦点をあてようと考えられたのはなぜですか？

本書にはいくつものメッセージがありますが、その一つが、大勢の人々が自らの命を犠牲にし、われわれがこの疾患についての理解を深める手助けをしてくれたという事実です。われわれは彼らの存在を忘れてはなりませんし、彼らに敬意を表わさなければなりません。それはつまり、がんを文化的、社会的に理解することを意味し、臨床試験に参加することや、予防プログラムの先頭に立つことを意味します。本書の要点の一つは「今までの努力は何一つ無駄ではなかった」と念を押すことです。本書には歴史に対する敬意が込められています。

最近の《ニューヨーク・タイムズ》の報告によれば、一九七一年以降死亡率の大きな減少が見られないのは、がん対策には進歩がないからだとされています。本書は腫瘍学が進歩していないという事実を立証しているのでしょうか？

まったくちがいます。最近のメディアの報告に見られるような虚無主義と、過剰な楽観主義――三〇年前に存在した誇大な言い分――とのあいだには、大きく開けたスペースが横たわっています。片方をばかりを向いて、反対の方向を無視するのは、これまでの進歩に対するひどい仕打ちだと言わざるをえません。がん研究はいわば振り子のようなものです。ある年代にはこう言われます。われわれはとてつもない進歩を成し遂げようとしている。五カ月後にはどんながんも打ち負かし、完治させられるようになっているだろう、と。そうかと思えば、次の年代にはなんの進歩もないと言われるのです。明らかに、どちらの発言も真実ではありません。

患者や大衆に対する教育の仕方を変えるべきだと思いますか？　がんは単一の疾患だという考え方から人々を引き離し、さまざまな疾患の集まりだと説明すべきでしょうか？

はい。本書の目的の一つは、がんがいかに複雑な疾患かを読者のみなさんに理解してもらい、発見という形でもたらされた知識がいかに巧妙で弾力性のあるものだったかをお伝えする点にあります。がんゲノムのシークエンシング（塩基配列解析）がいい例です。シークエンシングによって、がんの根底にある複雑さが明らかになりました。いくつもの乳がん標本を解析すると、まったく同じように見える標本でも、遺伝子レベルでは全然異なっていることがわかります。その事実を前にしたら、虚無主義的になってしまうかもしれません。「まいった、これは解決不可能な問題だ」と言って。しかし、もっと深く見てみたなら、そうした大きなちがいのなかに秩序立ったパターンがあることがわかります。本書のなかで私はそれを、遺伝子の背後を流れる音楽のようなもの、と表現しました。次の発見に至るには、ここでもふたたび、知識と考察の新たなサイクルをくぐり抜けなければなりません。

本書のなかで触れられているように、著名な腫瘍学者やウイルス学者は二〇世紀初頭、がんの唯一の原因であるとして、ウイルスにほとんど一方的ともいえる焦点をあてましたが、その説はのちに否定されました。今日のもっとも著名な研究者たち――たとえば、彼の偉業であるがん遺伝子の発見について本書でも説明されているロバート・ワインバーグなど――は、がんの原因として遺伝子変異ばかりが注目されすぎていて、ほかの原因を探すための研究があまりに乏しいと主張しています。ワインバーグの意見に賛成されますか？　それとも、遺伝学に焦点をあてつづけるのが、がん治療を改善する最良の道だとお感じですか？

遺伝学は不可欠のパーツですが、小さなパーツにすぎません。大きなパズルの一ピースにすぎないのです。本書のなかで私は、さまざまな疾患が時代ごとに異なるイメージにあてはめられてきたという事実を説明しています。つまり、あらゆる時代ががんをそれぞれのイメージにあてはめてきて、今はたまたま遺伝学の時代だというわけです。われわれは今、がんを理解するために遺伝学を用いていますが、ウイルス説が大流行した時代もあって、その時代には、がんを理解するためにウイルス学のレンズを使わなければなりませんでした。次の飛躍的な進歩はがん遺伝学の向こうにあるいくつかの分野を巻き込んだものになると予想しています。ほんの一例を挙げると、たとえば、これまで正当な評価を受けてこなかったがんにおける微小環境の役割の研究は、今後拡大する分野だと予想されます。がんのエピジェネティクス（DNAの塩基配列のちがいによらない遺伝子発現の多様性を生み出す仕組み）？　それもまた、今後発展していくはずの興味深い分野です。がんの生物学と幹細胞の関係？　これもまた、遺伝学と微小環境とにまたがる非常に込み入った分野です。

本書のなかであなたは、医師のなかには死だけでなく、生に関しても鈍感になる人がいると述べていますが、それはどういう意味ですか？

腫瘍科の病棟で過ごした経験のある人なら誰もが、そこが――ある見方をすれば――非常に気の滅入る場所になりうることを知っています。それを象徴しているのが若いレジデントやフェローのこんなことばです。「みんな死ぬから、腫瘍医にはなりたくない」しかし、まったくまちがっています。がん患者の治療は非常に名誉ある仕事です。しかし同時に、自分の道具箱のなかにある道具を残らず動員しなければならない仕事でもあります。感情的、心理学的、科学的、疫学的な道具すべてです。実験室ベースの科学や歴史、臨床試験や緩和医療も関わっていますし、医学のあらゆる側面が関与しています。腫瘍医として一人の人間の人生にもたらすことのできる変化は、計り知れないほど大きなものです。腫瘍医は、一人の人間の人生におけるもっとも感動的でもっとも恐ろしい時期に存在しているわけで、その時期に患者さんを助けられるというのは、圧倒的な経験です。

悪い知らせを伝えなければならないときには、どんな準備をされますか？

ほんとうに助けになるのは、これから悪い知らせを伝えなければならない相手の話をよく聞くことです。私が師から最初に学んだのはそのことでした。悪い知らせというのはしばしば希望を打ち砕いたり、くじいたりするからです。二カ月後におこなわれる娘さんの卒業式に出席したいと願っている患者がいるとする。また別の患者の目標は、自分自身が大学を卒業することかもしれない。それぞれの患者のそうした目標を理解して、どうしたらそれが達成できるのか——何が達成できて、何が達成できないのか——がわかったなら会話は具体的になります。たとえば、「息子さんが人生の節目を迎える瞬間を見るのが、あなたにとって大きな意味を持つことなら、大丈夫、それをかなえることはできると思います」と言えるのです。そしたら、悪い知らせが意味することを、ぐっとやわらげられると思います。

本書では、外科や腫瘍内科といった異なる分野の専門家のあいだのエゴのぶつかり合いと不信とが、がん研究の進展を妨げてきたという点が強調されているように思えるのですが、その状況は改善していますか？

大いに改善しました。これまでの経験が医師を謙虚にし、今ではもうどの分野も、以前ほど孤立してはいないからです。今日では、外科医と腫瘍内科医と放射線腫瘍医からなる協力的グループの存在しないがんセンターというのはほぼ皆無です。そのようなモデルは、屈辱的な経験から——がんと闘うには一種類の武器ではなく、多種類の武器を総動員させなければならないのだという認識から——生まれたものだと思います。一人のがん患者には、看護師、精神科医、臨床心理士、場合によっては、緩和医療の専門家を含むチームがつきます。ボストンで働いていたときに私がほぼ全面的に信頼していたのは、最初に患者さんを診察した腫瘍医でした。たいていは地域の、患者の身近にいる医師です。そうした医師は、患者の医学的な状態ばかりでなく、社会的、感情的な状態を含む、さまざまな状況を的確に感じ取れるため、治療のうえでの貴重な味方となりました。

地域の腫瘍医は新たな医学的発見を臨床の場に導入するのに積極的ではない、とお考えですか？

いいえ、そうは思いません。地域の腫瘍医はがん医療のまさに最前線にいます。彼らに対して私は多大なる敬意を払っています。なぜなら彼らは、第三次医療機関の腫瘍医よりもずっと、がんの猛威やすさまじさを余すところなく目撃しているからです。

今日のアメリカ人が臨床試験に対してマイナスのイメージを持っていて、臨床試験に参加したがらないのは、初期の無秩序な臨床試験の歴史に関する記憶が残っているせいだと思いますか？

人々が臨床試験に対して大きな抵抗を感じているのは、臨床試験の意味や重要性、この病気を理解する唯一の方法は臨床試験に参加することだといった点を、われわれが人々にうまく教育できずにきたからです。患者とパートナーにならなければ、臨床試験はうまくいきません。患者とのパートナーシップこそが不可欠なのです。

本書のなかで私は、有名なハーセプチンの臨床試験について触れました。目と目を合わせることすらしなかったジェネンテック社と乳がん活動家はやがて、前進するための唯一の方法はたがいの努力を結集することだと気づきます。ジェネンテック社は——本書のなかで書いたように（下巻第六部を参照）——がん患者に対して臨床試験をおこなうのではなく、がん患者と一緒におこなおうと決心しました。今欠けているのはまさにこれです。アメリカ人は、医学は自分たちに対して臨床試験をおこなっていると感じています。しかし、実際には、患者と一緒におこなわなければならない。

本書では数ページを割いて、初期の唱道《しょうどう》活動について論じていらっしゃいます。とくに、ラスカー夫妻とファーバーが人々を説得してがんに注目させ、その結果、資金を動員したいきさつについて詳しく書かれていますが、そうした活動はときに政治を巻き込みました。政治がらみの動きは今日でも、たとえばアバスチンに関して、起こっています。科学的証拠から、アバスチンは以前考えられていたほど乳がんに対して有効ではないと示唆されているのに対し、一部のグループや政治家は、承認を取り消さないよう食品医薬品局（ＦＤＡ）に圧力をかけています（二〇一一年一一月、転移性乳がんに対する適応の承認が取り消された）。同じようなことが前立腺がんや乳がんのスクリーニング検査についても起こっていて、おおかたの研究者が片側に寄っているのに対し、患者支援者は別の主張をしています。両者にどう折り合いをつけたらいいのでしょう？

こうした問題に均衡をもたらすには、強固な政治メカニズムの力を借りる必要があります。実験的なやり方で前進したいという欲求と、既知の事実に固執したいという欲求のあいだの妥協点を見いださなければなりません。それにはやはり、ある程度の教育が必要ですし、患者支援団体と、たとえばFDAや病院とのあいだを取り持つ、ある程度の外交手腕も必要です。

もう一つの方法は、さらに多くのデータを出すことです。たとえば、四〇歳から五〇歳の女性にマンモグラフィーをおこなうことの是非に関しては議論が絶えませんが、この問題に決着をつけるには、マンモグラフィーでスクリーニングされた四〇から五〇歳の女性に対してきわめて詳細な分析をおこない、マンモグラフィーが女性の命を救うことのできる予防的メカニズムであるかどうか見極める必要があります。または「マンモグラフィーの技術には、四〇から五〇（歳）の女性の乳房にできる小さな腫瘍をつかまえるのに必要な解像度がないから、スクリーニング検査としては役に立ちそうにない」と言うか。そして、もっとすぐれたスクリーニング検査の方法を探すのです。たとえば、ハイリスク女性に対してマンモグラフィー検査をおこなえるように、女性をリスク分類できるような方法を探し出し、その方法によって女性の命が救われるか見定める。リスク分析とマンモグラフィーを組み合わせたり、遺伝学をマンモグラフィーとを組み合わせたりしてもいいかもしれません。答は常に、データが示している事実を深く考え、そのつど改良を加えて、患者支援者と規制機関とのあいだに妥協が成立するまで、それを繰り返すことにあります。どちらも、望んでいるのは同じことです。患者さんたちが可能なかぎり生活の質を保ちながら、可能なかぎり長く生きられるようにと誰もが願っているのです。

腫瘍生物学と医学は大変規模が大きく、複雑で、絶え間なく変化する分野です。本書のなかに何を含め、何を除外するか、どのように決めたのですか？

昨年だけをとってみても、がんに関する論文は一〇万も発表されました。ですから、本書のなかにすべての科学的、医学的進歩を含めるのは不可能でしたし、有名な科学者の名前をすべてあげるのも不可能でした。何を含め、何を除外するかを判断する際に、私はいくつかの簡潔な規準を用いました。腫瘍生物学のある分野がヒトの生命に直接的な影響――がん治療や予防に関して――をおよぼしたなら、それについて説明を試みました。腫瘍生物学上の発見を、医学の現実に「転換」する必要があったのです。

たとえ規準を満たしていても、あまりに難解なため除外したテーマもありました。たとえば、がんのテロメアに関する驚くべき研究については言及していません。テロメアとは染色体（遺伝子を担う生体物質）の末端にあるＤＮＡの延長で、靴ひもの先端のプラスチック片のように、染色体がすり減ったり、ほつれたりしないように保護しています。細胞が分裂するたびに、テロメアは短くなります――爆弾の導火線が短くなるのに少し似ています。短くなったテロメアは最終的に、細胞が分裂した回数の、つまり老化の尺度としての役割を果たします。

特異的なタンパクがこのテロメアの維持と修復をおこなっています。無制御に分裂するがん細胞はしばしば、予想どおり、短縮したテロメアを持ちます。しかし、がん細胞にはテロメアを維持し修復する活性化経路も存在します。その結果、がん細胞のなかには、正常細胞に存在する正常の老化プロセスを回避できるようになったかに見えるものも存在します。これはきわめて美しい科学の物語ですが、この説が医療になんらかの影響をもたらすのを、われわれはいま待っているところです。たとえば、テロメア維持酵素を攻撃する薬とか、その活性を測定することによってがんをスクリーニングする方法などです。これは非常に魅力的な研究ですが、本書では触れませんでした。

がんが転移するメカニズムや、悪性黒色腫などのがんが免疫機構の攻撃に抵抗するメカニズム、さらには、正常細胞やがん細胞における細胞周期の役割についても言及していません。BRCA1とBRCA2については触れました（下巻第六部を参照）が、簡単な説明に留めました。これらの遺伝子について書こうと思ったら、それだけで一冊の本になります。科学以外の主要な分野、たとえば、がん患者のケア、がんの世界的な影響、がんの経済学（研究資金をめぐる問題や製薬会社による新薬開発についてはときおり触れましたが）などに関しても、割愛しました。

手術は今も、ほとんどの局所がんの治療の中心であり、そうしたがんの治療に外科医は決定的な役割を果たしています。初期のがん手術――ビルロートからハルステッドに至るまでの流れや、エヴァーツ・グラハムの意義深い仕事――に関しては詳細に書きましたが、近年の手術の進歩についてはあまり言及していません。それよりも、いくつかの本質的な話題を比較的詳細に説明することによって、物語の流れをつくり出したいと考えたのです。

臨床の場に影響をおよぼしつつある、とりわけ将来性のある腫瘍生物学の分野というのはありますか？

重要な分野は四つあります。一つ目は、ある種のがんにおける免疫システムの役割です。数十年のあいだ、免疫システムの研究は、腫瘍生物学という文脈においては停滞したままでした。臨床医は、がんの自然寛解《かんかい》という非常にまれな現象があることを知っていました。たとえば、悪性黒色腫が無治療で寛解に至る場合などです。医師たちは、これは免疫システムが腫瘍を攻撃しているからだと考えました。では、正確にはどんな攻撃メカニズムが働いているのでしょう？　なぜある種のがんだけが攻撃を受けるのでしょう？　そのような免疫の活性化を治療に応用できないでしょうか？

本書の初版が刊行されたころ、この分野の研究がいっきに進みました。免疫システムの再活性化は実際、悪性黒色腫などのがんに対して効果的だと判明しており、がん治療における患者自身の免疫システムの役割に大きな関心が集まっています。

二つ目はがんの代謝です。一九二〇年代、ドイツの生物学者、オットー・ワールブルクは、ある種のがん細胞はきわめて特殊な方法で酸素とグルコースからエネルギーを発生させている（「細胞呼吸」と呼ばれる方法です）と提唱しました。正常細胞というのはその起源や機能に関係なく同じやり方でグルコースと酸素からエネルギーを発生させているのですが、がん細胞はこの方法を変化させた、発酵によく似た方法を用いています。それは酵母細胞が低酸素下（または無酸素下）でエネルギーを発生させるための方法なのですが、がん細胞の場合は、酸素が充分に存在する環境でもこの方法を使っています。科学者はすでに、白血病や脳腫瘍などのがんには細胞の代謝に特異的に影響をおよぼす――酸素やグルコースやエネルギーの処理の仕方に影響を与える――遺伝子が存在することを突き止めていて、それらの遺伝子が新たなアキレス腱となる可能性があります。

三つ目は、がん細胞における遺伝子制御の役割です。一つの生物体のほぼすべての正常細胞（精子と卵子を除く）が同じ遺伝子のセットを持っています。ところが、網膜細胞は光と色を感知する遺伝子を発現していて、白血球は感染症と闘う遺伝子を発現しています。同じ遺伝子の青写真からなぜ、異なる細胞がつくり出されるのでしょうか？

制御の一部は、ＤＮＡに変化（遺伝子コードには直接影響をおよぼさない変化）を加えることで起こっていると考えられています。たとえば、ＤＮＡは化学的に修飾されますが、この化学修飾が、網膜細胞と白血病細胞での遺伝子発現のちがいを生むと考えられているのです。ある種のがん細胞は、このようなDNAの修飾と遺伝子発現の経路を中断させたり、変化させたりしていて、その結果、正常細胞とは異なる働きができるようになっています。これも今後盛んになると予想される研究分野であり、まちがいなく、新たな治療法とがんのメカニズムの解明につながるはずです。

最後は、これもまた非常に有望な研究分野なのですが、がん細胞の微小環境の役割と増殖や浸潤や転移との関連です。なぜある種の白血病は骨髄や脾臓でのみ増殖するのでしょう？　なぜ前立腺がんは骨転移するのでしょう？　そうした特殊な環境と、腫瘍の増殖や薬剤耐性との関連は？　ある種のがんには特異的な「安全地帯」が存在するのでしょうか？　そうした安全地帯の妨害は新たな治療につながるでしょうか？

しかし、そうした新治療の膨大なコストについてはいかがお考えでしょうか？　さきほど、悪性黒色腫において免疫システムを活性化させる新しい治療薬についてお話になりました。転移性悪性黒色腫の患者さんにそのような薬を投与しても、一部の患者さんに数カ月の延命効果がもたらされるだけです。それに対して、治療を一コースおこなうだけで何十万ドルもの費用がかかります。われわれの社会には、膨大化するがんの治療費を正当化し、それをまかなえるだけの余裕があるでしょうか？

薬の「コスト」と「価格」はちがいます。グリベックの錠剤一個――われわれがグリベックと呼んでいる化合物――は、数セントで合成できます。それがグリベックの真の「コスト」です。しかしグリベックの「価格」となると話は別で、それは一連の社会的な取り決めと、患者側にその価格を支払う意志や能力があるかといった点や、そしてもちろん、製薬産業の利潤動機によって定められます。

製薬会社は研究開発に投資した分を回収しなければならないと主張し、実際に回収します。われわれはコストと価格のあいだの妥協点を見つけなければなりません。が、そこにはまったく至っていないのが現状です。ハーセプチン開発物語のなかで示したように、臨床医と患者と患者支援団体と製薬産業とがともに協力し合いながら、新薬開発に関われるようなメカニズムを見つける必要があります。

二番目のポイントはコストですが、ここで重要になるのは、コスト有効度です。八週間の延命効果がある薬に一〇万ドル払う価値はあるでしょうか？　その答は、ある程度までは、誰がその質問をしているかによります。でも、一つの社会としては「有効度」の規準は絶えず変化しています。この分野にはおおざっぱなコンセンサスがあって、一年間の延命効果のある薬に三万ドルから四万ドルを払う「価値はある」と考えられています――しかし、これもそれぞれの状況ごとに異なる決断であって、絶対的な考えでは決してありません。国がちがったなら、または時代がちがったなら、一年の延命に四万ドルという額は妥当とは言えないはずです。そこで登場するのが生活の質という問題です。その点に関しては「がんを数える」という章のなかで――レスター・ブレスローをはじめとする人々のことばを借りて――説明しています。

ある薬の「コスト有効度」を判断するには、大いなる知性が必要です。リンパ性白血病に関していえば、一九五〇年代と一九六〇年代におこなわれた臨床試験はどれも、おこなうごとに、それまでよりもさらに六から一〇週間、患者の余命を延ばしました。一九六〇年代末までには、かなりの患者、六〇パーセントの患者で、治癒がもたらされるようになりました。アミノプテリンのコスト有効度をシドニー・ファーバーの臨床試験で判断していたなら――一部の子供にほんの数週間の延命効果がもたらされただけでした――われわれはアミノプテリンを見捨てていたかもしれません。「コスト有効度」の判定を急ぎすぎると、まだ充分に検証されていない有効な薬をあっさり放り出しかねないのです。

まちがった患者集団で、がん医療や予防メカニズムのコスト有効度を判断する場合も、同様の問題が発生します。タモキシフェンはエストロゲン受容体（ＥＲ）陽性乳がんの女性ではコスト有効度が高いけれども、エストロゲン受容体陰性乳がんの女性では有効性は非常に低い。ＥＲ陽性とＥＲ陰性の女性を同じグループに入れて臨床試験をおこなったなら、タモキシフェンの有効性は低いように見えるでしょう。そして、この結果に基づいて行動したなら、薬の効く大勢の女性に、実際にはすぐれた薬を届けることができなくなります。

本書はアメリカのがんに焦点をあてています。国際的に見て、がんの現状はどうなっているでしょう？

本書の物語は、われわれをドイツ、オーストリア、エジプト、ギリシャ、そしてイギリスへと連れていきます。白血病の標的療法の探求の発端となったトランスレチノイン酸の開発（下巻第六部を参照）は、中国とフランスでおこなわれました。

とは言っても、私自身はボストンでフェロー時代を過ごしましたので、自分の物語の主人公の一人として、シドニー・ファーバーを選んだのです。ファーバーによる葉酸拮抗薬の使用はまちがいなく明らかに先駆的でしたが、本書にはほかにも大勢の先駆者が登場します。外科医であるエヴァーツ・グラハムの視点からがんの物語全体を語ることも同じくらい容易ですし、疫学者のリチャード・ドール（下巻第四部を参照）の視点から語ることもできます。ファーバーに関して真に際立っていた点は、がん戦争において彼が果たした役割です。彼はメアリ・ラスカーの協力者であり、友人でした。この疾患の社会的・政治的風景を変えたのはこの二人の力の結集だったのです。

世界の別の場所、とりわけ発展途上国でのがん対策について、どこかで書いたことがあるのですが、一つ明らかなのは、世界じゅうに予防や治療や緩和ケアについての充分に確立されたメカニズムが存在し、それらは実用的であると同時に金銭的にも実行可能なのにもかかわらず、いまだに配備されていないという事実です。強力な国際的反たばこキャンペーンをおこなったなら、何万例、いや何十万例ものたばこ関連疾患の発症を防げるはずです。がんの原因となるウイルスの感染をワクチンで予防すれば、がんの発生が減る可能性があります。性行為によるヒトパピローマウイルス感染が原因となりうる子宮頸がんは、性教育とワクチン接種によって劇的に減少させられるはずです。にもかかわらず、何千人もの女性、ときに三〇代から四〇代の女性が、こうした予防可能なタイプのがんで亡くなっています。乳がんの予防と治療を発展途上国に導入するのは可能なはずですし、適切な年齢層に対するマンモグラフィー検査や、ER陽性乳がんに対する抗エストロゲン剤を用いた治療をもっと普及させるべきです。

本書では予防について触れられていますが、たばこや、石綿《アスベスト》や、放射線などを除いては、がんの予防メカニズムに関してあまり詳しく語られていません。それはなぜですか？

がん予防は複雑な問題で、それに関しては本書の一部を割いて（下巻第四部を参照）論じました。しかし、その歴史的な起源にもかかわらず、がん予防はいまだ揺籃期にある分野です。疫学者と生物学者は、大勢の人々に影響をおよぼす強力な発がん物質を特定してきました――その一つがたばこです。しかし、われわれが発見していない発がん物質がまだたくさん存在する可能性があります。がんの疫学に関して驚かされる点の一つは、がんがこれほど世界じゅうに広がっているにもかかわらず、人口レベルで大きな影響を与える回避可能な発がん物質を見つけるのは、途方もなくむずかしいという点です。
ある種のがんのありふれた犯人をわれわれは知っています。悪性黒色腫やその他の皮膚がんを誘発する紫外線。肺、口唇、咽喉頭、食道、膵臓のがんを誘発するたばこ。肝臓がんや食道がん誘発の補助因子として働くアルコール。国立がん研究所（ＮＣＩ）は「たちの悪いもの《ナスティーズ》」の公式リストを持っていて、そのなかにはヒ素、カドミウム、ベリリウム、ニッケル、鉛、ベンゼン、塩化ビニル、アスベストが含まれています。実際には、ベンゼンやベリリウムへの暴露《ばくろ》によってがんを発症する症例というのはごくわずかなのですが。また、ヒトパピローマウイルスや、Ｂ型肝炎ウイルス、Ｃ型肝炎ウイルスなどのがん関連ウイルスも存在し、それらへの暴露も予防可能です。

がんと食事との関連をピンポイントで探りあてるのは、はるかに困難な課題です。大腸がんの発症に食事が関与しているのは明らかですが、ほかのがんに関しては、その影響はより曖昧です。最近メディアで、高脂肪食が乳がんの原因となるという報告が取り上げられました。しかし、高脂肪食の乳がん発症に対する役割を評価するのはむずかしい。事実、高脂肪食と乳がんとをはっきりと関連づけた科学的研究というのは非常に少なく、関連性は確認できないと結論づけた研究もあります。食事とは対照的に、肥満（食事と遺伝的素因の両方が関与しています）と、乳がんを含むある種のがんとの関連性はよりはっきりと認められています。

発がん物質を見つけ出して定義するには厳密な研究が必要で、本書では発がん物質を発見するための方法論——疫学研究や実験室ベースの研究——に焦点をあてました。そうした方法論は歴史から大いに示唆を受けたものであり、今後の発がん物質の同定の仕方にも影響を与えるはずです。

科学に話を戻しますと、本書では、がんにおける遺伝子の役割に関する考え方の枠組みが示されていて、それによれば、遺伝子は車の「アクセル」や「ブレーキ」のようなものだということですが、アクセルとブレーキがどのように働くのか、もう少し詳しく教えていただけませんか？

がん遺伝子とがん抑制遺伝子のリストは膨大で――全部で一〇〇以上あります――あらゆるタイプのがんが特異的なリストを持っています。p53という、多くのがんで変異が見つかっている遺伝子を例にあげると、p53はゲノムの「守護者」して働くタンパクをコードしています。細胞のDNAが損傷を受けると――たとえばX線によって――p53遺伝子が活性化され、そのタンパクがDNAを修復するシグナルを発生させると考えられています。もしDNAが充分に修復されないと、p53は細胞死を誘導するシグナルを出します。このようにp53はDNA損傷のセンサーとして働いていて、DNAが損傷した細胞では、細胞分裂を止める「ブレーキ」を活性化させます。

この「守護者」遺伝子が機能しなくなると、遺伝子は適切に修復されなくなり、適切な細胞死が起こらなくなります。しかし、DNA損傷の修復と細胞死の誘導はp53の機能の一部にすぎません。ほかにも多数の機能があり、別の遺伝子経路との対話も存在しています。

がんに対する心／脳の役割についてはどのようにお考えですか？

どんな病気でも、それに対する患者の精神的な反応には心／脳のつながりが重要な役目を果たしています。しかし、がんという診断に対する「正しい」反応というものはありません。患者に対して周囲の人々が、「ポジティブに考えていないから、治るものも治らない」とか、「ネガティブな考え方ががんを招くのだから――もっとポジティブに考えなさい」とか言うのを聞くと、私は深い憤《いきどお》りを感じます。

そうした考え方はいかにも中世的です。患者を責めて、病という重荷をさらに重くします。「ポジティブ」に考えていたにもかかわらず、悪性度の高いがんのために亡くなった患者さんを何人も知っています。その反対に、決して「ポジティブ」とは言えない反応を示していたにもかかわらず、今日も生存している患者さんも何人も知っています。そもそも原型的ながんなど存在しないのですから、なぜ原型的な患者が存在しなくちゃならないんです？　がん治療だと言って「精神療法」を勧めるいかさま医者にはぞっとさせられます。がんの症状や、がんによる疼痛《とうつう》と不安に対する治療というのはありえますが、がんに対する精神療法などという考え方は非常に危険です。

とは言っても、脳から分泌されるホルモンにはがん細胞の生物学的性質を変化させる作用があり、その作用への科学的な関心は集まってきています。これはまだ誕生したばかりの分野ですが、この先一〇年で、多くの事実が解明されるはずです。

代替療法についてはどうお考えですか？

すべての医療が、主流になる前には「代替」であると考えています。化学療法もある時点では「代替療法」でした。だから私は、この分野がどこに向かうのか、ぜひとも見届けたいと思っています。われわれが現在使っている薬剤の多くは植物から抽出されたもので、われわれの知らない、または使い途を知らない植物由来の化学物質はまだまだあります。しかしながら、がん治療や予防におけるそうした薬の効果を検証するバイアスのない臨床試験というのは、ほとんどおこなわれていないのが現状です。

がんを寄せつけないライフスタイルというのはありますか？

がんを寄せつけないライフスタイルを見つけるのは、当初考えられていたよりもずっとむずかしいことがわかっています。一般的な原則はあります。既知の毒素――ラドン、カドミウム、アスベスト――を避ける。これらの毒素に高度に暴露《ばくろ》される人の数というのは少ないですが、暴露を途絶えさせなければなりません。たばこへの暴露を避け、アルコールへの暴露を避けるか減らすべきです。肉の摂取量を減らし、高繊維食を摂るようにし、紫外線と電離放射線への暴露を避ける。しかし、そういうのはどちらかといえば、誰もが知っているようなことばかりです。大規模な調査によって臨床的に検証済みの「がんを寄せつけないライフスタイル」というのは、まだ見つかっていません。

あなたは臨床にたずさわる腫瘍学者であり、父親でもあります。これほどスケールの大きな、これほど込み入った本を書く時間をどのように見つけたのですか？

時間をつくらなくてはならなかった。重要だったのは、そうすべき理由を持っていたということでした。私の場合、患者さんの質問に答えたいというのがその理由でした。それを常に頭のなかに持ちつづけてさえいれば、本がまるで自分自身で自然にできあがっていくように感じました。夜、回診のあとや、実験室から戻ってきては、書きました。前の晩に残しておいた質問に答えるまで書きつづけます。たとえば、マンモグラフィーについて書いているとき、前夜の質問が、「一九八六年にはこの技術はどんな影響をもたらしていたのか？」だったとすれば、翌日は、その時代から一九九六年まで書き、そのあいだの物語を埋めます。書きつづけることができたのは、この話を語らなくてはならないという、ある意味、切羽詰まった思いがあったからだと思います。

このインタビューの一部は、雑誌《オンクナース》の二〇一一年二月号に掲載された。質問をしてくれたクリスティン・メルトンに謝意を表したい。

索　引

■か

■さ

■わ

原　注

★　Susan Sontag, *Illness as Metaphor and AIDS and Its Metaphors* (New York: Picador, 1990), 3.〔『隠喩としての病い　エイズとその隠喩』スーザン・ソンタグ／富山太佳夫訳、みすず書房〕

プロローグ

1　William Shakespeare, *Hamlet,* Act IV, Scene III.〔『ハムレット』ウィリアム・シェイクスピア／小田島雄志訳、白水社ほか〕

2　June Goodfield, *The Siege of Cancer* (New York: Random House, 1975), 219.

3　Aleksandr Solzhenitsyn, *Cancer Ward* (New York: Farrar, Straus and Giroux, 1968).〔『ガン病棟』アレクサンドル・ソルジェニーツィン／小笠原豊樹訳、新潮文庫〕

4　Herodotus, *The Histories* (Oxford: Oxford University Press, 1998), 223.〔『歴史』ヘロドトス／松平千秋訳、岩波文庫〕

5　John Burdon Sanderson Haldane, *Possible Worlds and Other Papers* (New York: Harper & Brothers, 1928), 286.

第１部　「沸き立たない黒胆汁」

1　Arthur Conan Doyle, *A Study in Scarlet* (Whitefish, MT: Kessinger Publishing, 2004), 107.〔『緋色の研究』アーサー・コナン・ドイル／大久保康雄訳、ハヤカワ・ミステリ文庫ほか〕

「血液化膿症」

1　Hilaire Belloc, *Cautionary Tales for Children* (New York: Alfred A. Knopf, 1922), 18–19.〔『悪いことをして罰があたった子どもたちの話』エドワード・ゴーリー絵、ヒレア・ベロック文／柴田元幸訳、河出書房新社〕

2　William B. Castle, “Advances in Knowledge concerning Diseases of the Blood, 1949–1950,” in *The 1950 Year Book of Medicine: May 1949– May 1950* (Chicago: Year Book Publishers, 1950), 313–26.

3　アミノプテリンとそれがファーバーの研究室に到着したいきさつに関する詳細は、以下の出典による。Sidney Farber et al., “The Action of Pteroylglutamic Conjugates on Man,” *Science,* 106, no. 2764 (1947): 619–21; 2006年２月に著者がおこなったＳ・Ｐ・Ｋ・グプタへのインタビューより。また S. P. K. Gupta, “An Indian Scientist in America: The Story of Dr. Yellapragada

SubbaRow," *Bulletin of the Indian Institute of History of Medicine* (Hyderabad) 6, no. 2 (1976): 128–43; S. P. K. Gupta and Edgar L. Milford, *In Quest of Panacea* (New Delhi: Evelyn Publishers, 1987).

4 John Craig, "Sidney Farber (1903–1973)," *Journal of Pediatrics* 128, no. 1 (1996): 160–62. 以下も参照されたい。"Looking Back: Sidney Farber and the First Remission of Acute Pediatric Leukemia," Children's Hospital, Boston, http://www.childrenshospital.org/gallery/index.cfm?G=49&page=2 (accessed January 4, 2010); H. R. Wiedemann, "Sidney Farber (1903–1973)," *European Journal of Pediatrics,* 153 (1994): 223.

5 John Laszlo, *The Cure of Childhood Leukemia: Into the Age of Miracles* (New Brunswick, NJ: Rutgers University Press, 1995), 19.

6 *Medical World News,* November 11, 1966.

7 John Hughes Bennett, "Case of Hypertrophy of the Spleen and Liver in Which Death Took Place from Suppuration of the Blood," *Edinburgh Medical and Surgical Journal* 64 (October 1, 1845): 413–23. 以下も参照されたい。John Hughes Bennett, *Clinical Lectures on the Principles and Practice of Medicine,* 3rd ed. (New York: William Wood & Company, 1866), 620.

8 Bennett, "Case of Hypertrophy of the Spleen." 以下も参照されたい。Bennett, *Clinical Lectures,* 896.

9 Rudolf Ludwig Karl Virchow, *Cellular Pathology: As Based upon Physiological and Pathological Histology,* trans. Frank Chance (London: John Churchill, 1860), 169–71, 220. 以下も参照されたい。Bennett, *Clinical Lectures,* 896.

10 Charles J. Grant, "Weisses Blut," *Radiologic Technology* 73, no. 4 (2003): 373–76.

11 Randy Shilts, *And the Band Played On* (New York: St. Martin's), 171.〔『そしてエイズは蔓延した』ランディ・シルツ／曽田 能宗訳、草思社〕

12 "Virchow," *British Medical Journal,* 2, no. 3171 (1921): 573–74. 以下も参照されたい。Virchow, *Cellular Pathology.*

13 William Seaman Bainbridge, *The Cancer Problem* (New York: Macmillan Company, 1914), 117.

14 Laszlo, *Cure of Childhood Leukemia,* 7–9, 15.

15 Biermer, "Ein Fall von Leukämie," *Virchow's Archives,* 1861, S. 552, 以下で引用されている。Suchannek, "Case of Leukaemia," 255–69.

16 Denis R. Miller, "A Tribute to Sidney Farber—the Father of Modern Chemotherapy," *British Journal of Haematology* 134 (2006): 4, 20–26.

17 モノーのものとされる（正確なところは不明）このことばは、分子生物学の歴史に関する記述のなかで何度か登場するが、その起源は謎のままだ。以下を参照されたい。Theresa M. Wizemann and Mary-Lou Pardue, eds., *Exploring the Biological Contributions to Human Health: Does Sex Matter?* (Washington, DC: National Academy Press, 2001), 32; Herbert Claus Friedmann, "From Butyribacterium to *E. coli*: An Essay on Unity in Biochemistry," *Perspectives in Biology and Medicine* 47, no. 1 (2004): 47–66.

「ギロチンよりも飽くことを知らない怪物」

1 Jonathan B. Tucker, *Ellie: A Child's Fight Against Leukemia* (New York: Holt, Rinehart, and Winston, 1982), 46.〔『エリー――少女と白血病の闘いの記録』ジョナサン・B・タッカー／細谷亮太監修、朝長梨枝子訳、保健同人社〕

2 John Laszlo, *The Cure of Childhood Leukemia: Into the Age of Miracles* (New Brunswick, NJ: Rutgers University Press, 1995), 162.

3 Michael B. Shimkin, "As Memory Serves—an Informal History of the National Cancer Institute, 1937–57," *Journal of the National Cancer Institute* 59 (suppl. 2) (1977): 559–600.

4 Eric Lax, *The Mold in Dr. Florey's Coat: The Story of the Penicillin Miracle* (New York: Henry Holt and Co., 2004), 67.

5 "Milestone Moments in Merck History," http://www.merck.com/about/feature_story/01062003_penicillin.html (このウェブサイトは、現在は公開されていないが、以下からアクセスできる。http://www.archive.org/web/web.php).

6 E. K. Marshall, "Historical Perspectives in Chemotherapy," *Advances in Chemotherapy* 13 (1974): 1–8. 以下も参照されたい。*Science News Letter* 41 (1942).

7 John Ehrlich et al., "Chloromycetin, a New Antibiotic from a Soil Actinomycete," *Science* 106, no. 2757 (1947): 417.

8 B. M. Duggar, "Aureomycin: A Product of the Continuing Search for New Antibiotics," *Annals of the New York Academy of Science* 51 (1948): 177–81.

9 *Time,* November 7, 1949.

10 John F. Enders, Thomas H. Weller, and Frederick C. Robbins, "Cultivation of the Lansing Strain of Poliomyelitis Virus in Cultures of Various Human Embryonic Tissues," *Science* 49 (1949): 85–87; Fred S. Rosen, "Isolation of Poliovirus—John Enders and the Nobel Prize," *New England Journal of Medicine* 351 (2004): 1481–83.

11 A. N. Richards, "The Production of Penicillin in the United States: Extracts and Editorial Comment," *Annals of Internal Medicine,* suppl. 8 (1969): 71–73. 以下も参照されたい。Austin Smith and Arthur Herrick, *Drug Research and Development* (New York: Revere Publishing Co., 1948).

12 Anand Karnad, *Intrinsic Factors: William Bosworth Castle and the Development of Hematology and Clinical Investigation at Boston City Hospital* (Boston: Harvard Medical School, 1997).

13 Edgar Sydenstricker, "Health in the New Deal," *Annals of the American Academy of Political and Social Science* 176, Social Welfare in the National Recovery Program (1934): 131–37.

14 Lester Breslow, *A Life in Public Health: An Insider's Retrospective* (New York: Springer, 2004), 69. 以下も参照されたい。Nicholas D. Kristof, "Access, Access, Access," *New York Times,* March 17, 2010.

15 Rosemary Stevens, *In Sickness and in Wealth* (New York: Basic Books, 1989), 204, 229.

16 Temple Burling, Edith Lentz, and Robert N. Wilson, *The Give and Take in Hospitals* (New York: Putnum, 1956), 9.〔『病院、その複雑な人間関係――病院組織の社会学的研究』テンプル・バーリングほか／姉崎正平ほか訳、医学書院〕

17 1946–48年にかけて掲載された《ニューズウィーク》と《タイム》の広告より。また以下も参照されたい。Ruth P. Mack, "Trends in American Consumption," *American Economic Review* 46, no. 2, (1956): 55–68.

18 Herbert J. Gans, *The Levittowners: Ways of Life and Politics in a New Suburban Community* (New York: Alfred A. Knopf), 234.

19 Paul S. Boyer et al., *The Enduring Vision: A History of the American People* (Florence, KY: Cengage Learning, 2008), 980.

20 John Kenneth Galbraith, *The Affluent Society* (New York: Houghton Mifflin, 1958).〔『ゆたかな社会 決定版』J・K・ガルブレイス／鈴木哲太郎訳、岩波現代文庫〕

21 "Cancer: The Great Darkness," *Fortune,* May 1937.

22 Robert Proctor, *Cancer Wars: How Politics Shapes What We Know and Don't Know About Cancer* (New York: Basic Books, 1995), 20.〔『がんをつくる社会』ロバート・N・プロクター／平澤正夫訳、株式会社共同通信社〕

23 K. A. Sepkowitz, "The 1947 Smallpox Vaccination Campaign in New York City, Revisited," *Emerging Infectious Diseases* 10, no. 5 (2004): 960–61. 以下も参照されたい。D. E. Hammerschmidt, "Hands: The Last Great Smallpox Outbreak in Minnesota (1924–25)," *Journal of Laboratory and Clinical Medicine* 142, no. 4 (2003): 278.

24 Lucius Duncan Bulkley, *Cancer and Its Non-Surgical Treatment* (New York: W. Wood & Co., 1921).

25 Proctor, *Cancer Wars,* 66.〔『がんをつくる社会』〕

26 "U.S. Science Wars against an Unknown Enemy: Cancer," *Life,* March 1, 1937.

27 "Medicine: Millions for Cancer," *Time,* July 5, 1937; "Medicine: After Syphilis, Cancer," *Time,* July 19, 1937.

28 アメリカがん学会に関しては以下を参照されたい。"AACR: A Brief History," http://www.aacr.org/home/about-us/centennial/aacr-history.aspx (accessed January 4, 2010).

29 "A Cancer Commission," *Los Angeles Times,* March 4, 1927.

30 69th Cong., 2nd sess., *Congressional Record,* 68 (1927): p3 2922.

31 Richard A. Rettig, *Cancer Crusade: The Story of the National Cancer Act of 1971* (Lincoln, NE: Author's Choice Press, 1977), 44.

32 "National Cancer Act of 1937," Office of Government and Congressional Relations, Legislative History, http://legislative.cancer.gov/history/1937 (accessed November 8, 2009).

33 Shimkin, "As Memory Serves," 559–600.

34 *Congressional Record,* appendix 84:2991 (June 30, 1939); Margot J. Fromer, "How, After a Decade of Public & Private Wrangling, FDR Signed NCI into Law in 1937," *Oncology Times* 28 (19): 65–67.

35 Ora Marashino, "Administration of the National Cancer Institute Act, August 5, 1937, to June 30, 1943," *Journal of the National Cancer Institute* 4: 429–43.

36 Shimkin, "As Memory Serves," 599–600.

37 同上。

38 同上。

39 Jimmie C. Holland and Sheldon Lewis, *The Human Side of Cancer* (New York: Harper Collins, 2001).〔『自分らしくがんと向き合う――がんの心の専門家が初めて語る』ジミー・C・ホランド、シェルダン・ルイス／内富庸介、寺尾まち子共訳、ネコ・パブリッシング〕

40 J. V. Pickstone, "Contested Cumulations: Configurations of Cancer Treatments through the Twentieth Century," *Bulletin of the History of Medicine* 81, no. 1 (2007): 164–96.

41 Grant Taylor, *Pioneers in Pediatric Oncology* (Houston: University of Texas M. D. Anderson Cancer Center, 1990).

42 以下を参照されたい。House Foreign Affairs Committee, House Report 2565, 79th Cong., 2nd sess. 以下も参照されたい。Report 1743 to the 79th Cong., 2nd sess., July 18, 1946; "Could a 'Manhattan Project' Conquer Cancer?" *Washington Post,* August 4, 1946.

43 George R. Minot and William P. Murphy, "Treatment of Pernicious Anemia by a Special Diet," *Journal of the American Medical Association,* 87 (7): 470–76.

44 George Washington Corner, *George Hoyt Whipple and His Friends: The Life-Story of a Nobel Prize Pathologist* (Philadelphia: Lippincott, 1963), 187.

45 Taylor, *Pioneers in Pediatric Oncology,* 29; George R. Minot, "Nobel Lecture: The Development of Liver Therapy in Pernicious Anemia," *Nobel Lectures, Physiology or Medicine, 1922–1941* (Amsterdam: Elsevier Publishing Company, 1965).

46 Francis Minot Rackemann, *The Inquisitive Physician: The Life and Times of George Richards Minot* (Cambridge: Harvard University Press, 1956), 151.

47 Minot, "Nobel Lecture."

48 同上。

49 Lucy Wills, "A Biographical Sketch," *Journal of Nutrition* 108 (1978), 1379–83.

50 H. Bastian, "Lucy Wills (1888–1964): The Life and Research of an Adventurous Independent Woman," *Journal of the Royal College of Physicians of Edinburgh* 38:89–91.

51 Janet Watson and William B. Castle, "Nutritional Macrocytic Anemia, Especially in Pregnancy: Response to a Substance in Liver Other Than That Effective in Pernicious Anemia," *American Journal of the Medical Sciences* 211, no. 5 (1946): 513–30; Lucy Wills, "Treatment of 'Pernicious Anaemia' of Pregnancy and 'Tropical Anaemia,' with Special Reference to Yeast Extract as a

Curative Agent," *British Medical Journal* 1, no. 3676 (1931): 1059–64.
52 Sidney Farber et al., "The Action of Pteroylglutamic Conjugates on Man," *Science* 106, no. 2764 (1947): 619–21. 以下も参照されたい。Mills et al., "Observations on Acute Leukemia in Children Treated with 4-Aminopteroylglutamic Acid," *Pediatrics* 5, no. 1 (1950): 52–56.
53 2007年11月におこなったトマス・ファーバーへのインタビューより。
54 S. P. K. Gupta, "An Indian Scientist in America: The Story of Dr. Yellapragada SubbaRow," *Bulletin of the Indian Institute of History of Medicine* (Hyderabad), 6, no. 2 (1976): 128–43.
55 Corner, *George Hoyt Whipple,* 188.
56 Gupta, "Indian Scientist in America."

ファーバーの挑戦状

1 William Seaman Bainbridge, *The Cancer Problem* (New York: Macmillan Company, 1914), 2.
2 "Cancer Ignored," *Washington Post,* August 5, 1946.
3 ロバート・サンドラーについての詳細は、以下の記事による。*Boston Herald,* April 9, 1948, この記事は以下で言及されている。S. P. K. Gupta, "An Indian Scientist in America: The Story of Dr. Yellapragada SubbaRow," *Bulletin of the Indian Institute of History of Medicine* (Hyderabad), 6, no. 2 (1976): 128–43; 加えて、2006年２月におこなったＳ・Ｐ・Ｋ・グプタへのインタビューにも基づいている。ドーチェスターのサンドラーの住所と父親の職業に関する情報は、ボストン公立図書館所蔵の1946年のボストンの住所人名録より得た。サンドラー（R.S.）の治療経過については、シドニー・ファーバーの以下の論文に詳述されている。
4 Sidney Farber, "Temporary Remissions in Acute Leukemia in Children Produced by Folic Acid Antagonist, 4-Aminopteroyl-Glutamic Acid (Aminopterin)," *New England Journal of Medicine* 238 (1948): 787–93.
5 Robert Cooke, *Dr. Folkman's War: Angiogenesis and the Struggle to Defeat Cancer* (New York: Random House, 2001), 113.
6 Joseph E. Murray, *Surgery of the Soul: Reflections on a Curious Career* (Sagamore Beach, MA: Science History Publications, 2001), 127.
7 Robert D. Mercer, "The Team," in "Chronicle," *Medical and Pediatric Oncology* 33 (1999): 405–10.
8 トマス・ファーバーへのインタビューより。
9 Taylor, *Pioneers in Pediatric Oncology,* 88.
10 Mercer, "The Team."
11 Farber, "Temporary Remissions in Acute Leukemia," 787–93.
12 同上。
13 同上。
14 Denis R. Miller, "A Tribute to Sidney Farber— the Father of Modern Chemotherapy," *British Journal of Haematology* 134 (2006): 20–26.

15　Mercer, "The Team."

内密の疫病

1　Stephen Jay Gould, *Full House: The Spread of Excellence from Plato to Darwin* (New York: Three Rivers Press, 1996), 7.〔『フルハウス 生命の全容――四割打者の絶滅と進化の逆説』スティーヴン・ジェイ・グールド／渡辺政隆訳、ハヤカワ文庫NF〕

2　"Cancer: The Great Darkness," *Fortune,* May 1937.

3　Susan Sontag, *Illness as Metaphor and AIDS and Its Metaphors* (New York: Picador, 1990), 5.〔『隠喩としての病い　エイズとその隠喩』〕

4　"John Keats," *Annals of Medical History* 2, no. 5 (1930): 530.

5　Sontag, *Illness as Metaphor,* 20.

6　Sherwin Nuland, *How We Die: Reflections on Life's Final Chapter* (New York: Vintage Books, 1995), 202.〔『人間らしい死にかた――人生の最終章を考える』シャーウィン・B・ヌーランド／鈴木主税訳、河出書房新社〕

7　James Henry Breasted, *The Edwin Smith Papyrus:* Some Preliminary Observations (Paris: Librairie Ancienne Honoré Champion, Edward Champion, 1922); 以下のウェブサイトでも閲覧できる。http://www.touregypt.net/edwinsmithsurgical.htm (accessed November 8, 2009).

8　同上。また以下も参照されたい。F. S. Boulos. "Oncology in Egyptian Papyri," in *Paleo-oncology: The Antiquity of Cancer,* 5th ed., ed. Spyros Retsas (London: Farrand Press, 1986), 36; およびEdward Lewison, *Breast Cancer and Its Diagnosis and Treatment* (Baltimore: Williams and Walkins, 1955), 3.

9　Siro I. Trevisanato, "Did an Epidemic of Tularemia in Ancient Egypt Affect the Course of World History?" Medical Hypotheses 63, no. 5 (2004): 905–10.

10　Sergio Donadoni, ed., *The Egyptians* (Chicago: University of Chicago Press, 1997), 292.

11　Reddy D. V. Subba, "Tuberculosis in Ancient India," *Bulletin of the Institute of Medicine* (Hyderabad) 2 (1972): 156–61.

12　Herodotus, *The Histories* (Oxford: Oxford University Press, 1998), pt. VIII.〔『歴史』〕

13　Arthur Aufderheide, *The Scientific Study of Mummies* (Cambridge: Cambridge University Press, 2003), 117; 2009年3月におこなったアーサー・アウフデルハイドへのインタビューより。以下も参照されたい。*Cambridge Encyclopedia of Paleopathology* (Cambridge: Cambridge University Press, 1998), 300.

14　J. L. Miller, "Some Diseases of Ancient Man," *Annals of Medical History* 1 (1929): 394–402.

15　Mel Greaves, *Cancer: The Evolutionary Legacy* (Oxford: Oxford University Press, 2000).

16　2009年におこなったアウフデルハイドへのインタビューより。

17　Boris S. Ostrer, "Leprosy: Medical Views of Leviticus Rabba," *Early Science and Medicine* 7, no. 2 (2002): 138–54.

18　以下を参照されたい。"Risk Factors You Can't Control," Breastcancer.org, www.breastcancer.org/risk/everyone/cant_control.jsp (accessed January 4, 2010). 以下も参照されたい。Report No. 1743, International Cancer Research Act, 79th Cong., 2nd Sess.; and "U.S. Science Wars against an Unknown Enemy: Cancer," *Life,* March 1, 1937.
19　William Osler and Thomas McCrae, *The Principles and Practice of Medicine: Designed for the Use of Practitioners and Students of Medicine,* 9th ed. (New York: D. Appleton and Company, 1921), 156.
20　Report No. 1743, International Cancer Research Act.
21　*Life,* March 1, 1937, 11.
22　Shrestha et al., "Life Expectancy in the United States," CRS Report for Congress, 2006. 以下も参照されたい。Lewison, *Breast Cancer.*

オンコス　Onkos

1　Jeremiah Reedy, "Galen on Cancer and Related Diseases," *Clio Medica* 10, no. 3 (1975): 227.
2　Francis Carter Wood, "Surgery Is Sole Cure for Bad Varieties of Cancer," *New York Times,* April 19, 1914.
3　Mel Greaves, *Cancer: The Evolutionary Legacy* (Oxford: Oxford University Press, 2000), 5.
4　Charles E. Rosenberg, "Disease in History: Frames and Framers," *Milbank Quarterly* 67 (1989) (suppl. 1, *Framing Disease: The Creation and Negotiation of Explanatory Schemes*): 1–2.
5　以下を参照されたい。Henry E. Sigerist, "The Historical Development of the Pathology and Therapy of Cancer," *Bulletin of the New York Academy of Medicine* 8, no. 11 (1932): 642–53; James A. Tobey, *Cancer: What Everyone Should Know about It* (New York: Alfred A. Knopf, 1932).
6　Claudius Galen, *Methodus Medendi, with a Brief Declaration of the Worthie Art of Medicine, the Office of a Chirgion, and an Epitome of the Third Booke of Galen, of Naturall Faculties,* trans. T. Gale (London: Thomas East, 1586), 180–82.
7　エミール・リトレの翻訳による『ヒポクラテス全集』より。*Oeuvres complètes d'Hippocrate,* bk. VI, aphorism 38. Von Boenninghausen, *Homeopathic Recorder,* vol. 58, nos. 10, 11, 12 (1943). 〔『ヒポクラテスの西洋医学序説』ヒポクラテス／常石敬一訳・解説、小学館〕以下も参照されたい。http://classics.mit.edu/Hippocrates/aphorisms.6.vi.html and http://julianwinston.com/archives/periodicals/vb_aphorisms6.php.
8　George Parker, *The Early History of Surgery in Great Britain: Its Organization and Development* (London: Black, 1920), 44.
9　Joseph-François Malgaigne, *Surgery and Ambroise Pare* (Norman: University of Oklahoma Press, 1965), 73.
10　以下を参照されたい。"The History of Hemostasis," *Annals of Medical History* 1 (1): 137; Malgaigne, *Surgery and Ambroise Pare,* 73, 181.

11　以下を参照されたい。Lorenz Heister, "Van de Kanker der boorsten," in H. T. Ulhoorn, ed., *Heelkundige onderwijzingen* (Amsterdam, 1718), 2: 845–856; この論文は以下でも引用されている。James S. Olson, *Bathsheba's Breast: Women, Cancer, and History* (Baltimore: Johns Hopkins University Press, 2002), 50.

12　以下を参照されたい。William Seaman Bainbridge, *The Cancer Problem* (New York: Macmillan Company, 1914).

消えゆく体液

1　John Danne, "Love's Exchange," *Poems of John Donne,* vol. 1, ed. E. K. Chambers (London: Lawrence & Bullen, 1896), 35–36.

2　Andreas Vesalius, *The Fabric of the Human Body* [*De Fabrica Humani Corporis*], trans. W. P. Hotchkiss, preface.〔『ファブリカ』アンドレアス・ヴェサリウス／島崎三郎訳、うぶすな書院〕以下を参照されたい。*Sourcebook of Medical History* (Mineola, NY: Dover, 1960), 134; および *The Illustrations from the Works of Andreas Vesalius of Brussels* (Mineola, NY: Dover, 1950), 11–13.

3　Charles Donald O'Malley, *Andreas Vesalius of Brussels, 1514–1564* (Berkeley: University of California Press, 1964).〔『ブリュッセルのアンドレアス・ヴェサリウス1514-1564』チャールズ・D・オマリー／坂井建雄訳、エルゼビア・ジャパン〕

4　"Andreas Vesalius of Brussels Sends Greetings to His Master and Patron, the Most Eminent and Illustrious Doctor Narcissus Parthenopeus, First Physician to His Imperial Majesty," *The Illustrations from the Works of Andreas Vesalius of Brussels,* with annotations and translations by J. B. de C. M. Saunders and Charles D. O'Malley (Cleveland, OH: World Publishing Company, 1950), 233.

5　Matthew Baillie, *The Morbid Anatomy of Some of the Most Important Parts of the Human Body,* 2nd American ed. (Walpole, NH: 1808), 54.

6　同上。93.

7　同上。209.

「冷静な思いやり」

1　Samuel Cooper, *A Dictionary of Practical Surgery* vol. 1 (New York: Harper & Brothers, 1836), 49.

2　John Hunter, *Lectures on the Principles of Surgery* (Philadelphia: Haswell, Barrington, and Haswell, 1839).

3　エーテルの歴史に関しては、以下を参照されたい。http://www.anesthesia-nursing.com/ether.html (accessed January 5, 2010).

4　M. Percy, "On the Dangers of Dissection," *New Journal of Medicine and Surgery, and Collateral Branches of Science* 8, no. 2 (1819): 192–96.

5 Joseph Lister, "On the Antiseptic Principle in the Practice of Surgery," *British Medical Journal* 2, no. 351 (1867): 246.

6 同上。247.

7 James S. Olson, *Bathsheba's Breast* (Baltimore: Johns Hopkins University Press, 2002), 67.

8 Edward Lewison, *Breast Cancer and Its Diagnosis and Treatment* (Baltimore: Williams and Walkins, 1955), 17.

9 Harold Ellis, *A History of Surgery* (Cambridge: Cambridge University Press, 2001), 104.

10 ビルロートの手術に関しては以下を参照されたい。Theodor Billroth, Offenes schreiben an Herrn Dr. L. Wittelshöfer, Wien Med Wschr (1881), 31: 161–65; 以下も参照されたい。Owen Wangensteen and Sarah Wangensteen, *The Rise of Surgery* (Minneapolis: University of Minnesota Press, 1978), 149.

11 Owen Pritchard, "Notes and Remarks on Upwards of Forty Operations for Cancer with Escharotics," *Lancet* 136, no. 3504 (1890): 864.

ラディカルな考え

1 Mary Lou McCarthy McDonough, *Poet Physicians: An Anthology of Medical Poetry Written by Physicians* (Springfield, IL: Charles C. Thomas, 1945).

2 John Brown, *Rab and His Friends* (Edinburgh: David Douglas, 1885), 20.

3 W. G. MacCallum, *William Stewart Halsted, Surgeon* (Kessinger Publishing, 2008), 106. 以下も参照されたい。Michael Osborne, "William Stewart Halsted: His Life and Contributions to Surgery"; およびS. J. Crowe, *Halsted of Johns Hopkins: The Man and His Men* (Springfield, IL: Charles C. Thomas).

4 W. H. Witt, "The Progress of Internal Medicine since 1830," in *The Centennial History of the Tennessee State Medical Association, 1830–1930,* ed. Philip M. Hammer (Nashville: Tennessee State Medical Association, 1930), 265.

5 Walter Hayle Walshe, *A Practical Treatise on the Diseases of the Lungs including the Principles of Physical Diagnosis,* 3rd ed. (Philadelphia: Blanchard and Lea, 1860), 416.

6 Lois N. Magner, *A History of Medicine* (New York: Marcel Dekker, 1992), 296.

7 MacCallum, *William Stewart Halsted.* 以下も参照されたい。D. W. Cathell, *The Physician Himself* (1905), 2.

8 Karel B. Absolon, *The Surgeon's Surgeon: Theodor Billroth: 1829–1894,* (Kansas: Coronado Press, 1979).

9 John L. Cameron, "William Stewart Halsted: Our Surgical Heritage," *Annals of Surgery* 225, no. 5 (1996): 445–58.

10 Donald Fleming, *William H. Welch and the Rise of Modern Medicine* (Baltimore: Johns Hopkins University Press, 1987).

11 ハーヴェイ・クッシングから母に宛てた1898年の手紙より（イェール大学所蔵のハーヴェイ・クッシング文書）。

12 Charles H. Moore, "On the Influence of Inadequate Operations on the Theory of Cancer," *Medico-Chirurgical Transactions* 50, no. 245 (1867): 277.

13 Edward Lewison. *Breast Cancer and Its Diagnosis and Treatment* (Baltimore: Williams and Walkins, 1955), 16.

14 William S. Halsted, "A Clinical and Histological Study of Certain Adenocarcinomata of the Breast: And a Brief Consideration of the Supraclavicular Operation and of the Results of Operations for Cancer of the Breast from 1889 to 1898 at the Johns Hopkins Hospital," *Annals of Surgery* 28: 557–76.

15 W. M. Barclay, "Progress of the Medical Sciences: Surgery," *Bristol Medical-Chirurgical Journal* 17, no. 1 (1899): 334–36.

16 Halsted, "Clinical and Histological Study."

17 以下を参照されたい。Westerman, "Thoraxexcisie bij recidief can carcinoma mammae," *Ned Tijdschr Geneeskd* (1910): 1686.

18 以下の出典による。William Stewart Halsted, *Surgical Papers* (Baltimore: Johns Hopkins, 1924), 2:17, 22, 24.

19 Matas, "William Stewart Halsted, an appreciation," *Bulletin of the Johns Hopkins Hospital* 36, no. 2 (1925).

20 Halsted, "Clinical and Histological Study of Certain Adenocarcinomata of the Breast," *Annals of Surgery* 28: 560.

21 同上。557.

22 同上。557–76.

23 同上。572.

24 ハルステッドの1907年のアメリカ外科学会での報告に関しては、以下を参照されたい。William Stewart Halsted, "The Results of Radical Operations for the Cure of Carcinoma of the Breast," *Annals of Surgery* 46, no. 1 (1907): 1–19.

25 "A Vote for Partial Mastectomy: Radical Surgery Is Not the Best Treatment for Breast Cancer, He Says," *Chicago Tribune,* October 2, 1973.

26 Halsted, "Results of Radical Operations," 7. 以下も参照されたい。Halsted, "The Results of Radical Operations for the Cure of Cancer of the Breast," *Transactions of the American Surgical Association* 25: 66.

27 同上。61.

28 Ellen Leopold, *A Darker Ribbon: Breast Cancer, Women, and Their Doctors in the Twentieth Century* (Boston: Beacon Press, 1999), 88.

29 *Transactions of the American Surgical Association* 49.

30 "Breast Cancer, New Choices," *Washington Post,* December 22, 1974.

31 Alexander Brunschwig and Virginia K. Pierce, "Partial and Complete Pelvic Exenteration: A Progress Report Based upon the First 100 Operations," *Cancer* 3 (1950): 927–74; Alexander Brunschwig, "Complete Excision of Pelvic Viscera for Advanced Carcinoma: A One-Stage Abdominoperineal Operation with End Colostomy and Bilateral Ureteral Implantation into the Colon above the Colostomy," *Cancer* 1 (1948): 177–83.

32 以下で引用されている、ジョージ・T・パック文書より。Barron Lerner, *The Breast Cancer Wars: Hope, Fear, and the Pursuit of a Cure in Twentieth-Century America* (Oxford: Oxford University Press, 2003), 73.

33 Stanford Cade, *Radium Treatment of Cancer* (New York: William Wood, 1929), 1.

34 Urban Maes, "The Tragedy of Gastric Carcinoma: A Study of 200 Surgical Cases," *Annals of Surgery* 98, no. 4 (1933): 629.

35 Hugh H. Young, *Hugh Young: A Surgeon's Autobiography* (New York: Harcourt, Brace and Company, 1940), 76.

36 Bertram M. Bernheim, *The Story of the Johns Hopkins* (Surrey: World's Work, 1949); A. McGehee Harvey et al., *A Model of Its Kind,* vol. 1, *A Centennial History of Medicine at Johns Hopkins University* (Baltimore: Johns Hopkins University Press, 1989); Leonard Murphy, *The History of Urology* (Springfield, IL: Charles C. Thomas, 1972), 132.

37 Harvey Cushing, "Original Memoirs: The Control of Bleeding in Operations for Brain Tumors. With the Description of Silver 'Clips' for the Occlusion of Vessels Inaccessible to the Ligature," *Annals of Surgery* 49, no. 1 (1911): 14–15.

38 Evarts G. Graham, "The First Total Pneumonectomy," *Texas Cancer Bulletin* 2 (1949): 2–4.

39 Alton Ochsner and M. DeBakey, "Primary Pulmonary Malignancy: Treatment by Total Pneumonectomy—Analysis of 79 Collected Cases and Presentation of 7 Personal Cases," *Surgery, Gynecology, and Obstetrics* 68 (1939): 435–51.

固い管と弱い光

1 "X-ray in Cancer Cure," *Los Angeles Times,* April 6, 1902.

2 "Last Judgment," *Washington Post,* August 26, 1945.

3 Wilhelm C. Röntgen, "On a New Kind of Rays," *Nature* 53, no. 1369 (1896): 274–76; John Maddox, "The Sensational Discovery of X-rays," *Nature* 375 (1995): 183.

4 Robert William Reid, *Marie Curie* (New York: Collins, 1974), 122.〔『キュリー夫人の素顔』ロバート・リード／木村絹子訳、共立出版〕

5 Emil H. Grubbe, "Priority in Therapeutic Use of X-rays," *Radiology* 21 (1933): 156–62; Emil H. Grubbe, *X-ray Treatment: Its Origin, Birth and Early History* (St. Paul: Bruce Publishing, 1949).

6 "X-rays Used as a Remedy for Cancer," *New York Times,* November 2, 1901.

7 "Mining: Surplus of Radium," *Time,* May 24, 1943.

8 Oscar Carl Simonton, Stephanie Simonton, and James Creighton, *Getting Well Again: A Step-by-Step, Self-Help Guide to Overcoming Cancer for Patients and Their Families* (Los Angeles: J. P. Tarcher, 1978), 7.〔『がんのセルフ・コントロール――サイモントン療法の理論と実際』カール・サイモントン・他／近藤裕監訳、創元社〕

9 "Medicine: Advancing Radiotherapy," *Time,* October 6, 1961.

10 "Atomic Medicine: The Great Search for Cures on the New Frontier," *Time,* April 7, 1952.

11 アンダークと「ラジウム・ガールズ」に関しては以下を参照されたい。Claudia Clark, *Radium Girls: Women and Industrial Health Reform, 1910–1935* (Chapel Hill: University of North Carolina Press, 1997); Ross Mullner, *Deadly Glow: The Radium Dial Worker Tragedy* (Washington, DC: American Public Health Association, 1999).

12 キュリーの病気は当時、急速に進行するきわめて重症な「再生不良性貧血」と診断されたが、現在は、再生不良性貧血に似た疾患で、予後不良の白血病へと移行する前白血病、すなわち骨髄異形成症候群の一種だったと広く考えられている。

13 Otha Linton, "Radiation Dangers," *Academic Radiology* 13, no. 3 (2006): 404.

14 ウイリー・マイヤーの死後に外科学会で読み上げられた手紙に関しては以下を参照されたい。Willy Meyer, "Inoperable and Malignant Tumors," *Annals of Surgery* 96, no. 5 (1932): 891–92.

染色と死

1 Michael B. Shimkin, "As Memory Serves—an Informal History of the National Cancer Institute, 1937–57," *Journal of the National Cancer Institute* 59 (suppl. 2) (1977): 559–600.

2 Martha Marquardt, *Paul Ehrlich* (New York: Schuman, 1951), 11.〔『エールリッヒ博士の思ひ出』マルタ・マルクワルト／近藤忠雄訳、白水社〕以下も参照されたい。Frederick H. Kasten, "Paul Ehrlich: Pathfinder in Cell Biology," *Biotechnic & Histochemistry* 71, no. 1 (1996).

3 Phyllis Deane and William Alan Cole, *British Economic Growth, 1688–1959: Trends and Structure* (Cambridge: Cambridge University Press, 1969), 210.

4 Stanley D. Chapman, *The Cotton Industry: Its Growth and Impact, 1600–1935* (Bristol: Thoemmes, 1999), v–xviii.

5 A. S. Travis, *The Rainbow Makers: The Origins of the Synthetic Dyestuffs Industry in Western Europe* (Bethlehem, PA: Lehigh University Press, 1993), 13.

6 同上。

7 William Cliffe, "The Dyemaking Works of Perkin and Sons, Some Hitherto Unrecorded Details," *Journal of the Society of Dyers and Colorists* 73 (1957): 313–14.

8 Travis, *Rainbow Makers,* 195.

9 H. A. Colwell, "Gideon Harvey: Sidelights on Medical Life from the Restoration to the End of the XVII Century," *Annals of Medical History* 3, no. 3 (1921): 205–37.

10 "Researches Conducted in the Laboratories of the Royal College of Chemistry," *Reports of the Royal College of Chemistry and Researches Conducted in the Laboratories in the Years 1845–6–7* (London: Royal College of Chemistry, 1849), liv; Travis, *Rainbow Makers,* 35.

11 Friedrich Wöhler, "Ueber künstliche Bildung des Harnstoffs," *Annalen der Physik und Chemie* 87, no. 2 (1828): 253– 56.

12 Paul Ehrlich, "Über das Methylenblau und Seine Klinisch-Bakterioskopische Verwerthung," *Zeitschrift für Klinische Medizin* 2 (1882): 710–13.

13 Paul Ehrlich, "Über die Färbung der Tuberkelbazillen," *Deutsche Medizinische Wochenschrift* 8 (1882): 269.

14 Marquardt, *Paul Ehrlich,* 91.〔『エールリッヒ博士の思ひ出』〕

15 Travis, *Rainbow Makers,* 97.

16 以下を参照されたい。Felix Bosch and Laia Rosich, "The Contributions of Paul Ehrlich to Pharmacology," *Pharmacology* (2008): 82, 171–79.

17 Linda E. Merians, ed., *The Secret Malady: Venereal Disease in Eighteenth-Century Britain and France* (Lexington: The University Press of Kentucky, 1996). 以下も参照されたい。Ehrlich, "A Lecture on Chemotherapeutics," *Lancet,* ii, 445.

18 エールリヒとドイツ皇帝ヴィルヘルム二世に関しては以下を参照されたい。M. Lawrence Podolsky, *Cures out of Chaos: How Unexpected Discoveries Led to Breakthroughs in Medicine and Health* (Amsterdam: Overseas Publishers Association, 1997), 273.

19 Richard Lodoïs Thoumin, *The First World War* (New York: Putnam, 1963), 175.

20 E. B. Krumbhaar and Helen D. Krumbhaar, "The Blood and Bone Marrow in Yellow Cross Gas (Mustard Gas) Poisoning: Changes Produced in the Bone Marrow of Fatal Cases," *Journal of Medical Research* 40, no. 3 (1919): 497–508.

毒された雰囲気

1 William Shakespeare, *Romeo and Juliet,* act 4, scene 3 (Philadelphia: J. B. Lippincott, 1913), 229.〔『ロミオとジュリエット』ウィリアム・シェイクスピア／小田島雄志訳、白水社ほか〕

2 Robert Nisbet, "Knowledge Dethroned: Only a Few Years Ago, Scientists, Scholars and Intellectuals Had Suddenly Become the New Aristocracy. What Happened?" *New York Times,* September 28, 1975.

3 W. Pagel, *Paracelsus: An Introduction to Philosophical Medicine in the Era of the Renaissance,* 2nd ed. (New York: Karger, 1982), 129–30.

4 D. M. Saunders, "The Bari Incident," *United States Naval Institute Proceedings* (Annapolis: United States Naval Institute, 1967).

5 Guy B. Faguet, *The War on Cancer: An Anatomy of Failure, A Blueprint for the Future* (New York: Springer, 2005), 71.

6　Alfred Gilman, "Therapeutic Applications of Chemical Warfare Agents," *Federation Proceedings* 5 (1946): 285–92; Alfred Gilman and Frederick S. Philips, "The Biological Actions and Therapeutic Applications of the B-Chloroethyl Amines and Sulfides," *Science* 103, no. 2675 (1946): 409–15; Louis Goodman et al., "Nitrogen Mustard Therapy: Use of Methyl-Bis(Beta-Chlorethyl)amine Hydrochloride and Tris(Beta-Chloroethyl)amine Hydrochloride for Hodgkin's Disease, Lymphosarcoma, Leukemia and Certain Allied and Miscellaneous Disorders," *Journal of the American Medical Association* 132, no. 3 (1946): 126–32.

7　Grant Taylor, *Pioneers in Pediatric Oncology* (Houston: University of Texas M. D. Anderson Cancer Center, 1990), 137. 以下も参照されたい。Tonse N. K. Raju, "The Nobel Chronicles," *Lancet* 355, no. 9208 (1999): 1022; Len Goodwin, "George Hitchings and Gertrude Elion—Nobel Prizewinners," *Parasitology Today* 5, no. 2 (1989): 33.

8　John Laszlo, *The Cure of Childhood Leukemia* (New Brunswick, NJ: Rutgers University Press, 1995), 65.

9　Gertrude B. Elion, "Nobel Lecture in Physiology or Medicine—1988. The Purine Path to Chemotherapy," *In Vitro Cellular and Developmental Biology* 25, no. 4 (1989): 321–30; Gertrude B. Elion, George H. Hitchings, and Henry Vanderwerff, "Antagonists of Nucleic Acid Derivatives: VI. Purines," *Journal of Biological Chemistry* 192 (1951): 505. 以下も参照されたい。Tom Brokaw, *The Greatest Generation* (1998; reprint, 2004), 304.

10　Joseph Burchenal, Mary L. Murphy, et al., "Clinical Evaluation of a New Antimetabolite, 6-Mercaptopurine, in the Treatment of Leukemia and Allied Diseases," *Blood* 8 no. 11 (1953): 965–99.

ショービジネスの女神

1　George E. Foley, *The Children's Cancer Research Foundation: The House That "Jimmy" Built: The First Quarter-Century* (Boston: Sidney Farber Cancer Institute, 1982).

2　Maxwell E. Perkins, "The Last Letter of Thomas Wolfe and the Reply to It," *Harvard Library Bulletin,* Autumn 1947, 278.

3　Philip Drinker and Charles F. McKhann III, "The Use of a New Apparatus for the Prolonged Administration of Artificial Respiration: I. A Fatal Case of Poliomyelitis," *Journal of the American Medical Association* 92: 1658–60.

4　ポリオ研究の初期の歴史についての考察は、以下を参照されたい。Naomi Rogers, *Dirt and Disease: Polio before FDR* (Rutgers: Rutgers University Press, 1992). さらに以下も参照されたい。Tony Gould, *A Summer Plague: Polio and Its Survivors* (New Haven: Yale University Press, 1995).

5　Kathryn Black, *In the Shadow of Polio: A Personal and Social History* (New York: Perseus Books, 307), 25; Paul A. Offit, *The Cutter Incident: How America's First Polio Vaccine Led to the Growing Vaccine Crisis* (New Haven: Yale University Press, 2005); *History of the National Foundation for*

Infantile Paralysis Records; Volume II: Raising Funds to Fight Infantile Paralysis, Book 2 (March of Dimes Archives, 1957), 256–60.

6 Variety, the Children's Charity, "Our History," http://www.usvariety.org/about_history.html (accessed November 11, 2009).

7 Robert Cooke, *Dr. Folkman's War: Angiogenesis and the Struggle to Defeat Cancer* (New York: Random House, 2001), 115.

8 Foley, *Children's Cancer Research Foundation* (Boston: Sidney Farber Cancer Institute, 1982).

9 2009年7月におこなったフィリス・クローゾンへのインタビューと、2009年7月におこなったカレン・カミングスへのインタビューより。以下も参照されたい。Foley, *Children's Cancer Research Foundation.*

10 実際の放送の録音はジミー基金のウェブサイトで聴くことができる。http://www.jimmyfund.org/abo/broad/jimmybroadcast.asp. 以下も参照されたい。Saul Wisnia, *Images of America: The Jimmy Fund of the Dana-Farber Cancer Institute* (Charleston, SC: Arcadia, 2002), 18–19.

11 Foley, *Children's Cancer Research Foundation.*

12 以下を参照されたい。"The Manhattan Project, An Interactive History," U.S. Department of Energy, Office of History, 2008.

13 Mark Pendergrast, *For God, Country and Coca-Cola: The Definitive History of the Great American Soft Drink and the Company That Makes It* (New York: Basic Books, 2000), 212.〔『コカ・コーラ帝国の興亡――100年の商魂と生き残り戦略』マーク・ペンダグラスト／古賀林幸訳、徳間書店〕

ジミーが建てた家

1 Susan Sontag, *Illness as Metaphor and AIDS and Its Metaphors* (New York: Picador, 1990), 125.〔『隠喩としての病い　エイズとその隠喩』〕

2 *Medical World News,* November 25, 1966.

3 George E. Foley, *The Children's Cancer Research Foundation: The House That "Jimmy" Built: The First Quarter-Century* (Boston: Sidney Farber Cancer Institute, 1982).

4 1950年代から1960年代に病院ボランティアとして働いた人物（匿名希望）への2001年5月におこなったインタビューより。

5 "Braves Move to Milwaukee; Majors' First Shift since '03," *New York Times,* March 19, 1953.

6 "Dinner Honors Williams: Cancer Fund Receives $150,000 from $100-Plate Affair," *New York Times,* August 18, 1953.

7 Foley, *Children's Cancer Research Foundation.*

8 Robin Pogrebin and Timothy L. O'Brien, "A Museum of One's Own," *New York Times,* December 5, 2004.

9 "Medicine: On the Track," *Time,* January 21, 1952.

10 Jeremiah Goldstein, "Preface to My Mother's Diary," *Journal of Pediatric Hematology/Oncology* 30, no. 7 (2008): 481–504.

11 Sidney Farber, "Malignant Tumors of Childhood," *CA: A Cancer Journal for Clinicians* (1953): 3, 106–7.

12 シドニー・ファーバーからメアリ・ラスカーに宛てた1955年8月19日付の手紙。

第2部　せっかちな闘い

1 Franz Kafka, *The Great Wall of China and Other Pieces* (London: Secker and Warburg, 1946), 142.〔『ノート〈1〉万里の長城』フランツ・カフカ／池内紀訳、白水Uブックスほか〕

2 Sidney Farber, quoted in Guy B. Faguet, *The War on Cancer: An Anatomy of Failure, a Blueprint for the Future* (New York: Springer, 2005), 97.

「社会を形成する」

1 Michael B. Shimkin, "As Memory Serves—an Informal History of the National Cancer Institute, 1937–57," *Journal of the National Cancer Institute* 59 (suppl. 2) (1977): 559–600.

2 Senator Lister Hill, "A Strong Independent Cancer Agency," October 5, 1971, メアリ・ラスカー文書。

3 Alexis de Tocqueville, *Democracy in America* (New York, Penguin), 296.〔『アメリカのデモクラシー』トクヴィル／松本礼二訳、岩波文庫ほか〕

4 Mary Lasker Oral History Project, Part 1, Session 1, p. 3, http://www.columbia.edu/cu/lweb/digital/collections/nny/laskerm/transcripts/laskerm_1_1_3.html.

5 同上。p. 56.

6 Stephen R. Fox, *The Mirror Makers: A History of American Advertising and Its Creators* (New York: William Morrow, 1984), 51.〔『ミラーメーカーズ——フォックスの広告世相100年史』ステファン・フォックス／小川彰訳、講談社〕

7 Mary Lasker Oral History Project, Part 1, Session 3, p. 80.

8 J. Michael Bishop, "Mary Lasker and Her Prizes: An Appreciation," *Journal of the American Medical Association* 294, no. 11 (2005): 1418–19.

9 Mary Lasker Oral History Project, Part 1, Session 7.

10 "The Fairy Godmother of Medical Research," *BusinessWeek,* July 14, 1986.

11 Mary Lasker Oral History Project, Part 1, Session 5, p. 136, and Session 16, pp. 477–79.

12 同上。Session 16, pp. 477–79.

13 同上。以下に記載されている、1984年10月23日におこなわれたメアリ・ラスカーへのイ

ンタビューも参照されたい。Walter Ross, *Crusade, the Official History of the American Cancer Society* (Westminster, MD: Arbor House, 1987), 33.

14 Mary Lasker Oral History Project, Part 1, Session 7, p. 183.

15 *Reader's Digest,* October 1945.

16 兵士からメアリ・ラスカーへの1949年の手紙。

17 Richard A. Rettig, *Cancer Crusade: The Story of the National Cancer Act of 1971* (Lincoln, NE: Author's Choice Press, 1977), 21.

18 コーネリアス・A・ウッドからメアリ・ラスカーに宛てた1949年1月6日付の手紙。メアリ・ラスカー文書Box 210。

19 同上。

20 メアリ・ラスカーからジム・アダムスに宛てた1945年5月13日付の手紙。メアリ・ラスカー文書。

21 この数値は以下から抜粋したもので、領収書も見つかっている。メアリ・ラスカー文書。

22 Charles Cameron, *Cancer Control,* vol. 3, 1972.

23 James T. Patterson, *The Dread Disease: Cancer and Modern American Culture* (Cambridge, MA: Harvard University Press, 1987), 173. 以下も参照されたい。Rettig, *Cancer Crusade,* 22.

24 フランク・アデアからアメリカがん協会（ACS）のメンバーに宛てた1945年10月23日付の手紙。

25 ジム・アダムスからメアリ・ラスカーに宛てた1947年の電報。メアリ・ラスカー文書。

26 ローズ・クシュナーからメアリ・ラスカーに宛てた1988年7月22日付の手紙。ハーバード大学所蔵のローズ・クシュナー文書。

27 "Doctor Foresees Cancer Penicillin," *New York Times,* October 3, 1953.

28 以下を参照されたい。ジョン・R・ヘラーからメアリ・ラスカーに宛てた1948年10月15日付の手紙、メアリ・ラスカー文書Box 119。および、ドクター・ファーバーとの1952年2月24日の会話の覚書、メアリ・ラスカー文書Box 76。

29 シドニー・ファーバーからメアリ・ラスカーに宛てた1955年8月19日付の手紙。メアリ・ラスカー文書Box 170。

30 同上。

31 2008年7月におこなったロバート・メイヤーへのインタビューより。

32 Rettig, *Cancer Crusade,* 26.

33 シドニー・ファーバーからメアリ・ラスカーに宛てた1958年9月5日付の手紙。

「化学療法の新しい友人」

1 Czeslaw Milosz, *New and Collected Poems: 1931–2001* (New York: Ecco, 2001), 431.

2 K. E. Studer and Daryl E. Chubin, *The Cancer Mission: Social Contexts of Biomedical Research* (Newbury Park, CA: Sage Publications, 1980).

3　Mary Lasker Oral History Project, Part 1, Session 9, p. 260.

4　ローウェル・コッゲスホールからメアリ・ラスカーに宛てた1952年3月11日付の手紙。メアリ・ラスカー文書 Box 76。

5　"A. D. Lasker Dies; Philanthropist, 72," *New York Times,* May 31, 1952.

6　Senator Lister Hill, "A Strong Independent Cancer Agency," October 5, 1971, コロンビア大学所蔵のメアリ・ラスカー文書。

7　"Science and the Bomb," *New York Times,* August 7, 1945.

8　Vannevar Bush, *Science the Endless Frontier: A Report to the President by Vannevar Bush, Director of the Office of Scientific Research and Development, July 1945* (Washington, DC: United States Government Printing Office, 1945).

9　Daniel S. Greenberg, *Science, Money, and Politics: Political Triumph and Ethical Erosion* (Chicago: University of Chicago Press, 2001), 167.

10　同上。419.

11　Stephen Parks Strickland, *Politics, Science, and the Dread Disease: A Short History of the United States Medical Research Policy* (Cambridge, MA: Harvard University Press, 1972), 16.

12　Ernest E. Sellers, "Early Pragmatists," *Science* 154, no. 3757 (1996): 1604.

13　Stanley Reimann, "The Cancer Problem as It Stands Today," *Transactions and Studies of the College of Physicians of Philadelphia* 13 (1945): 21.

14　C. G. Zubrod et al., "The Chemotherapy Program of the National Cancer Center Institute: History, Analysis, and Plans," *Cancer Chemotherapy Reports* 50 (1966): 349–540; V. T. DeVita, "The Evolution of Therapeutic Research in Cancer," *New England Journal of Medicine* 298 (1978): 907–10.

15　シドニー・ファーバーからメアリ・ラスカーに宛てた1955年8月19日付の手紙。メアリ・ラスカー文書 Box 170。

16　Selman Waksman and H. B. Woodruff, "Bacteriostatic and Bacteriocidal Substances Produced by a Soil Actinomyces," *Proceedings of the Society for Experimental Biology and Medicine* 45 (1940): 609.

17　ファーバーとアクチノマイシンDに関しては以下を参照されたい。Sidney Farber, Giulio D'Angio, Audrey Evans, and Anna Mitus, "Clinical Studies of Actinomycin D with Special Reference to Wilms' Tumor in Children," *Annals of the New York Academy of Science* 89 (1960): 421–25.

18　Giulio D'Angio, "Pediatric Oncology Refracted through the Prism of Wilms' Tumor: A Discourse," *Journal of Urology* 164 (2000): 2073–77.

19　ソーニャ・ゴールドスタインの感想に関しては以下を参照されたい。Jeremiah Goldstein, "Preface to My Mother's Diary," *Journal of Pediatric Hematology/Oncology* 30, no. 7 (2008): 481–504.

「肉　屋」

1　H. J. de Koning, "Mammographic Screening: Evidence from Randomised Controlled Trials," *Annals of Oncology* 14 (2003): 1185–89.

2　Michael LaCombe, "What Is Internal Medicine?" *Annals of Internal Medicine* 118, no. 5 (1993): 384–88.

3　John Laszlo, *The Cure of Childhood Leukemia: Into the Age of Miracles* (New Brunswick, NJ: Rutgers University Press, 1995), 118–20.

4　Emil Frei III, "Confrontation, Passion, and Personalization," *Clinical Cancer Research* 3 (1999): 2558.

5　Emil Frei III, "Gordon Zubrod, MD," *Journal of Clinical Oncology* 17 (1999): 1331. 以下を参照されたい。Taylor, *Pioneers in Pediatric Oncology,* 117.

6　Grant Taylor, *Pioneers in Pediatric Oncology* (Houston: University of Texas M. D. Anderson Cancer Center, 1990), 117.

7　Edward Shorter, *The Health Century* (New York: Doubleday, 1987), 192.

8　Andrew M. Kelahan, Robert Catalano, and Donna Marinucci, "The History, Structure, and Achievements of the Cancer Cooperative Groups," (May/June 2000): 28–33.

9　2008年7月におこなったロバート・メイヤーへのインタビューより。以下も参照されたい。Frei, "Gordon Zubrod," 1331; および、Taylor, *Pioneers in Pediatric Oncology,* 117.

10　ヒルと「無作為割り付け」に関しては以下を参照されたい。Austin Bradford Hill, *Principles of Medical Statistics* (Oxford: Oxford University Press, 1966); A. Bradford Hill, "The Clinical Trial," *British Medical Bulletin* 7, no. 4 (1951): 278–82.

11　2009年9月におこなったエミル・フライライクへのインタビューより。

12　Emil Frei III et al., "A Comparative Study of Two Regimens of Combination Chemotherapy in Acute Leukemia," *Blood* 13, no. 12 (1958): 1126–48; Richard Schilsky et al., "A Concise History of the Cancer and Leukemia Group B," *Clinical Cancer Research* 12, no. 11, pt. 2 (2006): 3553s–55s.

13　Frei et al., "Comparative Study of Two Regimens."

14　エミル・フライライクへの個人的なインタビューより。

15　Vincent T DeVita, Jr. and Edward Chu, "A History of Cancer Chemotherapy," *Cancer Research* 68, no. 21 (2008): 8643.

最初の勝利

1　Brian Vastag, "Samuel Broder, MD, Reflects on the 30th Anniversary of the National Cancer Act," *Journal of the American Medical Association* 286 (2001): 2929–31.

2　ミン・チュウ・リに関しては以下を参照されたい。Emil J. Freireich, "Min Chiu Li: A Perspective in Cancer Therapy," *Clinical Cancer Research* 8 (2002): 2764–65.

3　2007年9月におこなったミッキー・グリアンへのインタビューより。

4　同上。

5　M. C. Li, R. Hertz, and D. M. Bergenstal, "Therapy of Choriocarcinoma and Related Trophoblastic Tumors with Folic Acid and Purine Antagonists," *New England Journal of Medicine* 259, no. 2 (1958): 66–74.

6　ミン・チュウ・リによる化学療法におけるhCG値については以下を参照されたい。John Laszlo, *The Cure of Childhood Leukemia: Into the Age of Miracles* (New Brunswick, NJ: Rutgers University Press, 1995), 145–47.

7　同上。

8　2009年9月におこなったエミル・フライライクへのインタビューより。

9　Laszlo, *Cure of Childhood Leukemia,* 145.

マウスと人間

1　Margie Patlak, "Targeting Leukemia: From Bench to Bedside," *FASEB Journal* 16 (2002): 273E.

2　John Laszlo, *The Cure of Childhood Leukemia: Into the Age of Miracles* (New Brunswick, NJ: Rutgers University Press, 1995.

3　同上。142.

4　2009年9月におこなったエミル・フライライクへのインタビューより。

5　Norman R. Farnsworth, "Screening Plants for New Medicines," in *Biodiversity,* ed. E. O. Wilson (Washington, DC: National Academy Press, 1988), 94; Normal R. Farnsworth, "Rational Approaches Applicable to the Search for and Discovery of New Drugs From Plants," in *Memorias del 1er Symposium Latinoamericano y del Caribe de Farmacos Naturales, La Habana, Cuba, 21 al 28 de Junio, 1980, 27–59* (Montevideo, Uruguay: UNESCO Regional Office Academia de Ciencias de Cuba y Comision Naciónal de Cuba ante la UNESCO).

6　David Nathan, *The Cancer Treatment Revolution* (Hoboken, NJ: Wiley, 2007), 59.

7　Laszlo, *Cure of Childhood Leukemia,* 199–209.

8　以下を参照されたい。Howard E. Skipper, "Cellular Kinetics Associated with 'Curability' of Experimental Leukemias," in William Dameshek and Ray M. Dutcher, eds., *Perspectives in Leukemia* (New York: Grune & Stratton, 1968), 187–94.

9　Emil Frei, "Curative Cancer Chemotherapy," *Cancer Research* 45 (1985): 6523–37.

VAMP

1　William C. Moloney and Sharon Johnson, *Pioneering Hematology: The Research and Treatment of Malignant Blood Disorders—Reflections on a Life's Work* (Boston: Francis A. Countway Library of Medicine, 1997).

2　John Laszlo, *The Cure of Childhood Leukemia: Into the Age of Miracles* (New Brunswick, NJ:

Rutgers University Press, 1995), 141.

3 Edward Shorter, *The Health Century* (New York: Doubleday, 1987), 189.

4 以下を参照されたい。David Nathan, *The Cancer Treatment Revolution* (Hoboken, NJ: Wiley, 2007), 63.

5 2009年9月におこなったエミル・フライライクへのインタビューより。

6 ＶＡＭＰの最初の臨床試験に関しては以下を参照されたい。E. J. Freireich, M. Karon, and E. Frei III, "Quadruple Combination Therapy (VAMP) for Acute Lymphocytic Leukemia of Childhood," *Proceedings of the American Association for Cancer Research* 5 (1963): 20; E. Frei III, "Potential for Eliminating Leukemic Cells in Childhood Acute Leukemia," *Proceedings of the American Association for Cancer Research* 5 (1963): 20.

7 Laszlo, *Cure of Childhood Leukemia,* 143.

8 Laszlo, *Cure of Childhood Leukemia,* 143–44.

9 2007年9月におこなったミッキー・グリアンへのインタビューより。

10 ボストンの医師から患者K.L.（匿名希望）への手紙。2009年9月におこなったK.L.へのインタビュー。

11 Jonathan B. Tucker, *Ellie: A Child's Fight against Leukemia* (New York: Holt, Rinehart, and Winston, 1982).〔『エリー――少女と白血病の闘いの記録』〕

12 フライライクへのインタビューより。

13 グリアンへのインタビューより。

14 フライライクへのインタビューより。

15 "Kids with Cancer," *Newsweek,* August 15, 1977.

16 フライライクへのインタビューより。

17 Emil Frei, "Curative Cancer Chemotherapy," *Cancer Research* 45 (1985): 6523–37.

18 Harold P. Rusch, "The Beginnings of Cancer Research Centers in the United States," 74 (1985): 391–403.

19 同上。

20 エタ・ローゼンソンに宛てたシドニー・ファーバーの手紙より。コロンビア大学所蔵のメアリ・ラスカー文書。

解剖学者の腫瘍

1 Vincent T. DeVita Jr. and Edward Chu, "A History of Cancer Chemotherapy," *Cancer Research* 68, no. 21 (2008): 8643–53.

2 Louis Rosenfeld, *Thomas Hodgkin: Morbid Anatomist & Social Activist* (Lanham, MD: Madison Books, 1993), 1. 以下も参照されたい。Amalie M. Kass and Edward H. Kass, *Perfecting the World: The Life and Times of Dr. Thomas Hodgkin, 1798–1866* (Boston: Harcourt Brace Jovanovich, 1988).

3 T. Hodgkin, "On Some Morbid Appearances of the Absorbent Glands and Spleen," *Medico-Chirurgical Transactions* 17 (1832): 68–114. ホジキン自身は学会員ではなかったため、論文はロバート・リーによって代読された。

4 Hodgkin, "On Some Morbid Appearances," 96.

5 Marvin J. Stone, "Thomas Hodgkin: Medical Immortal and Uncompromising Idealist," *Baylor University Medical Center Proceedings* 18 (2005): 368–75.

6 Carl Sternberg, "Über eine eigenartige unter dem Bilde der Pseudoleu Kamie Verlaufende Tuberkuloses des Lymphatischen Apparates," *Ztschr Heitt* 19 (1898): 21–91.

7 A. Aisenberg, "Prophylactic Radiotherapy in Hodgkin's Disease," *New England Journal of Medicine* 278, no. 13 (1968): 740; A. Aisenberg, "Management of Hodgkin's Disease," *New England Journal of Medicine* 278, no. 13 (1968): 739; A. C. Aisenberg, "Primary Management of Hodgkin's Disease," *New England Journal of Medicine* 278, no. 2 (1968): 92–95.

8 Z. Fuks and M. Feldman, "Henry S. Kaplan, 1918–1984: A Physician, a Scientist, a Friend," *Cancer Surveys* 4, no. 2 (1985): 294– 311.

9 Malcolm A. Bagshaw, Henry E. Jones, Robert F. Kallman, and Joseph P. Kriss, "Memorial Resolution: Henry S. Kaplan (1918–1984)," Stanford University Faculty Memorials, Stanford Historical Society, http://histsoc.stanford.edu/pdfmem/KaplanH.pdf (accessed November 22, 2009).

10 同上。

11 2008年3月におこなったジョージ・カネロスへのインタビューより。

12 R. Gilbert, "Radiology in Hodgkin's Disease [malignant granulomatosis]. Anatomic and Clinical Foundations," *American Journal of Roentgenology and Radium Therapy* 41 (1939): 198–241; D. H. Cowan, "Vera Peters and the Curability of Hodgkin's Disease," *Current Oncology* 15, no. 5 (2008): 206–10.

13 M. V. Peters and K. C. Middlemiss, "A Study of Hodgkin's Disease Treated by Irradiation," *American Journal of Roentgenology and Radium Therapy* 79 (1958): 114–21.

14 H. S. Kaplan, "The Radical Radiotherapy of Regionally Localized Hodgkin's Disease," *Radiology* 78 (1962): 553–61; Richard T. Hoppe, Peter T. Mauch, James O. Armitage, Volker Diehl, and Lawrence M. Weiss, *Hodgkin Lymphoma* (Philadelphia: Lippincott Williams & Wilkins, 2007), 178.

15 Aisenberg, "Primary Management of Hodgkin's Disease," 95.

16 H. S. Kaplan, "Radical Radiation for Hodgkin's Disease," *New England Journal of Medicine* 278, no. 25 (1968): 1404; H. S. Kaplan, "Clinical Evaluation and Radiotherapeutic Management of Hodgkin's Disease and the Malignant Lymphomas," *New England Journal of Medicine* 278, no. 16 (1968): 892–99.

17 Aisenberg, "Primary Management of Hodgkin's Disease," 93.

行軍中の軍隊

1 "Looking Back: Sidney Farber and the First Remission of Acute Pediatric Leukemia," Children's Hospital Boston, http://www.childrenshospital.org/gallery/index.cfm?G=49&page=1 (accessed November 22, 2009).

2 メアリ・ラスカー文書の以下の総説で引用された、ケネス・エンディコットのことば。"Cancer Wars," National Library of Medicine.

3 R. C. Stein et al., "Prognosis of Childhood Leukemia," *Pediatrics* 43, no. 6 (1969): 1056–58.

4 2008年3月におこなったジョージ・カネロスへのインタビュー。

5 V. T. DeVita Jr., *British Journal of Haematology* 122, no. 5 (2003): 718–27.

6 Ronald Piana, "ONI Sits Down with Dr. Vincent DeVita," *Oncology News International* 17, no. 2 (February 1, 2008), http://www.consultantlive.com/display/article/10165/1146581?pageNumber=2&verify=0 (accessed November 22, 2009).

7 以下を参照されたい。Vincent T. DeVita Jr. and Edward Chu, "A History of Cancer Chemotherapy," *Cancer Research* 21: 8643.

8 ＭＯＰＰの臨床試験に関しては以下を参照されたい。Vincent T. DeVita Jr. et al., "Combination Chemotherapy in the Treatment of Advanced Hodgkin's Disease," *Annals of Internal Medicine* 73, no. 6 (1970): 881–95.

9 2009年7月におこなったブルース・チャブナーへのインタビューより。

10 Henry Kaplan, *Hodgkin's Disease* (New York: Commonwealth Fund, 1972), 15, 458. 以下も参照されたい。DeVita et al., "Combination Chemotherapy in the Treatment."

11 Joseph V. Simone, "A History of St. Jude Children's Research Hospital," *British Journal of Haematology* 120 (2003): 549–55.

12 R. J. Aur and D. Pinkel, "Total Therapy of Acute Lymphocytic Leukemia," *Progress in Clinical Cancer* 5 (1973): 155–70.

13 Joseph Simone et al., "'Total Therapy' Studies of Acute Lymphocytic Leukemia in Children: Current Results and Prospects for Cure," *Cancer* 30, no. 6 (1972): 1488–94.

14 Aur and Pinkel, "Total Therapy of Acute Lymphocytic Leukemia."

15 "This Week's Citations Classic: R. J. A. Aur et al., "Central Nervous System Therapy and Combination Chemotherapy of Childhood Lymphocytic Leukemia," *Citation Classics* 28 (July 14, 1986).

16 Jocelyn Demers, *Suffer the Little Children: The Battle against Childhood Cancer* (Fountain Valley, CA: Eden Press, 1986), 17.

17 Donald Pinkel et al., "Nine Years' Experience with 'Total Therapy' of Childhood Acute Lymphocytic Leukemia," *Pediatrics* 50, no. 2 (1972): 246–51.

18 S. L. George et al., "A Reappraisal of the Results of Stopping Therapy in Childhood Leukemia," *New England Journal of Medicine* 300, no. 6 (1979):269–73.

19　Donald Pinkel, "Treatment of Acute Lymphocytic Leukemia" *Cancer* 23 (1979): 25–33.

20　Pinkel et al, "Nine Years' Experience with 'Total Therapy.' "

荷車と馬

1　P. T. Cole, "Cohorts and Conclusions," *New England Journal of Medicine* 278, no. 20 (1968): 1126–27.

2　シドニー・ファーバーからメアリ・ラスカーに宛てた1965年9月4日付の手紙。

3　Vincent T. DeVita Jr. and Edward Chu, "A History of Cancer Chemotherapy," *Cancer Research* 68, no. 21 (2008): 8643–53.

4　Vincent T. DeVita Jr., "A Selective History of the Therapy of Hodgkin's Disease," *British Journal of Hemotology* 122 (2003): 718–27.

5　以下で引用されたケネス・エンディコットのことば。"Cancer Wars," アメリカ医療図書館所蔵のメアリ・ラスカー文書。以下も参照されたい。V. T. DeVita Jr., "A Perspective on the War on Cancer," *Cancer Journal* 8, no. 5 (2002): 352–56.

6　Ellen Leopold, *A Darker Ribbon: Breast Cancer, Women, and Their Doctors in the Twentieth Century* (Boston: Beacon Press, 1999), 269–70.

7　"Fanfare Fades in the Fight against Cancer," *U.S. News and World Report,* June 19, 1978.

8　Heather L. Van Epps, "Peyton Rous: Father of the Tumor Virus," *Journal of Experimental Medicine* 201, no. 3 (2005): 320; Peter K. Vogt, "Peyton Rous: Homage and Appraisal," *Journal of the Federation of American Societies for Experimental Biology* 10 (1996): 1559–62.

9　ラウスのニワトリの肉腫に関する研究については以下を参照されたい。Peyton Rous, "A Transmissible Avian Neoplasm (Sarcoma of the Common Fowl)," *Journal of Experimental Medicine* 12, no. 5 (1910): 696–705; Peyton Rous, "A Sarcoma of the Fowl Transmissible by an Agent Separable from the Tumor Cells," *Journal of Experimental Medicine* 13, no. 4 (1911): 397–411.

10　Rous, "A Transmissible Avian Neoplasm."

11　Richard E. Shope, "A Change in Rabbit Fibroma Virus Suggesting Mutation: II. Behavior of the Varient Virus in Cottontail Rabbits," *Journal of Experimental Medicine* 63, no. 2 (1936): 173–78; Richard E. Shope, "A Change in Rabbit Fibroma Virus Suggesting Mutation: III. Interpretation of Findings," *Journal of Experimental Medicine* 63, no. 2 (1936): 179–84.

12　Denis Burkitt, "A Sarcoma Involving the Jaws in African Children," *British Journal of Surgery* 46, no. 197 (1958): 218–23.

13　"New Evidence That Cancer May Be Infectious," *Life,* June 22, 1962. 以下も参照されたい。"Virus Link Found," *Los Angeles Times,* November 30, 1964.

14　メアリ・カークパトリックからペイトン・ラウスへの1962年6月23日付の手紙。アメリカ哲学協会所蔵のペイトン・ラウス文書。この手紙は以下で引用されている。James T.

Patterson, *The Dread Disease: Cancer and Modern American Culture* (Cambridge, MA: Harvard University Press, 1987), 237.
15 Nicholas Wade, "Special Virus Cancer Program: Travails of a Biological Moonshot," *Science* 174, no. 4016(1971): 1306–11.
16 同上。
17 Peyton Rous, "The Challenge to Man of the Neoplastic Cell," Nobel lecture, December 13, 1966, *Nobel Lectures, Physiology or Medicine, 1963–1970* (Amsterdam: Elsevier, 1972).
18 Peyton Rous, "Surmise and Fact on the Nature of Cancer," *Nature* 183, no. 4672 (1959): 1357–61.
19 "Hunt Continues for Cancer Drug," *New York Times,* October 13, 1963.
20 シドニー・ファーバーからメアリ・ラスカーへの1965年9月4日付の手紙。メアリ・ラスカー文書 Box 171。
21 Mary Lasker, "Need for a Commission on the Conquest of Cancer as a National Goal by 1976," メアリ・ラスカー文書 Box 111。
22 Solomon Garb, *Cure for Cancer: A National Goal* (New York: Springer, 1968).
23 同上。
24 "The Moon: A Giant Leap for Mankind," *Time,* July 25, 1969.
25 Buzz Aldrin, *Magnificent Desolation: The Long Journey Home from the Moon* (New York: Harmony Books, 2009).
26 "Space: The Greening of the Astronauts," *Time,* December 11, 1972.
27 "The Moon," *Time.*
28 Glen E. Swanson, *Before This Decade Is Out: Personal Reflections on the Apollo Program* (Washington, DC: NASA History Office, 1999), 374.
29 Lasker, "Need for a Commission."
30 "Two Candidates in Primary in Alabama Count Ways They Love Wallace," *New York Times,* May 27, 1968.
31 "Conflicted Ambitions, Then, Chappaquiddick," *Boston Globe,* February 17, 2009.
32 Mary Lasker Oral History Project, Part II, Session 5, p. 125.

「がんへのロケット発射」

1 William Carey, "Research Development and the Federal Budget," Seventeenth National Conference on the Administration of Research, September 11, 1963.
2 Robert Semple, *New York Times,* December 26, 1971.
3 Advertisement from the American Cancer Society, *New York Times,* December 17, 1971.
4 Aleksandr Solzhenitsyn, *Cancer Ward* (New York: Farrar, Straus and Giroux, 1968).〔『ガン病棟』〕
5 Erich Segal, *Love Story,* DVD, directed by Arthur Hiller, 2001〔『ある愛の詩』原作エリック・

シーガル、監督アーサー・ヒラー　ＤＶＤ／パラマウント・ホーム・エンタテインメント・ジャパン〕

6 Bang the Drum Slowly, *a 1973 release*: Mark Harris, *Bang the Drum Slowly,* DVD, directed by John D. Hancock, 2003.

7 Brian's Song, *the story of the Chicago Bears star:* Al Silverman, Gale Sayers, and William Blinn, *Brian's Song,* DVD, directed by Buzz Kulik, 2000.

8 Richard A. Rettig, *Cancer Crusade: The Story of the National Cancer Act of 1971* (Lincoln, NE: Author's Choice Press, 1977), 175.

9 "My Fight against Cancer," *Chicago Tribune,* May 6, 1973.

10 Renata Salecl, *On Anxiety* (London: Routledge, 2004), 4. および、2006年4月におこなったレナータ・サレツルへのインタビューより。

11 Ellen Goodman, "A Fear That Fits the Times," September 14, 1978.

12 James T. Patterson, *The Dread Disease: Cancer and Modern American Culture* (Cambridge, MA: Harvard University Press, 1987), 149.

13 ニクソンのコメントは、以下を参照されたい。National Archives and Records Administration, Nixon Presidential Materials Project, 513–14, June 7, 1971, transcribed by Daniel Greenberg. 以下で引用されたイジドール・イザーク・ラービのことばも参照されたい。Daniel S. Greenberg, *The Politics of Pure Science* (Chicago: University of Chicago Press, 1999), 3）

14 Rettig, *Cancer Crusade,* 82.

15 Mary Lasker, "Need for a Commission on the Conquest of Cancer as a National Goal by 1976," メアリ・ラスカー文書 Box 111。

16 Rettig, *Cancer Crusade,* 74–89.

17 ラルフ・W・ヤーボローからメアリ・ラスカーに宛てた1970年6月2日付の手紙。メアリ・ラスカー文書 Box 112。

18 報告書は1970年11月に二つの文書で発表され、1970年12月と1971年4月に再版された。以下を参照されたい。Senate Document 92–99, 1st sess., April 14, 1971. 以下も参照されたい。Rettig, *Cancer Crusade,* 105.

19 リチャード・レッティグによるインタビューの際にアラン・C・デイヴィスが引用したベノ・シュミットのことば。Rettig, *Cancer Crusade,* 109.

20 同上。

21 "Mary Woodard Lasker: First Lady of Medical Research," presentation by Neen Hunt at the National Library of Medicine, http://profiles.nlm.nih.gov/TL/B/B/M/P/ (accessed January 6, 2010).

22 Ask Ann Landers（アン・ランダーズの人生相談コラム), *Chicago Sun-Times,* April 20, 1971.

23 Rick Kogan, *America's Mom: The Life, Lessons, and Legacy of Ann Landers* (New York: Harper Collins, 2003), 104.

24 “Ann Landers,” *Washington Post,* May 18, 1971.

25 Ann Landers and Margo Howard, *A Life in Letters* (New York: Warner Books, 2003), 255.

26 Philip Lee. 以下も参照されたい。Committee on Labor and Public Welfare Report No. 92–247, June 28, 1971, p. 43. S. 1828, 92nd Cong., 1st sess.

27 Patterson, *Dread Disease,* 152.

28 以下を参照されたい。James Watson, “To Fight Cancer, Know the Enemy,” *New York Times,* August 5, 2009.

29 James Watson, “The Growing Up of Cancer Research,” *Science Year: The Book World Science Annual, 1973;* メアリ・ラスカー文書。

30 “Washington Rounds,” *Medical World News,* March 31, 1972.

31 Irvine H. Page, “The Cure of Cancer 1976,” *Journal of Laboratory and Clinical Medicine* 77, no. 3 (1971): 357–60.

32 “Tower Ticker,” *Chicago Tribune,* January 28, 1971.

33 ベノ・シュミットの口述歴史と回想録（ニューヨークのエリザベス・スミス所有のものを頂戴した）。

34 ロジャー下院議員の法案の詳細については、以下を参照されたい。Rettig, *Cancer Crusade,* 250–75.

35 Iwan W. Morgan, *Nixon* (London: Arnold, 2002), 72.

36 “Nixon Signs Cancer Bill; Cites Commitment to Cure,” *New York Times,* December 24, 1971.

37 1871 年 12 月 23 日に法律となった上院法案 1828。1871 (P.L. 92–218), National Cancer Institute, http://legislative.cancer.gov/history/phsa/1971 (accessed December 2, 2009). 国家がんプログラム会長フランク・ラウシャーの見積もりによる実際の額は、1971年に2億3千3百万ドル、1972年に3億7千8百万ドル、1973年に4億3千2百万ドル、1974年に5億ドルとなった。Frank Rauscher, “Budget and the National Cancer Program (NCP),” *Cancer Research* 34, no. 7 (1974): 1743–48.

38 Mary Lasker Oral History Project, Part 1, Session 7, p. 185.

39 同上。Part 2, Session 10, p. 334.

40 同上。Part 1, Session 7, p. 185; 加えて、2007年12月におこなったトマス・ファーバーへのインタビューより。

41 “Mary Lasker: Still Determined to Beautify the City and Nation,” *New York Times,* April 28, 1974.

42 *Chicago Tribune,* June 23, 1971, p. 16.

43 Denis R. Miller, “A Tribute to Sidney Farber—the Father of Modern Chemotherapy,” *British Journal of Haematology* 134 (2006): 20–26; “Dr. Sidney Farber, a Pioneer in Children’s Cancer Research; Won Lasker Award,” *New York Times,* March 31, 1973. 以下も参照されたい。Mary Lasker, “A Personal Tribute to Sidney Farber, M.D. (1903–1973),” *CA: A Cancer Journal for*

Clinicians 23, no. 4 (1973): 256–57.
44 Lasker, "A Personal Tribute."

第3部 「よくならなかったら、先生はわたしを見捨てるのですか？」

1 William Shakespeare, *All's Well That Ends Well* (New York: Macmillan, 1912), act 2, scene 1, lines 145–47, p. 34.〔『終わりよければすべてよし』ウィリアム・シェイクスピア／小田島雄志訳、白水社ほか〕
2 T. S. Eliot, "The Love Song of J. Alfred Prufrock," lines 84–86, *The Norton Anthology of Poetry,* 4th ed. (New York: Norton, 1996), 1232.
3 フランク・ラウシャーからメアリ・ラスカーに宛てた1974年3月18日付の手紙。メアリ・ラスカー文書 Box 118。

「われわれは神を信じる。だがそれ以外はすべて、データが必要だ」

1 "Knowledge Dethroned," *New York Times,* September 28, 1975.
2 G. Keynes, "Carcinoma of the Breast, the Unorthodox View," *Proceedings of the Cardiff Medical Society,* April 1954, 40–49.
3 1981年の無題の文書。ハーバード大学所蔵のローズ・クシュナー文書1953-90 Box 43。
4 Cushman Davis Haagensen, *Diseases of the Breast* (New York: Saunders, 1971), 674.
5 W. S. Halsted, "The Results of Operations for the Cure of the Cancer of Breast Performed at the Johns Hopkins Hospital from June 1889 to January 1894," *Johns Hopkins Hospital Bulletin* 4 (1894): 497–555.
6 Haagensen, *Diseases of the Breast,* 674.
7 D. Hayes Agnew, *The Principles and Practice of Surgery, Being a Treatise on Surgical Diseases and Injuries,* 2nd ed. (Philadelphia: J. B. Lippincott Company, 1889), 3: 711.
8 同上。
9 G. Keynes, "The Treatment of Primary Carcinoma of the Breast with Radium," *Acta Radiologica* 10 (1929): 393–401; G. Keynes, "The Place of Radium in the Treatment of Cancer of the Breast," *Annals of Surgery* 106 (1937): 619–30. ジェフリー・ケインズに関する詳細は、以下を参照のこと。W. LeFanu, "Sir Geoffrey Keynes (1887–1982)," *Bulletin of the History of Medicine* 56, no. 4 (1982): 571–73.
10 "The Radiation Treatment of Carcinoma of the Breast," *St. Bartholomew's Hospital Reports,* vol. 60, ed. W. McAdam Eccles et al. (London: John Murray, 1927), 91–93.
11 同上。
12 同上。94.

13 Roger S. Foster Jr., "Breast Cancer Detection and Treatment: A Personal and Historical Perspective," *Archives of Surgery* 138, no. 4 (2003): 397–408.

14 同上。G. Crile Jr., "The Evolution of the Treatment of Breast Cancer," *Breast Cancer: Controversies in Management,* ed. L. Wise and H. Johnson Jr. (Armonk, NY: Futura Publishing Co., 1994).

15 Narendra Nathoo, Frederick K. Lautzenheiser, and Gene H. Barnett, "The First Direct Human Blood Transfusion: the Forgotten Legacy of George W. Crile," *Neurosurgery* 64 (2009): 20–26; G. W. Crile, *Hemorrhage and Transfusion: An Experimental and Clinical Research* (New York: D. Appleton, 1909).

16 Amitav Ghosh, *Dancing in Cambodia, at Large in Burma* (New Delhi: Ravi Dayal, 1998), 25.

17 Foster, "Breast Cancer Detection and Treatment"; George Crile, *The Way It Was: Sex, Surgery, Treasure and Travel* (Kent, OH: Kent University Press, 1992), 391–400.

18 George Crile Jr., "Treatment of Breast Cancer by Local Excision," *American Journal of Surgery* 109 (1965): 400–403; George Crile Jr., "The Smaller the Cancer the Bigger the Operation? Rational of Small Operations for Small Tumors and Large Operations for Large Tumors," *Journal of the American Medical Association* 199 (1967): 736–38; George Crile Jr., *A Biologic Consideration of Treatment of Breast Cancer* (Springfield, IL: Charles C. Thomas, 1967); G. Crile Jr. and S. O. Hoerr, "Results of Treatment of Carcinoma of the Breast by Local Excision," *Surgery, Gynecology, and Obstetrics* 132 (1971): 780–82.

19 J. Neyman and E. S. Pearson, "On the Use and Interpretation of Certain Test Criteria for Purposes of Statistical Inference. Part I," *Biometrika* 20A, nos. 1–2 (1928): 175–240; J. Neyman and E. S. Pearson, "On the Use and Interpretation of Certain Test Criteria for Purposes of Statistical Inference. Part II," *Biometrika* 20A, nos. 3–4 (1928): 263–94.

20 Haagensen, *Diseases of the Breast,* 674.

21 Kate Travis, "Bernard Fisher Reflects on a Half-Century's Worth of Breast Cancer Research," *Journal of the National Cancer Institute* 97, no. 22 (2005): 1636–37.

22 Bernard Fisher, Karnosfky Memorial Lecture transcript, ハーバード大学所蔵のローズ・クシュナー文書 Box 4, File 62。

23 Phillip Knightley, *Suffer the Children: The Story of Thalidomide* (New York: Viking Press, 1979).

24 *Roe v. Wade,* 410 U.S. 113 (1973).

25 "Breast Cancer: Beware of These Danger Signals," *Chicago Tribune,* October 3, 1973.

26 Ellen Leopold, *A Darker Ribbon: Breast Cancer, Women, and Their Doctors in the Twentieth Century* (Boston: Beacon Press, 1999), 199.

27 Betty Rollin, *First, You Cry* (New York: Harper, 2000); Rose Kushner, *Why Me?* (Philadelphia: Saunders Press, 1982).

28 ローズ・クシュナー文書 Box 2, File 22; Kushner, *Why Me?*

29　フィッシャーの略歴については、NSABPのホームページの以下のサイトを参照されたい。http://www.nsabp.pitt.edu/BCPT_Speakers_Biographies.asp (accessed January 11, 2010).

30　Bernard Fisher, "A Commentary on the Role of the Surgeon in Primary Breast Cancer," *Breast Cancer Research and Treatment* 1 (1981): 17–26.

31　"Treating Breast Cancer: Findings Question Need for Removal," *Washington Post,* October 29, 1979.

32　"Bernard Fisher in Conversation," *Pitt Med Magazine* (University of Pittsburgh School of Medicine magazine), July 2002.

33　フィッシャーのＮＳＡＢＰの臨床試験に関しては以下を参照されたい。Bernard Fisher et al., "Findings from NSABP Protocol No. B-04: Comparison of Radical Mastectomy with Alternative Treatments. II. The Clinical and Biological Significance of Medial-Central Breast Cancers," *Cancer* 48, no. 8 (1981): 1863–72.

「微笑む腫瘍医」

1　Rose Kushner, "Is Aggressive Adjuvant Chemotherapy the Halsted Radical of the '80s?" *CA: A Cancer Journal for Clinicians* 34, no. 6 (1984): 345–51.

2　Georg Wilhelm Friedrich Hegel, *The Phenomenology of Mind* (New York: Humanities Press, 1971), 232.〔『精神現象学』G. W. F. ヘーゲル／樫山欽四郎訳、平凡社ライブラリーほか〕

3　James D. Hardy, *The World of Surgery, 1945–1985: Memoirs of One Participant* (Philadelphia: University of Pennsylvania Press, 1986), 216.

4　2005年12月におこなったミッキー・グリアンへのインタビューより。

5　Stewart Alsop, *Stay of Execution: A Sort of Memoir* (New York: Lippincott, 1973), 218.〔『最後のコラム――ガン病棟からの回想』スチュアート・オルソップ／崎村久夫訳、文藝春秋〕

6　Kathleen R. Gilbert, ed. *The Emotional Nature of Qualitative Research* (Boca Raton, FL: CRC Press, 2001).

7　Gerda Lerner, *A Death of One's Own* (New York: Simon and Schuster, 1978), 71.〔『終止符は愛とともに――ガン宣告、それでも見つめた生と死』ゲルダ・ラーナー／木村純訳、ノンブル社〕

8　"Cancer Ward Nurses: Where 'C' Means Cheerful," *Los Angeles Times,* July 25, 1975.

9　Alsop, *Stay of Execution,* 52.

10　同上。84.

11　Barnett Rosenberg, Loretta Van Camp, and Thomas Krigas, "Inhibition of Cell Division in *Escherichia coli* by Electrolysis Products from a Platinum Electrode," *Nature* 205, no. 4972 (1965): 698–99.

12　2009年11月におこなったラリー・アインホーンへのインタビューより。以下も参照されたい。*Cure,* Winter 2004; Craig A. Almeida and Sheila A. Barry, *Cancer: Basic Science and*

Clinical Aspects (Hoboken, NJ: Wiley-Blackwell, 2010), 259; "Survivor Milks Life for All It's Worth," *Purdue Agriculture Connections,* Spring 2006; "John Cleland Carried the Olympic Torch in 2000 When the Relay Came through Indiana," Friends 4 Cures, http://www.friends4cures.org/cure_mag_article.shtml (accessed January 9, 2010).

13 John Cleland, *Cure,* Winter 2004.

14 2009年12月におこなったアインホーンへのインタビューより。

15 同上。

16 同上。 以下も参照されたい。"Triumph of the Cure," *Salon,* July 29, 1999, http://www.salon.com/health/feature/1999/07/29/lance/index.html (accessed November 30, 2009).

17 Margaret Edson, *Wit* (New York: Dramatists Play Service, 1999).〔『ウィット』マーガレット・エドソン／鈴木小百合訳、白水社〕

18 同上。28.

19 Howard E. Skipper, "Cancer Chemotherapy Is Many Things: G.H.A. Clowes Memorial Lecture," *Cancer Research* 31, no. 9 (1971): 1173–80.

20 Monroe E. Wall and Mansukh C. Wani, "Camptothecin and Taxol: Discovery to Clinic—Thirteenth Bruce F. Cain Memorial Award Lecture," *Cancer Research* 55 (1995): 753–60; Jordan Goodman and Vivien Walsh, *The Story of Taxol: Nature and Politics in the Pursuit of an Anti-Cancer Drug* (Cambridge, England: Cambridge University Press, 2001).

21 F. Arcamone et al., "Adriamycin, 14-hydroxydaimomycin, a New Antitumor Antibiotic from *S. Peucetius* var. *caesius,*" *Biotechnology and Bioengineering* 11, no. 6 (1969): 1101–10.

22 C. A. J. Brouwer et al., "Long-Term Cardiac Follow-Up in Survivors of a Malignant Bone Tumor," *Annals of Oncology* 17, no. 10 (2006): 1586–91.

23 A. M. Arnold and J. M. A. Whitehouse, "Etoposide: A New Anti-cancer Agent," *Lancet* 318, no. 8252 (1981): 912–15.

24 H. Umezawa et al., "New Antibiotics, Bleomycin A and B," *Journal of Antibiotics* (Tokyo) 19, no. 5 (1966): 200–209; Nuno R. Grande et al., "Lung Fibrosis Induced by Bleomycin: Structural Changes and Overview of Recent Advances," *Scanning Microscopy* 12, no. 3 (1996): 487–94; R. S Thrall et al., "The Development of Bleomycin-Induced Pulmonary Fibrosis in Neutrophil-Depleted and Complement-Depleted Rats," *American Journal of Pathology* 105 (1981): 76–81.

25 ジョージ・カネロスへのインタビューより。

26 J. Ziegler, I. T. McGrath, and C. L. Olweny, "Cure of Burkitt's Lymphoma—Ten-Year Follow-Up of 157 Ugandan Patients," *Lancet* 3, no. 2 (8149) (1979): 936–38. 以下も参照されたい。Ziegler et al., "Combined Modality Treatment of Burkitt's Lymphoma," *Cancer Treatment Report* 62, no. 12 (1978): 2031–34.

27 同上。

28 "Cancer: The Chill Is Still There," *Los Angeles Times,* March 20, 1979.

29 J. Russel Geyer et al., "Eight Drugs in One Day Chemotherapy in Children with Brain Tumors: A Critical Toxicity Appraisal," *Journal of Clinical Oncology* 6, no. 6 (1988): 996–1000.

30 "Some Chemotherapy Fails against Cancer," *New York Times,* August 6, 1985.

31 Rose Kushner, "Is Aggressive Adjuvant Chemotherapy the Halsted Radical of the '80s?" 1984, draft 9, ローズ・クシュナー文書。このことばは1984年に発表された最終的な文書からは削除されている。

32 Edson, *Wit,* 31.〔『ウィット』〕

敵を知る

1 Sun Tzu, *The Art of War* (Boston: Shambhala, 1988), 82.〔『新訂 孫子』金谷治訳・注、岩波文庫ほか〕

2 Luis H. Toledo-Pereyra, "Discovery in Surgical Investigation: The Essence of Charles Brenton Huggins," *Journal of Investigative Surgery* 14 (2001): 251–52; Robert E. Forster II, "Charles Brenton Huggins (22 September 1901–12 January 1997)," *Proceedings of the American Philosophical Society* 143, no. 2 (1999): 327–31.

3 ハギンズの前立腺液の研究に関しては以下を参照されたい。C. Huggins et al., "Quantitative Studies of Prostatic Secretion: I. Characteristics of the Normal Secretion; the Influence of Thyroid, Suprarenal, and Testis Extirpation and Androgen Substitution on the Prostatic Output," *Journal of Experimental Medicine* 70, no. 6 (1939): 543–56; Charles Huggins, "Endocrine-Induced Regression of Cancers." *Science* 156, no. 3778 (1967): 1050–54; Tonse N. K. Raju, "The Nobel Chronicles. 1966: Francis Peyton Rous (1879–1970) およびCharles Brenton Huggins (1901–1997), *Lancet* 354, no. 9177 (1999): 520.

4 Huggins, "Endocrine-Induced Regression."

5 同上。

6 同上。

7 Edward A. Doisy, "An Autobiography," *Annual Review of Biochemistry* 45 (1976): 1–12.

8 E. C. Dodds et al., "Synthetic Oestrogenic Compounds Related to Stilbene and Diphenylethane. Part I," *Proceedings of the Royal Society of London, Series B, Biological Sciences* 127, no. 847 (1939): 140–67; E. C. Dodds et al., "Estrogenic Activity of Certain Synthetic Compounds," *Nature* 141, no. 3562 (1938): 247–48; Edward Charles Dodds, *Biochemical Contributions to Endocrinology: Experiments in Hormonal Research* (Palo Alto, CA: Stanford University Press, 1957); Robert Meyers, *D.E.S., the Bitter Pill* (New York: Seaview/Putnam, 1983).

9 Barbara Seaman, *The Greatest Experiment Ever Performed on Women: Exploding the Estrogen Myth* (New York: Hyperion, 2004), 20–21.

10 Huggins, "Endocrine-Induced Regression"; Charles Huggins et al., "Studies on Prostatic Cancer: II. The Effects of Castration on Advanced Carcinoma of the Prostate Gland," *Archives of*

Surgery 43 (1941): 209–23.

11　ジョージ・ビートソンと乳がんに関しては以下を参照されたい。George Thomas Beatson, "On the Treatment of Inoperable Cases of Carcinoma of the Mamma: Suggestions for a New Method of Treatment, with Illustrative Cases," *Lancet* 2 (1896): 104–7; Serena Stockwell, "George Thomas Beatson, M.D. (1848–1933)," *CA: A Cancer Journal for Clinicians* 33 (1983): 105–7.

12　Alexis Thomson, "Analysis of Cases in Which Oophorectomy was Performed for Inoperable Carcinoma of the Breast," *British Medical Journal* 2, no. 2184 (1902): 1538–41.

13　同上。

14　E. R. DeSombre, "Estrogens, Receptors and Cancer: The Scientific Contributions of Elwood Jensen," *Progress in Clinical and Biological Research* 322 (1990): 17–29; E. V. Jensen and V. C. Jordan, "The Estrogen Receptor: A Model for Molecular Medicine," *Clinical Cancer Research* 9, no. 6 (2003): 1980–89.

15　R. Sainsbury, "Ovarian Ablation as a Treatment for Breast Cancer," *Surgical Oncology* 12, no. 4 (2003): 241–50.

16　Jensen and Jordan, "The Estrogen Receptor."

17　タモキシフェンに関しては以下を参照されたい。Walter Sneader, *Drug Discovery: A History* (New York: John Wiley and Sons, 2005), 198–99; G. R. Bedford and D. N. Richardson, "Preparation and Identification of *cis* and *trans* Isomers of a Substituted Triarylethylene," *Nature* 212 (1966): 733–34.

18　M. J. Harper and A. L. Walpole, "Mode of Action of I.C.I. 46,474 in Preventing Implantation in Rats," *Journal of Endocrinology* 37, no. 1 (1967): 83–92.

19　A. Klopper and M. Hall, "New Synthetic Agent for Induction of Ovulation: Preliminary Trials in Women," *British Medical Journal* 1, no. 5741 (1971): 152–54.

20　アーサー・ウォルポールと乳がんに関しては以下を参照されたい。V. C. Jordan, "The Development of Tamoxifen for Breast Cancer Therapy: A Tribute to the Late Arthur L. Walpole," *Breast Cancer Research and Treatment* 11, no. 3 (1988): 197–209.

21　メアリ・コールによるタモキシフェンの臨床試験に関しては以下を参照されたい。M. P. Cole et al., "A New Anti-oestrogenic Agent in Late Breast Cancer: An Early Clinical Appraisal of ICI46474," *British Journal of Cancer* 25, no. 2 (1971): 270–75; Sneader, *Drug Discovery,* 199.

22　以下を参照されたい。V. C. Jordan, *Tamoxifen: A Guide for Clinicians and Patients* (Huntington, NY: PRR, 1996). 以下も参照されたい。V. C. Jordan, "Effects of Tamoxifen in Relation to Breast Cancer," *British Medical Journal* 6075 (June 11, 1977): 1534–35.

ハルステッドの灰

1　Jack London, *Tales of Adventure* (Fayetteville, AR: Hannover House, 1956), vii.

2　Cicely Saunders, *Selected Writings, 1958–2004,* 1st ed. (Oxford: Oxford University Press, 2006),

71.

3 Vincent T. DeVita, "Paul Carbone: 1931–2002," *Oncologist* 7, no. 2 (2002): 92–93.

4 Paul Carbone, "Adjuvant Therapy of Breast Cancer 1971–1981," *Breast Cancer Research and Treatment* 2 (1985): 75–84.

5 B. Fisher et al., "Comparison of Radical Mastectomy with Alternative Treatments for Primary Breast Cancer. A First Report of Results from a Prospective Randomized Clinical Trial," *Cancer* 39 (1977): 2827–39.

6 G. Bonadonna et al., "Combination Chemotherapy as an Adjuvant Treatment in Operable Breast Cancer," *New England Journal of Medicine* 294, no. 8 (1976): 405–10; Vincent T. DeVita Jr. and Edward Chu, "A History of Cancer Chemotherapy," *Cancer Research* 68, no. 21 (2008): 8643–53.

7 Springer, *European Oncology Leaders* (Berlin, 2005), 159–65.

8 フィッシャーによるタモキシフェンの臨床試験に関しては以下を参照されたい。B. Fisher et al., "Adjuvant Chemotherapy with and without Tamoxifen in the Treatment of Primary Breast Cancer: 5-Year Results from the National Surgical Adjuvant Breast and Bowel Project Trial," *Journal of Clinical Oncology* 4, no. 4 (1986): 459–71.

9 "Some Chemotherapy Fails against Cancer," *New York Times,* August 6, 1985.

10 James Watson, *New York Times,* May 6, 1975.

11 J. C. White, "Neurosurgical Treatment of Persistent Pain," *Lancet* 2, no. 5 (1950): 161–64.

12 Saunders, *Selected Writings,* xiv.

13 同上。255.

14 2007年6月におこなった看護師J.N.（匿名希望）へのインタビューより。

15 Saunders, *Selected Writings,* 71.

がんを数える

1 Audre Lourde, *The Cancer Journals,* 2nd ed. (San Francisco: Aunt Lute, 1980), 54.

2 Gertrude Stein, *Everybody's Autobiography* (New York: Random House, 1937), 120.〔『みんなの自伝』ガートルード・スタイン／落石八月月訳、マガジンハウス〕

3 John Cairns, "Treatment of Diseases and the War against Cancer," *Scientific American* 253, no. 5 (1985): 51–59.

4 ベーラー／スミス分析に関しては以下を参照されたい。J. C. Bailar III and E. M. Smith, "Progress against Cancer?" *New England Journal of Medicine* 314, no. 19 (1986): 1226–32.

5 これはアメリカだけの傾向ではなく、ヨーロッパの統計的データも同様に厳しいものだった。1985年に発表された、先進28カ国のがんの年齢調整死亡率の分析によれば、がんの死亡率は15パーセント上昇していた。

6 Bailar and Smith, "Progress against Cancer?"

7 Gina Kolata, "Cancer Progress Data Challenged," *Science* 232, no. 4753 (1986): 932–33.

8　以下を参照されたい。E. M. Greenspan, “Commentary on September 1985 NIH Consensus Development Conference on Adjuvant Chemotherapy for Breast Cancer,” *Cancer Investigation* 4, no. 5 (1986): 471–75. エズラ・M・グリーンスパンによる以下の論文（編集者への手紙）も参照されたい。*New England Journal of Medicine* 315, no. 15 (1986): 964.

9　Lester Breslow and William G. Cumberland, “Progress and Objectives in Cancer Control,” *Journal of the American Medical Association* 259, no. 11 (1988): 1690–94.

10　同上。論旨の流れをわかりやすくするために引用文の順序を逆にしている。

11　エリザベス・ファーンズワースによるジョン・ベーラーへのインタビュー。“Treatment versus Prevention” (transcript), *NewsHour with Jim Leher,* PBS, May 29, 1997; Richard M. Scheffler and Lynn Paringer, “A Review of the Economic Evidence on Prevention,” *Medical Care* 18, no. 5 (1980): 473–84.

12　Samuel S. Epstein, *Cancer-Gate: How to Win the Losing Cancer War* (Amityville, NY: Baywood Publishing Company, 2005), 59.

13　フランク・ラウシャーからメアリ・ラスカーに宛てた1974年3月18日付の手紙。コロンビア大学所蔵のメアリ・ラスカー文書Box 118。

14　Ralph W. Moss, *The Cancer Syndrome* (New York: Grove Press, 1980), 221.

15　Edmund Cowdry, *Etiology and Prevention of Cancer in Man* (New York: Appleton-Century, 1968), xvii.

16　Moss, *The Cancer Syndrome,* 221.

17　Bailar and Smith, “Progress against Cancer?”

病《やまい》の皇帝《こうてい》「がん」に挑《いど》む〔上〕
人類4000年の苦闘

2013年8月20日　初版印刷
2013年8月25日　初版発行

*

著　者　シッダールタ・ムカジー
訳　者　田《た》中《なか》　文《ふみ》
発行者　早川　浩

*

印刷所　株式会社精興社
製本所　大口製本印刷株式会社

*

発行所　株式会社　早川書房
東京都千代田区神田多町2−2
電話　03-3252-3111（大代表）
振替　00160-3-47799
http://www.hayakawa-online.co.jp
定価はカバーに表示してあります
ISBN978-4-15-209395-0　C0047
Printed and bound in Japan
乱丁・落丁本は小社制作部宛お送り下さい。
送料小社負担にてお取りかえいたします。